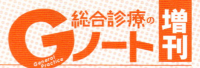

総合診療のGノート 増刊
Vol.5 No.2

動脈硬化御三家

南郷栄秀 編集

高血圧

糖尿病

脂質異常症を

まるっと制覇！

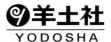

序

　前職で私は，院内で最も多く糖尿病の患者さんを診療していました．院内に糖尿病専門医がいなかったためですが，おかげでたくさんの症例を通じてさまざまな経験をすることができました．健康診断で指摘を受けた初診の患者さん，高血圧症や脂質異常症を併存している患者さん，各種合併症を発症していない患者さん，逆に発症してしまった患者さん，社会的な要因で治療や頻回の通院が困難な患者さんなど，多様なケースに遭遇しました．そして，それぞれに最適化した個別のアプローチを取ることの重要性を認識しました．一時は糖尿病専門医の資格を取得しようかとも考えましたが，大人の事情で断念しました．しかし，糖尿病専門医でなくとも糖尿病診療を得意として，診療ガイドラインの指針が変更されるよりも早く，あるべき診療のスタイルを作っていくことができたのは，たくさんのことを教えてくれた患者さんたちと共に学んだ仲間たちとEBMのおかげに他なりません．

　現在の職場に移って最初に印象的だったのは，糖尿病の患者さんの血糖コントロール状態が，それまで出会ってきた患者さんたちとはまるで異なることでした．地域性や社会的な要因が病気の状態に大きな影響をもたらすことを目の当たりにしました．そして，血糖コントロールよりも大事なことがあるのではないかと考えるようになったのです．

　残念ながら私は良きメンターに出会うことなく年月を経てしまいましたが，逆にそのために，否が応でも自ら考え，振り返り，最新の知見を得る努力を続けることができました．そうした経験があるからこそ，ときには総合診療医でも領域別専門医に劣らない質の高い診療を提供できると確信しています．

　総合診療医は，医学生物学（bio-medical）的問題に加え，心理社会（psycho-social）的問題も取り扱います．しかし，心理社会的問題を強調するあまり医学生物学的問題が疎かになるようでは，医師の本分にもとると言わざるを得ません．頼れる総合診療医になるためには，医学生物学的知識や技術も，心理社会的問題への対処能力と同様に高めていかねばなりません．そしてそれは，EBMを駆使することで十分可能だと考えています．

　Gノート本誌を創刊して編集ボードに就任した際，総合診療医が，ありふれた病気について，エビデンスに基づいた質の高い診療を楽に提供できることをめざした特集を組みたいと考えました．2014年の創刊号は高血圧症（2014年4月号），翌年は糖尿病（2015年4月号），翌々年は脂質異常症（2016年4月号）を特集しましたが，思い描いていた内容にかなり近いものに仕上がり，おかげさまで読者の皆様には高い評価をいただきました．

　糖尿病診療は，糖尿病だけを診療するのでは不十分です．高血圧症も脂質異常症も同様で，血圧ばかり，コレステロールばかり診ているのではいけません．さまざまな因子が心血管疾患のリスクとなります．そのため，高血圧症，糖尿病，脂質異常症のそれぞれを独立に管理するのではなく，動脈硬化に関連する疾患や危険因子はすべて同時並行に包括的

に考えていかなければなりません．そして，仕事や生活なども含めた個別の事情を考慮した最適なマネジメントを行う必要があります．

本増刊は，これまで本誌で特集した高血圧症，糖尿病，脂質異常症の記事をまとめ，最新のエビデンスにアップデートして1冊の書籍にしたものです．それぞれの疾患に関する書籍やマニュアルはたくさん出版されていますが，これら"動脈硬化御三家"が1冊にまとめられているものはほとんどないと思います．これ1冊があれば完璧，エビデンスもまとまっていて，質の高い診療ができるという本をめざしました．

本増刊の執筆には，教育も兼ねて当院の専攻医に挑戦してもらいました．改訂にあたって新たなエビデンスも多数出ていることがわかり，執筆・校正作業は非常に大変でしたが，とてもいい内容に仕上げてくれたと感謝しています．特に当院総合診療科の岡田 悟先生には，専攻医の指導で私をサポートしてもらい大変助かりました．さらに，各分野に造詣の深い先生方や医師以外の医療職の方に，どのように連携すればいいか本音を語っていただきました．特に，家庭医からの視点が重要と考え，本増刊では新規項目として，家庭医の重島祐介先生に複雑症例に対する家庭医療アプローチについてご執筆いただきました．これらの方々に協力を仰いだのは，多職種連携を重視する私のこだわりでした．この場を借りて心より御礼申し上げます．

本増刊は病院総合診療医や家庭医をターゲットに執筆したものですが，総合診療医だけでなく，各専門家の先生方やプライマリ・ケアに従事する医師以外の医療職の方々にもお役立ていただけるものと自負しています．

最後になりましたが，本増刊を担当してくださった羊土社の久本容子さん，松島夏苗さん，林 理香さんには，企画段階からいろいろとご助言くださり，仕事の遅い私に業を煮やしながらも最後まで根気強くご尽力くださいましたこと，篤く御礼申し上げます．

エビデンスはナマモノです．本増刊の内容もじきに陳腐なものになってしまうかもしれませんが，読者の皆さんの動脈硬化診療が少しでも質の高いものとなりますよう，執筆者一同願ってやみません．

2018年2月

東京北医療センター 総合診療科
南郷栄秀

動脈硬化御三家
高血圧・糖尿病・脂質異常症をまるっと制覇！

contents

- ◆ 序 .... 南郷栄秀
- ◆ 略語 7 (165)

第1章　スクリーニング，リスク評価

1. 二次性高血圧のスクリーニングと専門医への紹介 .... 菅波祐太，南郷栄秀　10 (168)
2. ２型糖尿病のスクリーニングと診断 .... 米永暁彦　29 (187)
3. 動脈硬化リスクファクターと合併症
   〜見つけ方とフォローの方法 .... 南郷栄秀　36 (194)
4. 脂質異常症のスクリーニング .... 坂上達也，南郷栄秀　47 (205)
5. 脂質異常症で必要な検査 .... 芦澤慎一，南郷栄秀　54 (212)
6. 心血管イベントリスクの評価方法 .... 川瀬圭祐，南郷栄秀　61 (219)

第2章　生活習慣の改善

1. 高血圧に対する食事療法と運動療法のエビデンス .... 原藤　緑，南郷栄秀　72 (230)
2. 糖尿病に対する食事療法と運動療法のエビデンス .... 西田裕介，南郷栄秀　83 (241)
3. 脂質異常症に対する食事療法のエビデンス .... 矢吹　拓　91 (249)
4. エビデンスに基づいた実践的な禁煙指導 .... 清水隆裕　99 (257)

第3章　薬物療法

1. 降圧薬の選び方　〜第一選択は？ その次は？ ………… 南郷栄秀，岡田　悟　110 (268)
2. 併存疾患による降圧薬の使い分け ………… 南郷栄秀，岡田　悟　123 (281)
3. 患者さんに合わせた血糖コントロール目標の決め方 ………… 岡田　悟　135 (293)
4. 経口血糖降下薬，GLP-1受容体アゴニストの選び方 ………… 南郷栄秀　141 (299)
5. インスリンの使い方　〜導入から患者さんへの説明まで ………… 服部大輔，南郷栄秀　152 (310)
6. 脂質異常症の治療①　どこまで下げればいいか ………… 岡田　悟　162 (320)
7. 脂質異常症の治療②　スタチンの選び方・使い方 ………… 坂上美香，南郷栄秀　171 (329)
8. 脂質異常症の治療③　スタチン以外の薬の使い方 ………… 日下伸明，南郷栄秀　181 (339)

第4章　診療場面別トピックス

救急外来
1. 救急外来での高血圧の診かた ………… 千葉　大　190 (348)
2. 思いもよらない糖尿病緊急症　〜救急外来での見つけ方と対応 ………… 入江　仁　196 (354)

病棟
3. 周術期の血圧管理を任されたら？ ………… 佐々木純久　205 (363)
4. もう迷わない！　入院中のスマートな血糖管理 ………… 南郷栄秀　211 (369)

外来・在宅
5. 家庭での血圧管理のしかた ………… 福井　謙　220 (378)
6. 診療所外来，在宅での糖尿病管理のコツ ………… 太田　浩　227 (385)
7. 高齢者などの複雑症例に対する家庭医療からのアプローチ ………… 重島祐介　233 (391)

小児・思春期
8. 小児・思春期の高血圧をどう診る？ ………… 岡田唯男，小橋孝介　241 (399)
9. 小児・思春期の糖尿病をどう診る？ ………… 成瀬裕紀　252 (410)

妊娠期
10. 妊娠期の高血圧をどう診る？ ………… 岡田唯男　262 (420)
11. 周産期の耐糖能異常をどう診る？
　　〜妊娠時のサインを見逃さず，その後に活かす ………… 池田裕美枝，安日一郎　271 (429)

第5章　専門医や他職種が求める総合診療医の動脈硬化診療

1. 高血圧：専門医から ………………………………………………………………… 小田倉弘典　280 (438)
2. 糖尿病：専門医から　～うまく連携して，よりよい診療をしていくために ………… 岩岡秀明　285 (443)
3. 糖尿病：看護師から　～治療中断を防ぐために ………………………………… 曽根晶子　292 (450)
4. 糖尿病：薬剤師から ………………………………………………………………… 五十嵐　俊　297 (455)
5. 脂質異常症：専門医から …………………………………………………………… 根本尚彦　303 (461)
6. 脂質異常症：薬剤師から …………………………………………………………… 丹下悦子　309 (467)

◆ 索　引 ……………………………………………………………………………………………… 315 (473)

◆ 執筆者一覧 ……………………………………………………………………………………… 318 (476)

謹告 ─
　本書に記載されている診断法・治療法に関しては，発行時点における最新の情報に基づき，正確を期するよう，著者ならびに出版社はそれぞれ最善の努力を払っております．しかし，医学，医療の進歩により，記載された内容が正確かつ完全ではなくなる場合もございます．
　したがって，実際の診断法・治療法で，熟知していない，あるいは汎用されていない新薬をはじめとする医薬品の使用，検査の実施および判読にあたっては，まず医薬品添付文書や機器および試薬の説明書で確認され，また診療技術に関しては十分考慮されたうえで，常に細心の注意を払われるようお願いいたします．
　本書記載の診断法・治療法・医薬品・検査法・疾患への適応などが，その後の医学研究ならびに医療の進歩により本書発行後に変更された場合，その診断法・治療法・医薬品・検査法・疾患への適応などによる不測の事故に対して，著者ならびに出版社はその責を負いかねますのでご了承ください．

略語

略語	フルスペル	日本語
75gOGTT	75g oral glucose tolerance test	75g経口糖負荷試験
αGI	alpha-glucosidase inhibitor	α-グルコシダーゼ阻害薬
AAFP	American Academy of Family Physicians	米国家庭医療学会
AAP	American Academy of Pediatrics	米国小児科学会
ABPM	ambulatory blood pressure monitoring	24時間自由行動下血圧測定
ACC	American Collage of Cardiology	米国循環器学会
ACCP	American College of Chest Physicians	米国胸部疾患学会
ACEI	angiotensin converting enzyme inhibitor	アンジオテンシン変換酵素阻害薬
ADA	American Diabetes Association	米国糖尿病学会
ADL	activities of daily living	日常生活動作
AHA	American Heart Association	米国心臓学会
ALT	alanine aminotransferase	アラニンアミノトランスフェラーゼ
ARB	angiotensin receptor blocker	アンジオテンシン受容体拮抗薬
ARR	aldosterone to renin ratio	アルドステロン─レニン比
ASCVD	atherosclerotic cardiovascular disease	心血管疾患
AST	aspartate aminotransferase	アスパラギン酸アミノトランスフェラーゼ
BB	β blocker	β遮断薬
BG	biguanide	ビグアナイド
BOT	basal supported oral therapy	
CAVI	cardio-ankle vascular index	心臓足首血管指数
CCB	Ca channel blocker	カルシウム拮抗薬
CCS	Canadian Cardiovascular Society	カナダ心血管学会
CGA	comprehensive geriatric assessment	高齢者総合機能評価
CGM	continuous glucose monitoring	連続血糖測定
CK	creatine kinase	クレアチンキナーゼ
CKD	chronic kidney disease	慢性腎臓病
CPR	connecting peptide immunoreactivity	C-ペプチド免疫活性
Cre	creatinine	クレアチニン
CSII	continuous subcutaneous insulin infusion	持続皮下インスリン注入
DASH食	dietary approaches to stop hypertension	
dBP	diastolic blood pressure	拡張期血圧
DHPCCB	dihydropyridine calcium channel blocker	
DKA	diabetic ketoacidosis	糖尿病性ケトアシドーシス
DPP-4	dipeptidyl peptidase-4	
EAS	European Atherosclerosis Society	欧州動脈硬化学会
eGFR	estimated glomerular filtration rate	推算糸球体量
EO	early onset type	早発型
EPA	eicosapentaenoic acid	エイコサペンタエン酸
ESC	European Society of Cardiology	欧州心臓病学会
ESH	European Society of Hypertension	欧州高血圧学会
ESRD	end stage renal disease	末期腎疾患
FH	familial hypercholesterolemia	家族性高コレステロール血症
FPG	fasting plasma glucose	空腹時血糖
GCS	Glasgow Coma Scale	
GDM	gestational diabetes mellitus	妊娠糖尿病
GH	gestational hypertension	妊娠高血圧
GI	glycemic index	グリセミック指数
GLP-1	glucagon-like peptide-1	グルカゴン様ペプチド-1

略語	フルスペル	日本語
HbA1c	hemoglobin A1c	ヘモグロビンA1c
HDL-C	high density lipoprotein cholesterol	HDLコレステロール
HDP	hypertensive disorders of pregnancy	妊娠高血圧症候群
HDSR	Hasegawa dementia rating scale-revised	長谷川式簡易知能評価スケール改訂版
HHS	hyperglycemic hyperosmolar state	高血糖高浸透圧症
IADL	instrumental activities of daily living	手段的日常生活動作
ISPAD	International Society for Pediatric and Adolescent Diabetes	国際小児思春期糖尿病学会
JAS	Japan Atherosclerosis Society	日本動脈硬化学会
JCS	Japan Coma Scale	
JDA	Japanese Diabetes Association	日本糖尿病学会
JSH	The Japanese Society of Hypertension	日本高血圧学会
KDIGO	Kidney Disease, Improving Global Outcome	
LDL-C	low density lipoprotein cholesterol	LDLコレステロール
LGA	large for gestational age infant	
LO	late onset type	遅発型
MI	motivational interviewing	動機づけ面接
MMSE	mini-mental state examination	簡易知能検査
MNSI	Michigan Neuropathy Screening Instrument	
MODY	maturity-onset diabetes of the young	
NGSP	National Glycohemoglobin Standardization Program	
NHBPEP	National High Blood Pressure Education Program	
NICE	National Institute of Clinical Excellence	英国国立医療技術評価機構
NNT	number needed to treat	治療必要数
PAC	plasma aldosterone concentration	血漿アルドステロン濃度
PAD	periferal arterial disease	末梢動脈疾患
PCI	percutaneous coronary intervention	経皮的冠動脈形成術
PCSK9	proprotein convertase subtilisin/kexin type 9	
PE	preeclampsia	妊娠高血圧腎症
PIH	pregnancy-induced hypertension	
PMDA	Pharmaceuticals and Medical Devices Agency	医薬品医療機器総合機構
Pr.Ucr$_{24}$		24時間尿Cr排泄量推定値
PRA	plasma renin activity	血漿レニン活性
RCT	randomized controlled trial	ランダム化比較試験
ROS	review of system	
RR	relative risk	リスク比
S-PE	superimposed preeclampsia	加重型妊娠高血圧腎症
sBP	systolic blood pressure	収縮期血圧
SGLT2	sodium-dependent glucose transporter 2	
SLE	systemic lupus erythematosis	全身性エリテマトーデス
SMBG	self-monitoring of blood glucose	血糖自己測定
SSI	sliding scale insulin	スライディングスケール
SU薬	sulfonylurea	スルホニル尿素薬
TC	total cholesterol	総コレステロール
TDS	tobacco dependence screener	ニコチン依存症スクリーニングテスト
TG	triglyceride	中性脂肪
TIA	transient ischemic attack	一過性脳虚血発作
TSH	thyroid stimulating hormone	甲状腺刺激ホルモン
UAE	urine albumin excretion	尿中アルブミン排泄量
USPSTF	US Preventive Services Task Force	米国予防サービスタスクフォース

第 1 章

スクリーニング，リスク評価

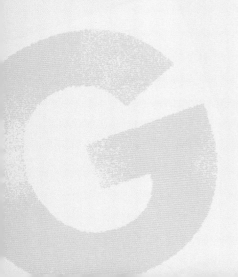

第1章　スクリーニング，リスク評価

1 二次性高血圧のスクリーニングと専門医への紹介

菅波祐太，南郷栄秀

Point
- 初診，再診にかかわらず二次性高血圧の可能性を念頭におく
- 原因疾患の頻度を意識し，病歴聴取，身体診察を丁寧に行うことで，必要十分なスクリーニング検査を行う
- 診断と治療の意義を意識し，患者さんの希望も考えながら，検査，治療，専門医への紹介に進む
- 疾患のあたりをつけ，目的を明確にして，適切な専門医のいる施設に紹介する
- 腎実質性高血圧と原発性アルドステロン症は常に疑う
- 代表的な疾患を疑う所見と紹介のタイミングを頭に入れる

Keyword 二次性高血圧　スクリーニング　頻度　病歴聴取と身体診察　尤度比

はじめに

　現在，日本では4,000万人以上の高血圧患者がいると言われており，そのうち，少なくとも10％以上は二次性高血圧と考えられています[1]．高血圧診療の主な担い手である総合診療医にとって，治療可能な二次性高血圧を適切に拾い上げてマネージメントできることは重要です．しかし現実にはなかなか難しく，治療抵抗性の高血圧に対してDo処方をくり返してしまったり，反対に二次性高血圧を意識して過剰検査に陥ってしまったりした経験をもつ人も多いのではないでしょうか．本稿では，どのような患者で二次性高血圧を疑い，実際に高血圧診療をどのように進めていくのか，についてご紹介したいと思います．

症例

　山田さん（仮名），55歳，男性．山間部診療所の夕方外来．特に既往はなし．職場健診で178/104 mmHgの高血圧を指摘されて受診．4〜5年前から高血圧を指摘されてはいたものの，特に症状がないためそのままにしていた．今回はあまりに高くて不安になり，こそっと知り合いの診療所看護師に相談したら，外来にかかるように言われたとのこと．健診では腎機能検査，尿検査と，眼底検査を含め血圧以外の異常所見なし．外来血圧は176/102 mmHgとやはり高い．高血圧緊急症を疑う所見はない．

❶ 二次性高血圧の代表的な原因

二次性高血圧には多くの種類があり，教科書的に代表的な原因疾患をリストアップすると，表1のようになります．

❷ 高血圧患者の誰を精査するか？

1）二次性高血圧の頻度

前述したように，二次性高血圧の頻度は全高血圧患者の少なくとも10％以上を占めると言われています．そのなかでは腎実質性高血圧（2～5％），腎血管性高血圧（約1％），原発性アルドステロン症（5～10％）が頻度の高い疾患とされています[1]．また，睡眠時無呼吸症候群に合併した高血圧の頻度も高いと言われています．一方で有名な褐色細胞腫は推計患者数3,000人，クッシング症候群は年間発症数100例と非常に稀な疾患です[3)4)]．また，二次性高血圧の頻度は年齢によっても異なり，若年重症高血圧者では50％以上にも達する[5]と言われています．具体的には，若年者で大動脈縮窄症や腎疾患，中年者で原発性アルドステロン症，睡眠時無呼吸症候群，甲状腺機能異常，褐色細胞腫，クッシング症候群などが，高齢者では慢性腎障害，粥状動脈硬化性腎動脈狭窄症，甲状腺機能低下症などが多い傾向にあります[6]．このような頻度の違いを意識して鑑別診断の重みづけを行いましょう．

2）二次性高血圧の診断・治療の意義

二次性高血圧かどうかを検証する前に，診断をする意義を考える必要があります．診断名をつけることは大事ですが，「診断する」という行為そのものはラベル貼りにすぎず，それだけで

表1 ◆ 二次性高血圧の代表的な原因

二次性高血圧の種類			原因疾患・原因薬物
腎性	腎実質性		糖尿病性腎症，急性・慢性糸球体腎炎，多発性嚢胞腎，慢性腎盂腎炎
	腎血管性		中年～高齢者：粥状動脈硬化，動脈瘤 若年者：線維筋性異形成，大動脈炎症候群
内分泌性	副腎疾患	副腎皮質	原発性アルドステロン症，クッシング症候群
		副腎髄質	褐色細胞腫
	甲状腺疾患		甲状腺機能亢進症，甲状腺機能低下症
	副甲状腺疾患		副甲状腺機能亢進症
	下垂体疾患		末端肥大症
心臓・血管性			大動脈縮窄症，大動脈閉鎖不全症
神経性			脳腫瘍，脳血管障害
薬剤誘発性			NSAIDs，甘草，糖質コルチコイド，エストロゲン，エリスロポエチン，シクロスポリン，タクロリムス
その他			睡眠時無呼吸症候群，アルコールなど

（文献1，2を参考に作成）

は患者さんは何も変わりません．場合によっては侵襲的な検査や検査にかかるコストで患者さんがデメリットを被っていることすらあります．「診断する」ことの意義は，それによってその患者さんが将来どうなるかという「予後がわかり」，予後が悪い場合にそれを改善させる「治療が決まる」ことにほかなりません．つまり，診断をしてもしなくても治療内容が変わらないとしたら，「診断する」という行為は患者さんにとっては本質的な意義をもたないでしょう．恐らく最悪なのは，診断名がつくことで，不治の病であることが判明し，治療法がないために患者さんが不安に怯えた残りの人生を送ることだと思います．私たちは，そういったことは避けなければなりません．

　　高血圧における診断について考えると，例えば原発性アルドステロン症では，診断後の片側性副腎腺腫に対する手術療法と抗アルドステロン薬による内科的治療のアウトカムを比較したデータがなく，現時点では手術療法の有用性は不確実です．そのため，無症状の場合や高齢などの理由で手術を希望しない場合，また降圧療法による血圧コントロールが良好な場合には，精査を行う意義は低くなります．一方で，低カリウム血症による周期性四肢麻痺や頻脈性心房細動で日常生活に支障をきたしている場合には，副腎静脈サンプリングといった侵襲的な検査でも行う意義が高くなります．プライマリ・ケア外来では「先生，わしはもう歳やで，ここでできる検査で十分や」とおっしゃる方がたくさんいらっしゃいます．そういった思いを大事にし，あえて高度な医療を受けないという道にもお付き合いするかたわら，患者さんの人生の幸せという視点で，必要な検査や治療は受けていただくよう調整することが，私たち総合診療医の重要な役割です．スクリーニングをすべきかどうか，次の精査や治療に進むべきか否かには絶対的な基準があるわけではなく，個々の事情や周囲の環境を勘案して決めなければならないので，いつも悩ましいです．

3）精査する対象とするか否かの決め方

　　日本高血圧学会の高血圧治療ガイドライン2014（以下，JSH2014）[1]では，「二次性高血圧の可能性は，すべての高血圧患者の診療において念頭におくべき」とされています．ただ，「念頭にはおく」としても，すべての高血圧患者で詳しい検査を行うのは，二次性高血圧の頻度を考えた場合に現実的ではありません．二次性高血圧の各原因疾患を疑わせるような所見に該当する場合に，積極的に二次性高血圧の精査を行うようにしましょう．

症例の経過①

Aさんの年齢を考えると，原発性アルドステロン症，睡眠時無呼吸症候群，甲状腺疾患が頻度の高い疾患．慢性腎障害や腎動脈狭窄，その他内分泌疾患も考えておこう．年齢的には長期的な予後を考えると確実に二次性高血圧を診断あるいは除外することと，それに基づいた治療が重要だろう．ただ，Aさんは「仕事が忙しいので，専門病院にかかる時間はない．症状もないし」と言っている．

❸ 高血圧診療のはじまり（図1〜5も参照）

1）血圧の高い患者さんを診たら

　血圧の高い患者さんを診たら，まずは，**本当に高血圧か**を判断しましょう．表2にあるような要因で見かけ上血圧が高くなることも多々あります．例えば，プライマリ・ケア外来では軽度〜中等度の高血圧の39％が白衣高血圧だったという報告があり[7]，実際に現場でも白衣現象は非常に多いと感じています．まずは家庭血圧をつけてもらい一緒に確認することが必要です．JSH2014に具体的な方法が記載されていますが，患者さんには少々難しいことが多いようです．私は「朝ご飯を準備する前と寝る前に深呼吸してから測りましょう．たまに忘れてもいいですよ」と伝えています．家庭血圧と外来血圧の差が大きい場合には，血圧計を持ってきてもらい，測り方や機械のチェックをすることもあります．すでに治療中の場合も，現在の生活習慣や内服状況について確認する必要があります．なお，家庭血圧の測定法については，4章5をご参照ください．

2）発症時期の同定

　本当に高血圧であることがわかったら，高血圧の発症時期を同定しましょう．高血圧の診断には，健診で指摘された，たまたま置いてあった血圧計で測ったら血圧が高かった，他疾患で受診した際に指摘された，などのきっかけがあります．罹病期間が長いほど，臓器障害の合併している割合が増えますから，発症時期が同定されたら診療録に記載しておきたいものです．サマリーにも記載しておくと，いざ転院や紹介をする際にも，スムーズに適切に情報提供できます．

3）高血圧における病歴聴取，身体診察，初期評価

　患者さんが初診であっても通院中であっても，常に二次性高血圧の可能性を念頭におくことが大事です．臓器障害と心血管イベントリスクを評価すると同時に，**二次性高血圧を示唆する所見**（表3）を積極的に探しましょう．

　腎疾患，睡眠時無呼吸症候群，褐色細胞腫では病歴の重要度が高いです．身体診察では定型の所見に加え，BMI，甲状腺腫，腹部血管雑音にも注意します．血圧測定は初診時や二次性高血圧を疑う場合に両側上腕で行います．若年者では大動脈縮窄症を念頭に上下肢で血圧測定を

表2 ◆ 二次性高血圧を疑う前に検討すべき要因

● 測定法の正確性
● 白衣高血圧
● 生活習慣修正不良
● 薬剤誘発性高血圧
● 服薬アドヒアランス不良

（文献1，2を参考に作成）

表3 ◆ 二次性高血圧を示唆する所見および検査

疾患	頻度	病歴	身体所見	初期検査	スクリーニング検査	検査の尤度比 (LR＋/－※)
腎実質性	2～5％	糖尿病,腎疾患,尿路感染症,血尿,NSAIDsの使用,CKDの家族歴	腫大した腎臓	・尿検査異常（蛋白尿,血尿,膿尿） ・血清クレアチニン上昇	腹部エコー	2.9/0.32
腎血管性	約1％	若年/高齢発症,急激発症/急激な増悪,説明不能の腎不全や心不全	腹部血管雑音	・血清クレアチニン上昇 ・RA系降圧薬使用後のクレアチニン上昇 ・低カリウム血症 ・PRA高値 ・腎臓サイズの左右差（10 mm以上）	腹部エコー（ドプラ）	10.6/0.16
原発性アルドステロン症	5～10％	脱力,若年性高血圧の家族歴,副腎腫瘍		・低カリウム血症 ・低カリウム傾向（3.5～4）	ARR＞200	4.6/0.2
クッシング症候群	年間100例	急激な体重増加,多飲多尿など,副腎腫瘍	特徴的体型（皮下組織の菲薄化,斑状出血,中心性肥満など）	・高血糖 ・低カリウム血症	① 尿中遊離コルチゾール ② 一晩少量デキサメタゾン抑制試験	① 10.6/0.16 ② 16.4/0.06
褐色細胞腫	3,000例	交感神経症状,家族歴,副腎腫瘍	皮膚所見（カフェオレ斑,神経線維腫）		尿中カテコラミンと尿中メタネフリン分画	58.9/0.10
動脈疾患,大動脈縮窄症		大動脈縮窄症（若年発症）	上肢血圧の左右差,上下肢の血圧差,大腿動脈の触知不良・遅延		心エコー	47/0.06
睡眠時無呼吸症候群		いびき,昼間の眠気,倦怠感,朝の頭痛など	肥満,小顎症		モニター付きパルスオキシメータ	5.1/0.1

※LRはlikelihood ratioの略．LR＋：陽性尤度比，LR－：陰性尤度比
（文献1, 6, 8～13を参考に作成）

行いましょう．クッシング症候群や褐色細胞腫,大動脈縮窄症は低頻度なため,病歴・診察で疑わしくなければ検査は必要ありません．

4) 合併症の評価

高血圧症は動脈硬化のリスクファクターです．同時に他のリスクファクターの有無も押さえておかなければなりません．以下の項目をチェックしましょう．

10) Mancia G, et al : 2013 ESH/ESC Guidelines for the management of arterial hypertension : The Task Force for the Management of Arterial Hypertension of the European Society of Hypertension (ESH) and of the European Society of Cardiology (ESC). J Hypertens, 31 : 1925-1938, 2013
11) Williams GJ, et al : Comparative accuracy of renal duplex sonographic parameters in the diagnosis of renal artery stenosis : paired and unpaired analysis. Am J Roentgenol, 188 : 798-811, 2007
12) 中野 博：パルスオキシメータによる睡眠呼吸症候群スクリーニング．IRYO, 63 : 291-297, 2009
13) Sawka AM, et al : A comparison of biochemical tests for pheochromocytoma : measurement of fractionated plasma metanephrines compared with the combination of 24-hour urinary metanephrines and catecholamines. J Clin Endocrinol Metab, 88 : 553, 2003
14) 「CKD診療ガイド2012」（日本腎臓学会／編），東京医学社，2012
   ▶「エビデンスに基づくCKD診療ガイドライン2013」も出版されているが，そちらは腎臓専門医向けの内容になっている．どちらも学会ホームページよりダウンロード可能である．
15) Levey AS, et al : The definition, classification, and prognosis of chronic kidney disease : a KDIGO Controversies Conference report. Kidney Int, 80 : 17-28, 2011
16) Park YH, et al : Hematuria and proteinuria in a mass school urine screening test. Pediatr Nephrol, 20 : 1126-1130, 2005
17) Vehaskari VM & Rapola J : Isolated proteinuria : analysis of a school-age population. J Pediatr, 101 : 661-668, 1982
18) Topham PS, et al : The value of urine screening in a young adult population. Fam Pract, 21 : 18-21, 2004
19) Sebestyen JF & Alon US : The teenager with asymptomatic proteinuria : think orthostatic first. Clin Pediatr (Phila), 50 : 179-182, 2011
20) Yamagata K, et al : A long-term follow-up study of asymptomatic hematuria and/or proteinuria in adults. Clin Nephrol, 45 : 281-288, 1996
21) Clark WF, et al : Dipstick proteinuria as a screening strategy to identify rapid renal decline. J Am Soc Nephrol, 22 : 1729-1736, 2011
22) Grim CE, et al : Sensitivity and specificity of screening tests for renal vascular hypertension. Ann Intern Med, 91 : 617-622, 1979
23) Wilcox CS : Use of angiotensin-converting-enzyme inhibitors for diagnosing renovascular hypertension. Kidney Int, 44 : 1379-1390, 1993
24) Hirsch AT, et al : ACC/AHA 2005 Practice Guidelines for the management of patients with peripheral arterial disease (lower extremity, renal, mesenteric, and abdominal aortic) : a collaborative report from the American Association for Vascular Surgery/Society for Vascular Surgery, Society for Cardiovascular Angiography and Interventions, Society for Vascular Medicine and Biology, Society of Interventional Radiology, and the ACC/AHA Task Force on Practice Guidelines (Writing Committee to Develop Guidelines for the Management of Patients With Peripheral Arterial Disease) : endorsed by the American Association of Cardiovascular and Pulmonary Rehabilitation; National Heart, Lung, and Blood Institute; Society for Vascular Nursing; TransAtlantic Inter-Society Consensus; and Vascular Disease Foundation. Circulation, 113 : e463-e654, 2006
25) Young WF, et al : Renin-Independent hypermineralocorticoidism. Trends Endocrinol Metab, 5 : 97-106, 1994
26) Blumenfeld JD, et al : Diagnosis and treatment of primary hyperaldosteronism. Ann Intern Med, 121 : 877-885, 1994
27) Weinberger MH, et al : The diagnosis of primary aldosteronism and separation of two major subtypes. Arch Intern Med, 153 : 2125-2129, 1993
28) Mulatero P, et al : Increased diagnosis of primary aldosteronism, including surgically correctable forms, in centers from five continents. J Clin Endocrinol Metab, 89 : 1045-1050, 2004
29) 「原発性アルドステロン症の診断治療ガイドライン-2009-」（日本内分泌学会　原発性アルドステロン症検討委員会／編），日本内分泌学会雑誌，86 (Supplement-2号)，2010
   ▶ 一般医家向け．
30) Nishizaka MK, et al : Validity of plasma aldosterone-to-renin activity ratio in African American and white subjects with resistant hypertension. Am J Hypertens, 18 : 805-812, 2005
31) Schwartz GL & Turner ST : Screening for primary aldosteronism in essential hypertension : diagnostic accuracy of the ratio of plasma aldosterone concentration to plasma renin activity. Clin Chem, 51 : 386-394, 2005

32) 日本内分泌学会臨床重要課題「わが国の原発性アルドステロン症の診療に関するコンセンサス・ステートメント」, 2016
33) Funder JW, et al：The Management of Primary Aldosteronism：Case Detection, Diagnosis, and Treatment：An Endocrine Society Clinical Practice Guideline. J Clin Endocrinol Metab, 101：1889-1916, 2016
34) Chapter 13-Cushing syndrome.「Evidence-Based Physical Diagnosis 3rd ed」(McGee S), Elsevier, 2012
35) 成瀬光栄, 他：褐色細胞腫・パラガングリオーマの診療ガイドライン. 日本内分泌・甲状腺外科学会雑誌, 32巻4号, 2015
36) Young WF Jr & Kaplan NM：Clinical presentation and diagnosis of pheochromocytoma. UpToDate, 2013

第1章 スクリーニング，リスク評価

2 2型糖尿病のスクリーニングと診断

米永暁彦

Point
- 2型糖尿病は健康診断や他疾患の治療中に無症状で指摘される例が多い
- 肥満・家族歴・高血圧症などの高リスク症例でスクリーニングを検討する

Keyword スクリーニング　糖尿病発症リスク評価　米国糖尿病学会（ADA）
米国予防サービスタスクフォース（USPSTF）　特定健康診査

はじめに

　糖尿病の特徴の1つに，診断時点の臨床像の幅広さがあります．健康診断で耐糖能異常を指摘されて早期に糖尿病と診断される患者さんが多くいらっしゃる一方で，症状が出てから受診される患者さん，残念ながら診断時にすでに合併症を発症している患者さんもいらっしゃいます．はじめて診る患者さんが合併症を呈しているのを知ると，もっと早く手は打てなかったのかと悶々とすることも多いのではないでしょうか．本稿では，2型糖尿病を中心に診断のきっかけやスクリーニングについて解説します．

症例①
　肥満の30歳代男性．職場の健康診断で，空腹時血糖235 mg/dL，HbA1c 11.2％で糖尿病と診断されて当院を紹介受診した．受診時，口渇・多尿・易疲労感などの症状はなかった．20歳時はBMI 25 kg/m^{2}だったが，30歳時にBMI 33 kg/m^{2}に増加していた．

症例②
　定期的に健康診断を受診していなかった60歳代男性．白内障の術前検査で空腹時高血糖を指摘されて，当院を紹介受診した．詳しく話を伺うと，以前から口の渇きを感じていたほか，こむら返りや起立時のめまい症状があった．受診時に，空腹時血糖205 mg/dL，HbA1c 9.8％で糖尿病と診断された．

1 糖尿病の自然史

　2型糖尿病はインスリン分泌能の低下とインスリン抵抗性の増加から，インスリンが相対的に不足することで発症します．複数の遺伝素因と，過食や運動不足や肥満などの環境因子が発症に関与すると考えられています．個人差はありますが，発症の数年前から徐々に耐糖能異常が進んでいることが多いようです[1]．糖尿病そのものの症状は，口渇・多尿・易疲労感・空腹感・意図しない体重減少などですが，発症後も無症状であることが多く，診断時に症状を自覚しているのは約半数です．

　糖尿病には，細小血管障害や大血管障害などの合併症の症状もあります．糖尿病発症から細小血管障害の発症までの期間は，一般的には神経障害で0〜5年，網膜症で7〜8年，腎症で10〜13年と言われていますが，必ずしもこの順番で生じるとは限りません．無症状の期間が長いため，症例②の患者さんのように診断時にすでに細小血管障害を合併している例も多くみられます．

　大血管障害には冠動脈疾患や脳血管障害，末梢動脈疾患がありますが，発症リスクは高血圧症，脂質異常症，喫煙歴，家族歴などの危険因子の影響を受けます．こちらに関しても，心筋梗塞を発症してからはじめて糖尿病と診断されることがめずらしくありません．

　2014年に全国488病院の外来患者3万1,196人を対象に行った厚生労働省の「受療行動調査」[2]では，糖尿病と診断された外来患者のうち，「自覚症状があった」が52.4％だったのに対し，「自覚症状がなかった」は41.8％でした．自覚症状がなかった患者さんのうち，その受診理由の最多は「健康診断や人間ドックで指摘された」で53.9％でした．続いて，「他の医療機関で受診を勧められた」が19.0％，「病気ではないかと不安に思った」が7.7％でした．

　このように，糖尿病と診断されるきっかけは，上述した糖尿病本来の高血糖症状で受診する場合のほかに，健康診断で指摘される場合（症例①）や術前検査など他の疾患の診療中に指摘される場合（症例②）が多いのが現状です．

2 糖尿病診断基準

　糖尿病は，血糖値〔空腹時血糖（fasting plasma glucose：FPG），75g経口糖負荷試験（oral glucose tolerance test：OGTT）2時間値，随時血糖〕やHbA1cをもとに診断されます．その基準値は，網膜症の合併リスクが上昇する値をもとに定められた経緯があり，各国でおおむね共通です．

　米国糖尿病学会（American Diabetes Association：ADA）では表1のように，糖尿病と前糖尿病の診断を行います[3]．前糖尿病とは糖尿病に移行する率が高く注意が必要な状態です．日本糖尿病学会の診断基準の詳細は成書に譲りますが，簡単にまとめると，表2に示した高血糖の判定区分の「糖尿病型」の基準値が別の日に行った血液検査で2回以上認められ，そのうち1回は血糖値で認められることです[4]．ただし同一採血で，血糖値，HbA1cともに糖尿病型であれば1回の検査で診断されます．日本で言う境界型がおおむねADAの前糖尿病に対応しま

表1 ◆ 糖尿病の診断基準〔米国糖尿病学会（2018）〕

1）糖尿病
- FPG ≧ 126 mg/dL
- OGTT 2時間値 ≧ 200 mg/dL
- HbA1c ≧ 6.5 %
- 古典的な高血糖もしくは高血糖緊急症の症状があれば，随時血糖200 mg/dL以上

2）前糖尿病
- 空腹時血糖異常（impaired fasting glucose：IFG）
  FPG 100〜125 mg/dL
- 耐糖能異常（impaired glucose tolerance：IGT）
  OGTT 2時間値 140〜199 mg/dL
- HbA1c 5.7〜6.4 %

1），2），ともに，上記のいずれかの条件を満たす場合，診断される．
空腹時：少なくとも8時間以上エネルギー摂取がない状態
FPG（fasting plasma glucose）：空腹時血糖
75 g OGTT（oral glucose tolerance test）：75 g経口糖負荷試験
（文献3より作成）

表2 ◆ 高血糖の判定区分（日本糖尿病学会）

正常型	FPG ＜ 110 mg/dL かつ 75g OGTT 2時間値 ＜ 140 mg/dL
糖尿病型	次の4つのいずれかを満たすもの ・FPG ≧ 126 mg/dL ・75g OGTT 2時間値 ≧ 200 mg/dL ・随時血糖 ≧ 200 mg/dL ・HbA1c ≧ 6.5 %
境界型	正常型にも糖尿病型にも属さないもの

FPG（fasting plasma glucose）：空腹時血糖
75 g OGTT（oral glucose tolerance test）：75 g経口糖負荷試験
（文献4を参考に作成）

す．ただし日本と米国では正常のFPGの数値などに細かい違いがあります．

ちなみに，血糖値のことを「BS（blood sugar）」と略していませんか？ これは厳密には誤りです．中央検査室では遠心した血漿成分で，砂糖ではなくグルコースを測定しているので，「plasma glucose」，略して「PG」が正しい表記です．それで，空腹時血糖が「FPG」になるのです．簡易測定器による血糖測定の場合は遠心せずに全血でグルコースを測定するので，「blood glucose」で「BG」と略します．

 ここが総合診療のポイント

> 診断基準値は絶対的なものではなく，1つの目安にしか過ぎません．治療目的は合併症のリスクを減らして長期予後を改善することですから，検査値だけではなく，年齢，代謝異常の程度，肥満度，合併症の有無など患者さん個々のリスクを考慮して治療の必要性を判断します[4]．

❸ 糖尿病をいかにして見つけるか

1）症状がある患者さんを見逃さない

日常の診療では症状がある患者さんを見逃さないことが大切です．口渇・多飲・多尿・易疲労感・体重減少などの高血糖症状は非特異的なものですから，意識していないと見逃してしまいます．また目のかすみ，足の感覚の鈍さ，立ちくらみなど合併症を示唆する症状にも注意が必要です．肥満や高血圧症の患者さんから上記のような訴えがあれば，糖尿病の家族歴やその他の糖尿病の症状がないか確認し，血糖値やHbA1cの検査を考慮しましょう．

2）症状のない患者さんを見つける

　無症状の期間が長い疾患に関して，無症状の市民集団から罹患している可能性がある集団を特定し，早期に診断と治療に繋げる目的で行われるのがスクリーニング検査です．どのような集団を対象に，どのような検査でスクリーニングを行うのが最適であるかは，それぞれの社会の疫学や医療資源に左右されます．糖尿病に関しても各国の専門家集団で最適なスクリーニングについて議論されてきました．検査方法については，診断と同じく血糖値やHbA1cを用いることは共通しています．以下，主な推奨を紹介します．

a）ADA

　表3にADAの推奨を示します[3]．大まかには45歳以上の成人と，発症リスクのある肥満の成人に対してのスクリーニングを推奨しています．検査値が正常範囲内であれば3年ごと，発症リスクがある場合は1年ごとのスクリーニングを推奨しています．

b）日本糖尿病学会

　日本糖尿病学会の診療ガイドラインも2013年までADAに準拠していました[5]．その後，血糖値とHbA1cに加えて，脂質・尿酸・C反応性蛋白質・IL-6・アディポネクチン・肝酵素・カリウム・フェリチンなどの血中濃度，呼吸機能検査データなども2型糖尿病発症の予測因子となることが明らかになり，それらを組合わせた2型糖尿病発症を予測するリスクスコアが開発されている段階であることを受けて，2016年の診療ガイドラインではスクリーニングに関する直接的なステートメントがなくなりました[4]．

c）USPSTF，AAFP

　米国予防サービスタスクフォース（The United States Preventive Services Task Force：USPSTF）は2015年の時点では表4のように40歳から70歳の過体重もしくは肥満の成人に対してスクリーニングを推奨しています[6]．米国家庭医療学会（American Academy of Family Physicians：AAFP）もUSPSTFの勧告を推奨しています[7]．

d）その他

　英国国立保健医療研究所（National Institute for Health and Care Excellence：NICE）の診療ガイドライン[8]は複雑なので詳細は割愛しますが，コンピューター上の発症リスク評価ツールや質問票を用いて糖尿病の発症リスクを計算し，高リスクの患者さんをスクリーニング対象とします．リスク算出には，年齢，人種，性別，家族歴，高血圧症，ウエスト周囲径，BMIなどの因子が用いられます[9]．リスク評価のための計算が簡単にできるwebサイト（http://riskscore.diabetes.org.uk/start）もありますのでツールの一例としてご参照ください．

　一方，糖尿病スクリーニングの効果を検証したランダム化比較試験として，ADDITION-Cambridge trial[10]やEly trial[11][12]があります．これら2件の結果を統合した2013年のメタアナリシス[13]や，2015年のシステマティックレビュー[14]では，10年間の追跡で2型糖尿病のスクリーニングが総死亡を減らすという結果は得られませんでした．ただ，これらの結果で健診での糖尿病の拾い上げは無意味と結論付けるのは早計で，追跡期間が不十分なことによる検出

表3 ◆ 2型糖尿病のスクリーニングに関する推奨〔米国糖尿病学会（2018）〕

対象集団		推奨	推奨グレード[※4]
肥満（BMI ≧ 25 kg/m²[※1]）の成人（年齢不問）	次の1項目以上を満たす ・第1親等の親族が糖尿病 ・高リスクの民族/人種（アフリカ系アメリカ人，ラテン系アメリカ人，アメリカ先住民，アジア系アメリカ人，太平洋島嶼民） ・心血管疾患の既往 ・高血圧症（血圧140/90 mmHg以上，または治療中） ・低HDLコレステロール血症（＜35 mg/dL）または高トリグリセリド血症（＞250 mg/dL） ・多嚢胞性卵巣症候群（PCOS）の女性 ・定期的な運動をしていない ・高度肥満や黒色表皮腫のようにインスリン抵抗性と関連した病態	検査が正常範囲：少なくとも3年ごとに検査　初期の病態や危険因子に応じてより頻回に検査	B
前糖尿病（HbA1c ≧ 5.7％，IGT，IFG）		毎年検査	B
妊娠糖尿病と診断された女性		検査が正常範囲：少なくとも3年ごとに検査	B
45歳以上の成人		検査が正常範囲：少なくとも3年ごとに検査　初期の病態や危険因子に応じてより頻回に検査	B
10歳以上[※2]18歳以下の過体重児[※3]	次の1項目以上を満たす ・母親が糖尿病，もしくは，その児を妊娠中に妊娠糖尿病の既往 ・第1〜2親等の親族が2型糖尿病 ・高リスクの民族/人種（アメリカ先住民，アフリカ系アメリカ人，ラテン系アメリカ人，アジア系アメリカ人，太平洋島嶼民） ・インスリン抵抗性の徴候またはインスリン抵抗性と関連した条件がある（黒色表皮腫，高血圧症，脂質異常症，PCOS，低出生体重児）	検査を考慮する	E

※1　アジア系アメリカ人はBMI 23 kg/m²以上
※2　10歳以前に第二次性徴がはじまった場合はその時点以降
※3　過体重：BMIが85パーセンタイル以上，身長に対する体重が85パーセンタイル以上，体重が理想体重の120％以上
※4　ADAの推奨グレード
　　B：良質に計画実施されたコホート研究から得られた推奨を支持するエビデンスがある
　　E：専門家のコンセンサスもしくは臨床的経験
（文献3を参考に作成）

力不足と考えられます．

　これらを総合的に考えると，現時点では明らかなメリットがあるとは言えないものの，早期治療が長期予後を改善するメリット[15]を考えて**年齢・肥満・運動不足・家族歴・高血圧症**など高リスクの患者さんに対してスクリーニングを行うことがコンセンサスと考えられます．

表4 ◆ 2型糖尿病のスクリーニングに関する推奨（米国予防サービスタスクフォース USPSTF）

対象集団	推奨	推奨グレード※
血圧高値の成人	糖尿病の症状のない成人のうち，降圧治療中か未治療かによらず血圧高値（135/80 mmHgより高い）が持続する成人に対して，2型糖尿病のスクリーニングを推奨する．	B
無症状かつ血圧上昇のない成人	血圧が135/80 mmHg以下の無症状の成人に対する2型糖尿病スクリーニングの利害バランスに関して，現時点で十分に評価可能なエビデンスはない．	I

※USPSTFの推奨グレード
A：USPSTFはこの医療サービスを推奨する．高い確実性で十分な正味利益がある．
B：USPSTFはこの医療サービスを推奨する．高い確実性で適度な正味利益があるか，適度な確実性で適度または十分な正味利益がある．
C：USPSTFは専門家の判断と個人の選択に基づいて，個々にこの医療サービスを提案または提供する．適度な確実性で，正味利益が小さいと言える．
D：USPSTFはこの医療サービス提供を推奨しない．適度または高い確実性で，正味利益がないか，害が利益より大きい．
I声明（根拠不十分）：USPSTFはこの医療サービスの現在のエビデンスでは，利益と害のバランスを評価するには不十分であると結論づけている．エビデンスが不足しているが，質が低いか，相反する結果であり，利益と害のバランスを判断できない．

（文献6を参考に作成）

 ここが総合診療のポイント

　高リスクの患者さんには，定期的に健康診断を受けているか確認し，受けていなければスクリーニングを検討しましょう．日本では40歳以上74歳以下の保険加入者に対して，特定健康診査で血糖検査が行われていますが，2014年度の受診率は依然48.6％に留まっています[16]．

3）他の疾患をもつ患者さんでの糖尿病合併を見逃さない

　糖尿病は大変ありふれた疾患です．高リスクの人の方が糖尿病がある可能性が高いのは事実ですが，糖尿病患者全体のなかで見ると，高リスクに属さない人も多数います．したがって，**糖尿病以外の理由で受診した患者さんでも，何かの理由で採血する機会があれば，血糖値を一緒にオーダーする習慣をつけておく**といいと思います．特に感染症では耐糖能異常が顕在化しやすいので，糖尿病を発見するチャンスです．過去1年間にHbA1cを測定していなければ，併せてチェックしましょう．外来患者や入院患者に健康診断を受診したかどうかを聞く癖をつけておくことも大事です．

症例の経過・その後

　症例①，②の患者さんともに糖尿病教育入院をしていただき，エネルギー制限食とメトホルミン（メトグルコ®）による加療を開始しました．

おわりに

本稿では糖尿病の診断とスクリーニングについてまとめました．典型的な症状がある患者さんはもちろん，無症状であるが高リスクの患者さんを見逃さずに検査，スクリーニングを行うことが重要です．

◆ 文 献

1） Tabák AG, et al：Trajectories of glycaemia, insulin sensitivity, and insulin secretion before diagnosis of type 2 diabetes: an analysis from the Whitehall II study. Lancet, 373：2215-2221, 2009
2） 厚生労働省：平成26年受療行動調査．「関連集計 第11表　外来患者の構成割合，傷病分類（主傷病）、初めて医師に診てもらった時の自覚症状の有無別」、「関連集計 第12表　外来患者の構成割合，傷病分類（主傷病）、自覚症状はなかったが受診した理由（複数回答）別」, 2016
http://www.e-stat.go.jp/SG1/estat/List.do?lid=000001147399
3） American Diabetes Association：2. Classification and diagnosis of diabetes：Standards of Medical Care in Diabetes-2018. Diabetes Care, 41：S13-27, 2018
4） 「糖尿病診療ガイドライン2016」（日本糖尿病学会/編），南江堂, 2016
5） 「科学的根拠に基づく糖尿病診療ガイドライン2013」（日本糖尿病学会/編），南江堂, 2013
6） U.S. Preventive Services Task Force：Screening for Abnormal Blood Glucose and Type 2 Diabetes Mellitus: U.S. Preventive Services Task Force Recommendation Statement. Ann Intern Med, 163：861-868, 2015
7） American Academy of Family Physicians：Summary of Recommendations for Clinical Preventive Services, 2017
http://www.aafp.org/dam/AAFP/documents/patient_care/clinical_recommendations/cps-recommendations.pdf
8） National Institute for Health and Clinical Excellence：Preventing type 2 diabetes：risk identification and interventions for individuals at high risk, 2012
https://www.nice.org.uk/guidance/ph38
9） Gray LJ, et al：The Leicester Risk Assessment score for detecting undiagnosed Type 2 diabetes and impaired glucose regulation for use in a multiethnic UK setting. Diabet Med, 27：887-895, 2010
10） Simmons RK, et al：Screening for type 2 diabetes and population mortality over 10 years (ADDITION-Cambridge)：a cluster-randomised controlled trial. Lancet, 380：1741-1748, 2012
11） Simmons RK, et al：Effect of population screening for type 2 diabetes on mortality: long-term follow-up of the Ely cohort. Diabetologia, 54：312-319, 2011
12） Rahman M, et al：Effect of screening for Type 2 diabetes on population-level self-rated health outcomes and measures of cardiovascular risk: 13-year follow-up of the Ely cohort. Diabet Med, 29：886-892, 2012
13） Waugh NR, et al：Screening for type 2 diabetes: a short report for the National Screening Committee. Health Technol Assess, 17：1-90, 2013
14） Selph S, et al：Screening for type 2 diabetes mellitus: a systematic review for the U.S. Preventive Services Task Force. Ann Intern Med, 162：765-776, 2015
15） Holman RR, et al：10-year follow-up of intensive glucose control in type 2 diabetes. N Engl J Med, 359：1577-1589, 2008
16） 厚生労働省：平成26年度特定健康診査・特定保健指導の実施状況について, 2016
http://www.mhlw.go.jp/bunya/shakaihosho/iryouseido01/dl/info03_h26_00.pdf

第1章　スクリーニング，リスク評価

3 動脈硬化リスクファクターと合併症
~見つけ方とフォローの方法

南郷栄秀

Point
- 糖尿病とはじめて診断された患者さんでは，必ず動脈硬化リスクファクター8項目と合併症をチェックしよう！
- 網膜症がある場合，まずは甘めにコントロールしよう！
- 腎症は尿中アルブミン・尿蛋白でフォローしよう！
- 神経障害のスクリーニングにはISDとMNSIを使おう！

Keyword　動脈硬化リスクファクター　糖尿病性細小血管障害　大血管障害

はじめに

あなたは自分が主治医となっている糖尿病患者さん全員の動脈硬化リスクファクターと合併症を把握できていますか？本稿ではそれらを確実に見つけて，きちんとフォローする方法をご紹介します．

> **症例**
> 64歳，男性．やや肥満体型．15年程前に糖尿病を指摘されており，今回，引っ越しに伴い，当院へ紹介受診した．既往に脂質異常症があり，内服薬のみでHbA1c 7%台にコントロールされていた．

この患者さんの動脈硬化リスクファクターと糖尿病合併症はどのように評価したらいいでしょうか．

1 動脈硬化リスクファクターの評価

1）リスクファクターは8項目をチェックしよう

糖尿病は動脈硬化の原因であり，動脈硬化が進めばさまざまな心血管疾患（狭心症，心筋梗塞，脳卒中）を引き起こします．糖尿病を含めたリスクの全体像を把握し，動脈硬化がどれくらい進みやすい状態なのか，以下の8つのリスクファクターをチェックします．

① 糖尿病　　② 高血圧症　　③ 脂質異常症　　④ 喫煙
⑤ 肥満　　　⑥ 年齢　　　　⑦ 性別　　　　　⑧ 家族歴

　このうち，①〜④にかかわるHbA1c，血圧，総コレステロール，HDLコレステロール，喫煙については，わが国で行われたNIPPON DATA 80/90[1)]でそれぞれのリスクファクターが総死亡と心血管疾患死亡に与える影響が調べられています（表1）．

　年齢に関しては，50歳代で3.5％，60歳代で7.1％，70歳代で13％，80歳代で22.3％と

表1 ◆ 動脈硬化リスクファクター（NIPPON DATA80/90）

a）総死亡

HbA1c (HR, 15年)[8)]	5.0％未満	5.0〜5.4％	5.5〜5.9％	6.0〜6.4％	6.5％以上	糖尿病治療中	HbA1c 1％上昇
	1.00	1.08 (0.92-1.28)	1.07 (0.88-1.31)	1.95 (1.46-2.61)	1.72 (1.17-2.52)	1.80 (1.37-2.38)	1.20 (1.09-1.32)
総コレステロール値 (RR, 19年)[9)]	〜159	160〜179	180〜199	200〜219	220〜239	240〜259	260〜
	1.19 (1.03-1.37)	1.00	1.09 (0.95-1.26)	1.07 (0.92-1.25)	0.98 (0.82-1.17)	0.96 (0.76-1.22)	1.36 (1.05-1.77)

喫煙 (RR, 14年)[10)]		非喫煙者	禁煙者	20本/日以下	21本/日以上
	男性	1.00	1.17 (0.90-1.52)	1.14 (0.91-1.44)	1.55 (1.17-2.04)
	女性	1.00	1.21 (0.76-1.92)	1.31 (0.99-1.74)	1.32 (0.54-3.22)

b）心血管疾患死亡

HbA1c (HR, 15年)[8)]	5.0％未満	5.0〜5.4％	5.5〜5.9％	6.0〜6.4％	6.5％以上	糖尿病治療中	HbA1c 1％上昇
	1.00	1.31 (0.93-1.84)	1.38 (0.93-2.04)	2.18 (1.22-3.87)	2.75 (1.43-5.28)	2.04 (1.19-3.50)	1.32 (1.12-1.56)
収縮期血圧 (RR, 19年)[11)]	〜119	120〜139	140〜159	160〜179	180〜		
	1.00	2.36 (1.17-4.77)	3.00 (1.51-5.94)	3.46 (1.75-6.84)	5.13 (2.59-10.16)		
拡張期血圧 (RR, 19年)[11)]	〜79	80〜84	85〜89	90〜99	100〜		
	1.00	0.98 (0.68-1.42)	1.50 (1.00-2.23)	1.42 (1.01-2.01)	2.05 (1.37-3.08)		
総コレステロール値 (RR, 19年)[9)]	〜159	160〜179	180〜199	200〜219	220〜239	240〜259	260〜
	1.11 (0.86-1.42)	1.00	1.12 (0.89-1.42)	1.13 (0.88-1.46)	1.12 (0.84-1.49)	1.14 (0.79-1.65)	1.90 (1.29-2.79)

喫煙 (RR, 14年)[10)]		非喫煙者	禁煙者	20本/日以下	21本/日以上
	男性	1.00	1.20 (0.76-1.90)	1.49 (1.00-2.20)	2.00 (1.24-3.31)
	女性	1.00	1.03 (0.49-2.15)	1.43 (0.92-2.23)	2.35 (0.85-6.50)

HR：hazard ratio（ハザード比），RR：risk ratio（リスク比），各HR・RRの下の（　）内は95％信頼区間
（文献8〜11を参考に作成）

高齢になるほど心血管疾患のリスクが高くなります[2]．また男性の方が女性より20％ほどリスクが高くなることがわかっています[3]．家族歴については，1親等（つまり，両親）に心筋梗塞や脳卒中の病歴があると心血管疾患のリスクが1.15〜2倍になるとされており[4]〜[6]，若くして発症したほどリスクが高くなります．米国の心血管疾患に関する治療ガイドライン[7]でも，両親かきょうだいが，男性で55歳未満，女性で65歳未満で心血管疾患を起こした場合は，リスクが高くなるとしています．

2）一時点ではなく経過が大事

動脈硬化は血管内膜へのコレステロールを中心としたプラークの蓄積によるものですから，ある一時点の状態だけでなく，**それぞれのリスクファクターがいつからどのような状態で存在し経過したかを把握することが大事**です．単に，「糖尿病にかかっている」とか，「血圧が高い」ですませず，「発症・診断されたのがいつか」「これまでのコントロールがどうだったか」を把握しましょう．

各リスクファクターの状態を把握したら，現状と今後の見通しを患者さんに説明しましょう．吹田スコア[12]という，日本の疫学データに基づいた心血管疾患による死亡予測があるので，それを用いて具体的な数値を示すのも有効かもしれません．リスクを入力するだけで自動的に算出してくれるwebツール・アプリ[13]もあるので必要に応じて活用してください．

ただし，疫学データによる予測には注意が必要です．糖尿病は脳卒中のリスクファクターであるにもかかわらず，肥満患者では血糖コントロールを行っても脳卒中を予防できないこと[14]などからもわかるように，**「リスクであること」と「それを補正してアウトカムが改善されるか」は別**です．したがって，治療して改善したリスクファクターのデータを用いてリスクを再評価しても，そこで予測される死亡率があてはまるとは限りません．

❷ 合併症の評価

糖尿病の長期合併症には糖尿病性細小血管障害と大血管障害があります．糖尿病性細小血管障害とは，高血糖により細小血管が障害される糖尿病特有の合併症で，糖尿病性網膜症，糖尿病性腎症，糖尿病性神経障害を指します．一方，大血管障害とは，糖尿病のほか，高血圧や脂質異常症などによってもたらされる動脈硬化によって大血管に起こる障害であり，脳卒中，冠動脈疾患，末梢動脈疾患が含まれます．

1）糖尿病性網膜症

a）総合診療医に必要なのは，きちんと眼科を受診してもらうこと！

2型糖尿病患者の1〜2割は，初診時にすでに糖尿病性網膜症が存在していると言われています[15]．しかも，症状がなくても網膜症が進行していることがあるので，米国糖尿病学会の診療ガイドライン[16]では，**必ず初診時に，プライマリ・ケア医が眼底鏡で診るのではなく，眼科専門医に眼底チェックを依頼する**よう勧めています．1型糖尿病患者では，10歳以上で診断から

5年以内に眼科を受診してもらいます．網膜症の診断には高画質眼底写真を撮るのがベストだとされ，福田分類で判定します．**異常がなければ1年後に再度評価してもらい，そこでも問題がなければ2～3年おきでもよい**とされています．ただ，実際には眼科医から半年～1年ごとに眼底検査を行うように指示されることも多いです．福田分類B（増殖網膜症）だとレーザー治療が必要です．網膜症が存在するときは，眼科専門医の指示のもと必要に応じて3～6カ月ごとにフォローします．

b）網膜症がある場合，まずは甘めにコントロール

明らかな網膜症が存在する場合は，**総合診療医が行うべきことは血糖と血圧のコントロール**です．いずれも，網膜症の進行を抑えることが示されています[17)18)]．しかし，増殖網膜症が起こっている場合に早急に血糖コントロールを厳格にすると，最初の2年は網膜症が増悪する[19)]とされています．このため，このような場合にはHbA1cを1カ月に0.5％程度下げるというゆっくりとしたスピードで行うのがよいとされています．ただし，この方法で網膜症の増悪を防げるかは実際には検証されていません．

2）糖尿病性腎症

a）チェックするのは尿中アルブミン，尿蛋白とGFRだけ

糖尿病性腎症は厚生省糖尿病調査研究班により作成され，近年改訂された糖尿病腎症病期新分類（表2）に基づいて評価します．

覚えておく数値は，**尿中アルブミンの30 mg/gCr，300 mg/gCrと，尿蛋白の0.5 g/gCr，eGFR 30 mL/分/1.73 m^{2}だけ**です．3のつく数字ばかりで覚えやすいですね．測定に必要なのは，血清クレアチニンと尿中クレアチニン，尿中アルブミンと尿蛋白です．オーダーの際に尿中クレアチニンにチェックするのを忘れがちなので，気をつけましょう．以前は蓄尿して1日量を測定することもありましたが，現在は尿量の多い早朝第一尿であれば平均化されてより正確な値が出るとして，スポット尿で測定しています．1回基準を超えたら別の日に再度測定します．病期判定は，2回の検査で基準を超えたら次の病期に移ります．1回だけでは判定保留ですので注意してください．

初診の患者さんや進行が明らかでない場合は，まず尿中アルブミンだけを測定するといいでしょう．尿中アルブミンが300 mg/gCrを超えたら尿蛋白の定量を行います．糖尿病発症からの年数があまり経っていないのに顕性腎症（第3期）になっているならば，ほかの腎臓病との鑑別診断が必要です．1型糖尿病であれば，腎症を発症したときにはすでに網膜症や神経障害が存在していると言われています[21)]が，2型糖尿病では，慢性腎臓病（CKD）が糖尿病によるものであることに対して網膜症の存在は感度（Sn）65％，特異度（Sp）75％，陽性尤度比（LR＋）2.6，陰性尤度比（LR－）0.47とそれほど高くはありません[22)]．血尿を伴っている場合は，ほかの疾患を考えるべきです．

なお，日本糖尿病学会の診療ガイドライン[23)]では，まず試験紙法で蛋白尿の検査を行うように指示されていますが，尿蛋白の有無を試験紙を用いた尿定性で判定する際には注意が必要です．尿定性の試験紙は顕性蛋白尿の評価には使えますが，微量アルブミン尿を検出できていな

表2 ◆ 糖尿病性腎症病期分類（改訂）[注1]

病期	尿アルブミン値(mg/gCr) あるいは 尿蛋白値(g/gCr)	GFR（eGFR） (mL/分/1.73 m^2)
第1期（腎症前期）	正常アルブミン尿（30未満）	30以上 [注2]
第2期（早期腎症期）	微量アルブミン尿（30〜299）[注3]	30以上
第3期（顕性腎症期）	顕性アルブミン尿（300以上） あるいは 持続性蛋白尿（0.5 g以上）	30以上 [注4]
第4期（腎不全期）	問わない [注5]	30未満
第5期（透析療法期）	透析療法中	

注1：糖尿病性腎症は必ずしも第1期から順次第5期まで進行するものではない．本分類は，厚労省研究班の成績に基づき予後（腎，心血管，総死亡）を勘案した分類である（URL：http://mhlw-grants.niph.go.jp/，Wada T, et al：The Research Group of Diabetic Nephropathy, Ministry of Health, Labour, and Welfare of Japan. Clinical impact of albuminuria and glomerular filtration rate on renal and cardiovascular events, and all-cause mortality in Japanese patients with type 2 diabetes. Clin Exp Nephrol. 2013 Oct 17. [Epub ahead of print]）．

注2：GFR 60 mL/分/1.73 m^{2}未満の症例はCKDに該当し，糖尿病性腎症以外の原因が存在しうるため，他の腎臓病との鑑別診断が必要である．

注3：微量アルブミン尿を認めた症例では，糖尿病性腎症早期診断基準に従って鑑別診断を行ったうえで，早期腎症と診断する．

注4：顕性アルブミン尿の症例では，GFR 60 mL/分/1.73 m^{2}未満からGFRの低下に伴い腎イベント（eGFRの半減，透析導入）が増加するため注意が必要である．

注5：GFR 30 mL/分/1.73 m^{2}未満の症例は，尿アルブミン値あるいは尿蛋白値にかかわらず，腎不全期に分類される．しかし，特に正常アルブミン尿・微量アルブミン尿の場合は，糖尿病性腎症以外の腎臓病との鑑別診断が必要である．

【重要な注意事項】本表は糖尿病性腎症の病期分類であり，薬剤使用の目安を示した表ではない．糖尿病治療薬を含む薬剤特に腎排泄性薬剤の使用にあたっては，GFR等を勘案し，各薬剤の添付文書に従った使用が必要である．

（文献20より引用）

いため，その有無の評価には使えません．ちなみに尿定性で検出できない尿蛋白は，糖尿病性腎症の尿中アルブミンのほかに多発性骨髄腫のM蛋白があります．

b）腎症があった場合の治療

網膜症と同様，腎症でも**血糖と血圧のコントロール**が大事です．血糖コントロール目的の薬物療法には一般的にメトホルミン（メトグルコ®）が選ばれますが，乳酸アシドーシスのリスクが上がるためeGFR＜45 mL/分/1.73 m^{2}では使えないので，その場合にはDPP-4阻害薬かGLP-1受容体作動薬を選ぶとよいでしょう．

第2期以上の腎症ではACE阻害薬を開始します（ARBではないので注意！）．降圧目標は日本糖尿病学会[23]や米国糖尿病学会[16]の推奨では130/80 mmHg未満としています．ただ，あまり低くなり過ぎないように気をつけます（収縮期血圧120 mmHg以上が目安）．第4期以上の腎症ではACE阻害薬を開始して血清クレアチニンが30％以上上昇するようであれば薬剤の減量が必要です．第4期以上では透析導入も見据えて腎臓内科専門医に一度相談しておくといいでしょう．

c）尿検査のフォロー間隔は？

初診時に腎症をチェックしたのち，**特に異常を認めなければ次の尿検査は半年～1年後に行い，腎症を認める場合は2カ月ごとにフォロー**します（毎月行う必要はありません）．過剰検査を防ぐために，病期に応じて尿中ミクロアルブミンか尿蛋白のどちらかを測定しましょう．

3) 糖尿病性神経障害

神経障害は自覚症状で発見されることがほとんどですが，こちらから患者さんに聞かないとその有無を言ってもらえないことが多いので，**受診のたびに必ず聞くことが大事**です．

神経障害のスクリーニングは，初診時に必ず行います．腱反射と振動覚だけで神経障害の有無を判定している人も多いと思いますが，軽度の神経障害を見逃しがちです．そこで筆者の施設では，症状と身体所見のチェックリストを用いています．

a）症状を10項目でスクリーニングする！

症状をスクリーニングするためのItalian Society of Diabetology（ISD）の神経障害症候質問紙（表3）の診断特性は，**10項目を質問し4点以上を陽性**として，Sn 85％，Sp 79％，LR＋4.0，LR－0.19なので[24]，3点以下であれば神経障害はないと考えてよさそうです．ただ，女性の場合には9項目になるので合計点数が18点になってしまい，同じ4点以上をカットオフ値にすると診断特性が変わるはずですが，原著論文には特に言及されていません．筆者の施設では，女性では10番目の項目を除いた18点満点の4点以上を陽性と判定しています．

b）見て，叩いて，震わせよう！

身体診察での神経障害の有無は，Michigan Neuropathy Screening Instrument（MNSI，表4）を用います．母趾振動覚は，患者さんが音叉の振動を感じなくなってから，音叉を検者の母指のMP関節にあて，検者の感じる振動が何秒持続するかを計測します．各足4回ずつ行い，平均をとります．長いほど患者さんの母趾振動覚が低下していることになります．**両足合計8点中2点以上を陽性**として，Sn 65～80％，Sp 83～95％，LR＋3.8～16，LR－0.2～0.4なので[26)27)]，ISDの神経障害症候質問紙と組み合わせると，神経障害の除外にかなり役立ちます．

c）知ってると使える！？ モノフィラメントテスト

MNSIに入っていないのですが，モノフィラメントテストも役に立ちます．5.07 Semmes-Weinstein monofilamentと呼ばれるものを皮膚に垂直にあてて，それが覚知できるかどうかを判定します．**第3中足骨頭と第5中足骨頭（図の★部分）のいずれかが覚知不能を陽性**とした場合の将来の潰瘍発症予測に対する診断特性が，Sn 93％，Sp 100％，LR＋16，LR－0.09と，確定にも除外にもかなり有用です[28]．つまり，この2カ所が潰瘍のできやすい場所であることを意味します．皆さんの施設にモノフィラメントが現在なければ，ぜひ導入してもらいましょう．

表3 ◆ 症状による糖尿病性神経障害スクリーニングツール

	糖尿病性神経障害スクリーニング Italian Society of Diabetologyの神経障害症候質問紙	
番号	項目	0＝なし 1＝たまにある 2＝いつもある
1	手や脚にヒリヒリするような痛み，感覚鈍麻，重い感じを感じたことがありますか？	0　1　2
2	脚や腕に灼熱感，刺すような痛みやそれ以外の痛み，こむらがえりを感じたことがありますか？	0　1　2
3	歩いているときに，泡や脱脂綿の上を踏んでいたり，地面がでこぼこしていたりするような感じがしたことがありますか？	0　1　2
4	焼けたり切ったりした痛みを感じることができないことがありますか？	0　1　2
5	階段昇降時に脚の力が弱くなっていると感じたことがありますか？	0　1　2
6	ベッドから起き上がったときに気が遠くなったり，めまいがしたりしたことがありますか？	0　1　2
7	尿の出はじめが難しくなったり，膀胱機能を調節できなくなったりしていますか？	0　1　2
8	下痢が，特に夜間に起こりますか？	0　1　2
9	顔だけから大量の汗が出たことがありますか？	0　1　2
10	勃起を維持することが難しいですか？（男性のみ）	0　1　2
	合計	/20

20点中4点以上を陽性（ただし，質問3, 4, 9, 10のうちいずれかが2点であることが必須）．
Sn 85，Sp 79，LR＋4.0，LR－0.19

（文献24を参考に作成　文献25より引用）

d）フォロー，指導，治療する

　先に述べたように，神経障害は自覚症状が最も鋭敏です．外来受診のたびに忘れず症状の有無を聞きましょう．ISDの神経障害症候質問紙とMNSIは毎回チェックするのは大変ですから，年1回でいいでしょう．記入して紙カルテにそのまま貼れる便利なシートもあります[25]．

　糖尿病性壊疽を防ぐために，フットケアはとても大事です．神経障害の有無にかかわらず毎日お風呂場で足に傷がないかチェックすることや，熱い湯やコタツなどによる火傷に注意し，夏でも（薄くていいので）靴下を履いて足裏に傷をつくらないようにするなどの指導を行いましょう．

　糖尿病性神経障害の治療は血糖コントロールに尽きます．症状が軽いうちは可逆的ですが，不可逆的になると，ビタミン剤やアルドース還元酵素阻害薬は無効ですので，抗うつ薬のデュロキセチン（サインバルタ®）や抗痙攣薬のプレガバリン（リリカ®）が必要になります．

表4 ◆ 身体所見による糖尿病性神経障害スクリーニングツール

糖尿病性神経障害スクリーニング
Michigan Neuropathy Screening Instrument（MNSI）

項目			右	左
足の外観	異常なし → 正常0点 何らかの異常あり → 異常1点		0 1	0 1
潰瘍	なし → 0点 あり → 1点		0 1	0 1
アキレス腱反射	あり → 陽性0点 Jendrassik手技で陽性 → 誘発で陽性0.5点 なし → 陰性1点		0 0.5 1	0 0.5 1
母趾振動覚	知覚の差が10秒未満 → 正常0点 知覚の差が10秒以上 → 低下0.5点 知覚できず → 消失1点		0 0.5 1	0 0.5 1
合計			/4	/4
				/8

評価のために，足を30℃以上に温めること．
足の外観：著明な乾燥肌，胼胝，亀裂，変形，切断の有無．
アキレス腱反射：陰性の場合はJendrassik（イエンドラシック）手技（手指を互いにひっかけて水平に引く）で誘発する．
母趾振動覚：母趾のIP関節背側の骨が突出している部位で患者は閉眼の状態で，振動している音叉から振動を感じることができなくなったら合図してもらうように指示する．検者の指での振動知覚と患者の母趾の知覚の差を評価する．

8点中2点以上を陽性．LR＋3.8〜16，LR－0.2〜0.4

（文献26, 27を参考に作成．文献25より引用）

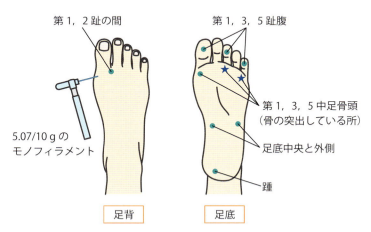

図 ◆ 母趾モノフィラメントテスト
●と★が測定箇所．★の2箇所（第3, 5中足骨頭）のみを測定し，そのいずれかが覚知不能を陽性とした場合の診断特性は，●と★の全10箇所中4箇所以上覚知不能を陽性とした場合の診断特性と同等である．

4）大血管障害

　糖尿病による大血管障害は，心筋梗塞，脳卒中，末梢動脈疾患です．冠動脈疾患のスクリーニングとして負荷心電図を行うことが考えられますが，米国糖尿病学会の推奨[29]では，無症状の患者さんでの冠動脈疾患のスクリーニングはルーチンで行うべきではないとされています．脳卒中に関しては，米国予防サービスタスクフォース（USPSTF）の推奨[30]で無症状の一般人に対して頸動脈狭窄のスクリーニングはGrade Dで行うべきではないとなっており，糖尿病患者でもこれに準じてよいでしょう．末梢動脈疾患に関しても，同様にUSPSTFの推奨[31]ではスクリーニング目的でABI（ankle brachial index）を測定することは，Grade Iでエビデンスが十分でないとされています．

　つまり，**大血管障害については，症状が出てから検査をするので十分**ということになります．

5）がん

　糖尿病はがんのリスクファクター[32]です．日本人のコホート研究[33]によると，糖尿病男性は健常男性と比較して，全がんが1.27倍，肝臓がんが2.24倍，腎臓がんが1.92倍，膵がんが1.85倍，大腸がんが1.36倍多く，糖尿病女性では健常女性と比較して肝臓がんが1.94倍，胃がんが1.61倍多いという結果でした．糖尿病を一生懸命治療したのに，がんを見逃したということがないように，**数年に一度は腹部CT，上・下部消化管内視鏡検査を行うようにしたいもの**です．ただ，検査の至適間隔についてはよくわかっていません．少なくとも，急な血糖コントロールの悪化や体重減少が見られたときには必ず行いましょう．

> **患者さんの評価**
>
> 　リスクファクターとしては，脂質異常症，肥満，男性，糖尿病があげられました．また眼科医にコンサルトしたところ，両側単純型網膜症A-Iであり，半年ごとのフォローとなりました．スポット尿の測定では，尿蛋白 陰性，尿中アルブミン80 mg/gCrであり，腎症第2期とわかりました．神経障害は，ISD 6点，MNSI 3点，モノフィラメントテストにて左第5中足骨頭は覚知不能で，神経障害ありと診断しました．

　以上が今回の患者さんの動脈硬化リスクファクターと合併症の状況でした．これらをすべての患者さんにおいて覚えておくのは困難ですので（少なくとも私は無理です），まとめて診療録に記載しておきましょう．筆者の施設では，下記のように診療録にまとめることにしています．

> 〈risk factors〉
> DM（＋）：51歳発症，HbA1c 7.2％，HTN（－），DLP（＋），smoking（＋）：20本／日，20歳～，obesity（＋）：BMI 28.2，M，FHx（－）
>
> 〈合併症〉
> 網膜症：（＋），両側単純型網膜症A-I，最終診察20XX/1/21

腎症：Ⅱ期，U-Alb 80 mg/gCr，最終採尿20XX/1/21
神経障害：（＋），ISD 6/20，MNSI 3/8，M-test 1/4，最終評価20XX/1/21

おわりに

　以上，総合診療の現場で動脈硬化リスクファクター・合併症の評価に使える情報をまとめました．糖尿病患者の動脈硬化リスクファクターと合併症は多岐にわたるため，把握するのが大変です．さらに詳しく勉強したい方は，著者の南郷が管理するwebサイト The SPELL[25] をぜひご覧ください．そして見落としのないように，自分なりの診療スタイルをつくってください！

◆ 文　献

1) 滋賀医科大学社会医学講座公衆衛生学部門：NIPPON DATA 80/90；健康教育に使える資材―収縮期血圧と循環器疾患死亡との関連（NIPPON DATA80，19年追跡，男性）2012
2) Savji N, et al：Association between advanced age and vascular disease in different arterial territories：a population database of over 3.6 million subjects. J Am Coll Cardiol, 61：1736-1743, 2013
3) Kappert K, et al：Impact of sex on cardiovascular outcome in patients at high cardiovascular risk：analysis of the Telmisartan Randomized Assessment Study in ACE-Intolerant Subjects With Cardiovascular Disease (TRANSCEND) and the Ongoing Telmisartan Alone and in Combination With Ramipril Global End Point Trial (ONTARGET). Circulation, 126：934-941, 2012
4) Sesso HD, et al：Maternal and paternal history of myocardial infarction and risk of cardiovascular disease in men and women. Circulation, 104：393-398, 2001
5) Andresdottir MB, et al：Fifteen percent of myocardial infarctions and coronary revascularizations explained by family history unrelated to conventional risk factors. The Reykjavik Cohort Study. Eur Heart J, 23：1655-1663, 2002
6) Lloyd-Jones DM, et al：Parental cardiovascular disease as a risk factor for cardiovascular disease in middle-aged adults：a prospective study of parents and offspring. JAMA, 291：2204-2211, 2004
7) Stone NJ, et al：2013 ACC/AHA guideline on the treatment of blood cholesterol to reduce atherosclerotic cardiovascular risk in adults：a report of the American College of Cardiology/American Heart Association Task Force on Practice Guidelines. J Am Coll Cardiol, 63：2889-934, 2014. Erratum in：J Am Coll Cardiol, 63：3024-3025, 2014
8) Sakurai M, et al：HbA1c and the Risks for All-Cause and Cardiovascular Mortality in the General Japanese Population：NIPPON DATA90. Diabetes Care, 36：3759-3765, 2013
9) Okamura T, et al：The relationship between serum total cholesterol and all-cause or cause-specific mortality in a 17.3-year study of a Japanese cohort. Atherosclerosis, 190：216-223, 2007
10) Ueshima H, et al：Cigarette smoking as a risk factor for stroke death in Japan：NIPPON DATA80. Stroke, 35：1836-1841, 2004
11) Okayama A, et al：Age-specific effects of systolic and diastolic blood pressures on mortality due to cardiovascular diseases among Japanese men (NIPPON DATA80). J Hypertens, 24：459-462, 2006
12) Nishimura K, et al：Predicting coronary heart disease using risk factor categories for a Japanese urban population, and comparison with the Framingham risk score: the suita study. J Atheroscler Thromb, 21：784-798, Epub 2014 Mar 25. PubMed PMID：24671110, 2014
13) 冠動脈疾患発症予測・脂質管理目標値設定ツール Web版
    http://www.j-athero.org/publications/gl2017_app.html
14) Zhang C, et al：Efficacy of intensive control of glucose in stroke prevention：a meta-analysis of data from 59,197 participants in 9 randomized controlled trials. PLoS One, 8：e54465, 2013
15) Harris MI, et al：Onset of NIDDM occurs at least 4-7 yr before clinical diagnosis. Diabetes Care,

15 : 815-819, 1992
16) American Diabetes Association : (9) Microvascular complications and foot care. Diabetes Care, 38 : S58-66, 2015
17) ACCORD Study Group, et al : Effects of medical therapies on retinopathy progression in type 2 diabetes. N Engl J Med, 363 : 233-244, 2010
18) Matthews DR, et al : Risks of progression of retinopathy and vision loss related to tight blood pressure control in type 2 diabetes mellitus : UKPDS 69. Arch Ophthalmol, 122 : 1631-1640, 2004
19) The effect of intensive treatment of diabetes on the development and progression of long-term complications in insulin-dependent diabetes mellitus. The Diabetes Control and Complications Trial Research Group. N Engl J Med, 329 : 977-986, 1993
20) 糖尿病性腎症合同委員会：糖尿病性腎症病期分類の改訂について
http://www.jds.or.jp/common/fckeditor/editor/filemanager/connectors/php/transfer.php?file=/uid000025_7570646174655F6E657068726F70617468795F73746167696E672E706466
21) Parving HH, et al : Prevalence of microalbuminuria, arterial hypertension, retinopathy and neuropathy in patients with insulin dependent diabetes. Br Med J (Clin Res Ed) , 296 : 156-160, 1988
22) He F, et al : Diabetic retinopathy in predicting diabetic nephropathy in patients with type 2 diabetes and renal disease : a meta-analysis. Diabetologia, 56 : 457-466, 2013
23) 「糖尿病診療ガイドライン2016」（日本糖尿病学会/編），南江堂，2016
24) Gentile S, et al : Simplified diagnostic criteria for diabetic distal polyneuropathy. Preliminary data of a multicentre study in the Campania region. S.I.M.S.D.N. Group. Acta Diabetol, 32 : 7-12, 1995
25) 南郷栄秀：The SPELL なんごろく－糖尿病性細小血管障害
http://spell.umin.jp/nangoroku/nangoroku_diabeticmicroangiopathy.html
26) Moghtaderi A, et al : Validation of Michigan neuropathy screening instrument for diabetic peripheral neuropathy. Clin Neurol Neurosurg, 108 : 477-481, 2006
27) Feldman EL, et al : A practical two-step quantitative clinical and electrophysiological assessment for the diagnosis and staging of diabetic neuropathy. Diabetes Care, 17 : 1281-1289, 1994
28) Lee S, et al : Clinical usefulness of the two-site Semmes-Weinstein monofilament test for detecting diabetic peripheral neuropathy. J Korean Med Sci, 18 : 103-107, 2003
29) American Diabetes Association. (8) Cardiovascular disease and risk management. Diabetes Care, 38 : S49-57, 2015
30) U.S. Preventive Services Task Force : Carotid Artery Stenosis : Screening.
http://www.uspreventiveservicestaskforce.org/Page/Topic/recommendation-summary/carotid-artery-stenosis-screening
31) U.S. Preventive Services Task Force : Peripheral Arterial Disease (PAD) and CVD in Adults : Risk Assessment with Ankle Brachial Index.
http://www.uspreventiveservicestaskforce.org/Page/Topic/recommendation-summary/peripheral-arterial-disease-pad-and-cvd-in-adults-risk-assessment-with-ankle-brachial-index
32) 日本糖尿病学会 糖尿病と癌に関する委員会：糖尿病と癌に関する委員会報告．糖尿病，56：374-390, 2013
33) Inoue M, et al : Diabetes mellitus and the risk of cancer : results from a large-scale population-based cohort study in Japan. Arch Intern Med, 166 : 1871-1877, 2006

4 脂質異常症のスクリーニング

坂上達也, 南郷栄秀

Point

- 脂質異常症をスクリーニングする目的は, 診断・治療することで生命予後を改善すること
- 脂質異常症のスクリーニングを行うべきか否かは, 冠動脈疾患リスクの有無に大きく影響する
- スクリーニングの対象は, 糖尿病と脳梗塞とCKDと末梢動脈疾患の患者さんと, 吹田スコアが56点以上の高リスクの患者さん
- 一度測定して基準範囲であれば, 次のスクリーニングは原則として5年以上後でよい
- 家族性高コレステロール血症(FH)は有病割合が高く, プライマリ・ケアにおいて重要な疾患の1つであり, 未治療時にLDL-Cが180 mg/dL以上と高い場合には, FHや早発性(男性＜55歳, 女性＜65歳)冠動脈疾患の家族歴があるか聞き, 腱黄色腫や皮膚結節性黄色腫があるか確認する

Keyword　スクリーニング　冠動脈疾患リスク　家族性高コレステロール血症

はじめに

　脂質異常症が, 高血圧や糖尿病と並んで, 冠動脈疾患や脳血管疾患といった動脈硬化性疾患のリスク因子の1つであることはよく知られており, その是正がこれらの疾患の発症予防に寄与する可能性があると考えられています[1]. ただし, 実際に脂質異常症に対する治療介入が生命予後を改善すると証明されているのは冠動脈疾患の既往のある患者群などにおいてであり, 冠動脈疾患リスクを全くもたない患者群に対する治療介入の効果は明らかではありません. では一体, 具体的にどのような患者群では脂質異常症に対するスクリーニングを施行し, 積極的に治療介入していくことが必要なのでしょうか. また, 実際にスクリーニングを施行する際には, どのような項目を, どのくらいの間隔で調べればよいのでしょうか.

　小林さん(仮名). 30歳, 男性. 37℃台の発熱・咳嗽・咽頭痛を主訴に来院した. 病歴や身体所見などから急性上気道炎と診断し, 対症療法で経過観察する方針となった. 帰り際, 小林さんから「今回の症状とは関係ないんだけど, 最近何かと生活習慣病が世間で取り沙汰されていますよね. 俺もコレステロールとか1回調べてみた方がいいのかなぁ. どうなんですかね？」と尋ねられた.

1 スクリーニングに対する考え方

そもそも脂質異常症に対するスクリーニングを施行する目的は何でしょうか．

一般的にスクリーニングが行われる目的は，症状が出現する前に，病気を発症する可能性の高い患者群を拾い上げて，早期に治療介入して生命予後を改善することです．また，そこには科学的，経済的な妥当性が必要であると1968年にWHOが定義しています[2]．

これをふまえると，**脂質異常症に対するスクリーニングの目的は，「早期に脂質異常症に対する治療介入をすることが動脈硬化性疾患を減らし，生命予後を改善すると期待できる無症状の患者群を発見すること」**と言えます．ここを出発点に，どのような患者群で脂質異常症に対するスクリーニングを施行すべきか考えてみます．

診療ガイドラインにおいてスクリーニングの推奨をつくる際には，まずanalytic frameworkと呼ばれるものを作成します．これは，どのような疑問（Key Question：KQ）が明らかになればある介入行為の推奨が可能になるかを分析したものです（図）．例えばスクリーニングの場合，単に検査法の感度・特異度が優れているというだけではその検査をやろうということにはなりません．脂質異常症を発見して治療をしても，生命予後を改善させることができないようなリスクの低すぎる，または高すぎる患者群では，脂質異常症をスクリーニングする必要がないと考えられます．

また，スクリーニングは拾い上げですから，一般的に見逃しを減らすために感度が高い検査やカットオフ値を用いますが，その分トレードオフで特異度は下がります．特異度が下がるということは偽陽性が増えることになりますから，過剰診断が増えます．あまり過剰診断が多く

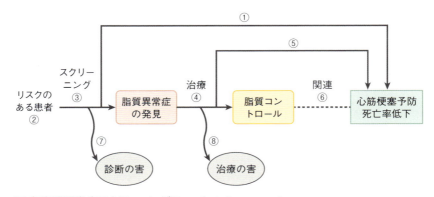

図 ◆ 脂質異常症スクリーニングのanalytic framework
KQ①：脂質異常症のスクリーニングは心筋梗塞を予防し，死亡率を減らすか
KQ②：脂質異常症のスクリーニングを行うべき対象はどのような人か
KQ③：脂質異常症のスクリーニングの精度（感度，特異度）は優れているか
KQ④：スクリーニングで発見された脂質異常症を治療すると脂質がコントロールできるか
KQ⑤：スクリーニングで発見された脂質異常症を治療すると心筋梗塞や死亡率が減るか
KQ⑥：脂質コントロールと心筋梗塞予防や死亡率減少の間の関連はどれくらい強いか
KQ⑦：脂質異常症のスクリーニングによる害は何か
KQ⑧：脂質異常症の治療による害は何か
KQ：Key Question

なると，そのために余計な検査や不必要な治療を受ける人が出てきますから，コストがかさむことになります．

以上のように，スクリーニングを行うべきかを考える際には，analytic framework で診断から治療，生命予後への影響の各部分の疑問を key question という形で表し，最終的に誰に行えば生命予後が改善するかを検討していくことになります．このような考えをふまえて，各国の診療ガイドラインでスクリーニングについてどのように言及されているか見てみましょう．

❷ 各国の診療ガイドラインでの推奨（表1）

1）日本

わが国では日本動脈硬化学会より『動脈硬化性疾患予防ガイドライン2012年版』（以下，JAS 2012）[3]が出版されていました．脂質異常症のスクリーニングについては「本項の対象には，主に動脈硬化危険因子に関し『精査が必要』とされた初診受診者が含まれるが，冠動脈疾患など動脈硬化性疾患の既往を有する場合，あるいはすでに脂質異常症，糖尿病，高血圧などの治療や経過観察を受けている患者についても，定期的に本項に従いスクリーニング検査を実施し，リスクとその管理状況の再評価を経時的に行うべきである」と記載されており，対象患者もス

表1 ◆ 各国の診療ガイドラインにおける脂質スクリーニングの推奨

国	診療ガイドライン名	推奨内容
日本	JAS 2017[4]	脳血管病の包括的リスク管理には主要危険因子の網羅的スクリーニングが重要である JAS2012の定義：本項（スクリーニング）の対象には，主に動脈硬化危険因子に関し「精査が必要」とされた初診受診者が含まれるが，冠動脈疾患など動脈硬化性疾患の既往を有する場合，あるいはすでに脂質異常症，糖尿病，高血圧などの治療や経過観察を受けている患者についても，定期的に本項に従いスクリーニング検査を実施し，リスクとその管理状況の再評価を経時的に行うべきである
カナダ	CCS（2016）[5]	男性ともに40歳以上の患者に対して推奨する．ただし冠動脈疾患リスク因子をもつ患者については年齢に限らず推奨する
欧州	ESC/EAS（2011）[6]	40歳以上の男性と50歳以上または閉経後の女性がスクリーニングのラインとして設定されており，糖尿病など冠動脈疾患のリスク因子がある場合や，若年発症の冠動脈疾患の家族歴を有する場合などには，年齢にかかわらずスクリーニングを施行する
英国	NICE（2014）[7]	・プライマリ・ケアにおける心血管疾患の一次予防には，男女とも40〜74歳で高リスク患者を拾い上げるための包括的戦略を行うべきである ・10年心血管疾患リスク≧10%であれば，正式なリスク評価を行う ・すでに冠動脈疾患が存在する場合と家族性高コレステロール血症患者では（すでに高リスクなので）リスク評価は行わない
米国	USPSTF（2008）[8]	・男性≧35歳ではルーチンでのスクリーニングを強く推奨する（Grade A） ・冠動脈疾患のリスクのある女性≧45歳ではスクリーニングを強く推奨する（Grade A） ・冠動脈疾患のリスクのある20〜35歳男性と20〜45歳女性ではスクリーニングを推奨する（Grade B） ・冠動脈疾患のリスクのない20〜35歳男性と20〜45歳女性ではルーチンでのスクリーニングをどうするか推奨をつけない（Grade C） ・脂質異常症のスクリーニング検査としては，総コレステロールとHDL-Cを空腹時に測定する

クリーニングのタイムスケジュールも曖昧な推奨になっていました．なお，動脈硬化性疾患の危険因子については表2のような項目があげられています．

　動脈硬化性疾患の既往や，その危険因子をもつ患者さんについてはスクリーニングを施行すべきと受け取れますが，これ以外の場合，具体的にどのような患者群ではスクリーニングを行うべきなのかは今ひとつ判然としない印象です．

　最近改訂された『動脈硬化性疾患予防ガイドライン2017年版』（以下，JAS 2017）[4]では，「脳血管病の包括的リスク管理には主要危険因子の網羅的なスクリーニングが重要」との記載があり，実際に「網羅的なスクリーニング」の中に脂質プロファイルも含まれているものの，具体的なスクリーニング対象については記載がなくなっています．

2）北米・欧州

　他国の診療ガイドラインを見てみると，カナダで2016年に発表されたカナダ心血管学会（Canadian Cardiovascular Society：CCS）の脂質異常症についての診療ガイドライン[5]ではWhom to Consider for Screeningという項が設けられており，「男女ともに40歳以上の患者に対して推奨する．ただし冠動脈疾患リスク因子をもつ患者については年齢に限らず推奨する」とされています．

　欧州心臓病学会/欧州動脈硬化学会（European Society of Cardiology/European Atherosclerosis Society：ESC/EAS）の2011年の診療ガイドライン[6]でも同様に，40歳以上の男性と50歳以上または閉経後の女性がスクリーニングのラインとして設定されており，糖尿病など冠動脈疾患のリスク因子がある場合や，若年発症の冠動脈疾患の家族歴を有する場合などには，年齢にかかわらずスクリーニングを施行するように推奨されています．

　英国の国立医療技術評価機構（National Institute for Health and Clinical Excellence：NICE）が2014年に発表した診療ガイドライン[7]でも，男女とも40〜74歳でスクリーニングを受けるべきとされ，10年心血管疾患リスク≧10％を高リスクと定義しています．また，すでに冠動脈疾患がある場合と家族性高コレステロール血症患者では，すでに高リスクであるのでリスク評価は行わないとされています．

　一方，2008年が最新版の米国予防サービスタスクフォース（U.S. Preventive Services Task Force：USPSTF）[8]では，成人における脂質異常症のスクリーニングを，35歳以上の男性と冠動脈疾患リスクを有する45歳以上の女性では強く推奨（Grade A）し，冠動脈疾患リスクを

表2 ◆ 動脈硬化性疾患において考慮すべき危険因子

● 冠動脈疾患	● 脂質異常症
● 糖尿病・耐糖能異常	● 高血圧
● 慢性腎臓病（CKD）	● 喫煙
● 非心原性脳梗塞・末梢動脈疾患（PAD）	● 早発性冠動脈疾患の家族歴（第1度近親者）
● 年齢・性別	● その他（高尿酸血症，睡眠時無呼吸症候群）

（文献4より引用）

有する20歳以上の男女では推奨する（Grade B）としています．冠動脈疾患リスクを有さない20～35歳の男性と冠動脈疾患リスクを有さないすべての女性では，脂質異常症のスクリーニングをどうするかは推奨をつけない（Grade C）とされています．なお，USPSTFではスクリーニングの間隔や終了時期についても言及されており[8]，初回のスクリーニングで異常がなければ，次回のスクリーニングは原則として5年後でよいとされています．冠動脈疾患リスクがある場合には，少し短くして3年後にすべきとされています．スクリーニングの終了時期については，年齢が上がると治療介入による生命予後改善効果が減少してくることを考慮し，65歳で終了してよいとされています．

❸ どのような患者さんに，いつスクリーニングするか

表1を見るときは，脂質異常症や動脈硬化性疾患の有病割合など，各国間における背景因子の違いを考慮すべきであり，必ずしも海外の診療ガイドラインの推奨をそのままわが国においても適用できるわけではありません．

誰をスクリーニング対象とするかですが，治療対象となる患者さんを拾い上げることが目的になります．そのために，1章6にあるように，リスク評価にはJAS 2017で採用されている吹田スコアを用います．まず，**冠動脈疾患がある患者さんは治療適応になりますが**，すでに治療されていることが多いと思います．**治療によって効果が期待できる糖尿病と脳梗塞と慢性腎臓病（CKD）と末梢動脈疾患（PAD）の患者さんはスクリーニングの対象です．また吹田スコアが56点以上の高リスクの患者さんもスクリーニングの対象です．**それ以外の患者さんでは，脂質異常症を見つけても原則的には治療適応にはなりませんので，スクリーニング不要です．

一度検査を行って基準範囲内だった場合，次のスクリーニングをいつ行うか明確な基準はつくりにくいですが，USPSTFでも原則5年後としているので，よりリスクの低い日本人ではもっと間隔が長くてもいいと思われます．ただ，**この年齢層であれば，毎年健診で検査を受けるので，それをフォローすることになると思います．**

❹ 家族性高コレステロール血症について

ここまでは一般的な成人に対する脂質異常症のスクリーニングについて考えてきましたが，ここでもう1つ，別個に考慮すべき患者群が存在します．それが家族性高コレステロール血症（familial hypercholesterolemia，以下FH）の患者群です．

FHは①高LDLコレステロール（LDL-C）血症，②早発性冠動脈疾患，③腱・皮膚結節性黄色腫を3徴とし，LDL受容体やその関連遺伝子の異常によって発症する常染色体優性遺伝疾患です．FHは単独できわめて冠動脈疾患のリスクが高い病態であり，未治療の男性では30～50歳，女性では50～70歳程度で心筋梗塞や狭心症などの冠動脈疾患を発症することが多いため，**早期診断・早期治療が生命予後の改善に非常に重要です**[9) 10)]．

FHホモ接合体については総コレステロール＞600 mg/dL以上と著明高値を示し，小児期か

表3 ◆ 成人(15歳以上)家族性高コレステロール血症(FH)のヘテロ接合体診断基準

1) 高LDL-C血症(未治療時のLDL-C値180 mg/dL以上)
2) 腱黄色腫(手背,肘,膝などまたはアキレス腱肥厚)あるいは皮膚結節性黄色腫
3) 家族性高コレステロール血症あるいは早発性冠動脈疾患の家族歴(2親等以内)

- 続発性脂質異常症を除外したうえで診断する
- 2項目以上で家族性高コレステロール血症と診断する.家族性高コレステロール血症のヘテロ接合体疑いは遺伝子検査による診断が望ましい
- 皮膚結節性黄色腫に眼瞼黄色腫は含まない
- アキレス腱肥厚はX線撮影により9 mm以上にて診断する
- LDL-Cが250 mg/dL以上の場合,家族性高コレステロール血症を強く疑う
- すでに薬物治療中の場合,治療のきっかけとなった脂質値を参考にする
- 早発性冠動脈疾患は男性55歳未満,女性65歳未満と定義する
- 家族性高コレステロール血症と診断した場合,家族についても調べることが望ましい
- この診断基準はホモ接合体にも当てはまる

(文献4より引用)

ら黄色腫や動脈硬化性疾患を認めることから診断は比較的容易です.一方,臨床の現場で特に問題となるのはFHヘテロ接合体で,本邦では約30万人(約500人に1人)の患者さんが存在すると推定されており,プライマリ・ケアの現場で遭遇する機会が比較的多いと言えるでしょう.

FHヘテロ接合体に関してはJAS 2017に診断基準が掲載されています(表3).3項目のうち,2項目以上を満たす場合にはFHと診断します.FHと診断した場合には,前述のように冠動脈疾患の高リスク群に相当するため,冠動脈疾患を有する患者さんと同レベルの,より厳格なLDL-Cの管理(100 mg/dL未満)を行うことになります[4].

未治療時にLDL-Cが180 mg/dL以上と高い場合には,FHや早発性(男性<55歳,女性<65歳)冠動脈疾患の家族歴があるかを聞き,腱黄色腫や皮膚結節性黄色腫があるかどうかを確認します. 腱黄色腫のなかではアキレス腱肥厚が比較的判別しやすいとされているため,積極的に軟線撮影を施行するべきです.軟線撮影で9 mm以上であればアキレス腱肥厚の所見が陽性ですが,アキレス腱肥厚が認められるのはFHの80%程度であるため,アキレス腱肥厚がないからと言ってFHを否定することはできません.

ちなみに,未治療時のLDL-Cが250 mg/dL以上の場合には非FHは5%しか存在しなかったとする報告があり[11],このような場合にはその所見のみでFHを強く疑うことができます.

症例の経過・その後

小林さんによく話を聞いてみると,「父親も若いときからコレステロールが高くて,ずっとコレステロールを下げる薬を飲んでいるんですよ.家族性高コレステロール血症?そうそう,そんな病名です」とのことでした.身体所見では明らかな腱黄色腫や皮膚結節性黄色腫は認めませんでしたが,軟線撮影を施行したところ,13 mmとアキレス腱肥厚の所見が陽性でした.腱黄色腫とFHの家族歴から,FHと診断しました.採血を施行したところLDL-Cは270 mg/dLと高値であったため,ロスバスタチン(クレストール®)の内服を開始しました.

おわりに

　脂質異常症は大変ありふれた疾患ですが，**診断・治療の目的は，あくまで脂質異常症により引き起こされる冠動脈疾患や脳血管疾患の発症や，ひいてはそれらによる死亡を減らすことにあります**．検査値ばかりにとらわれないようにしましょう．

　冠動脈疾患リスクを多数有し，脂質異常症の診断・治療による生命予後改善効果が期待される患者群では積極的にスクリーニングを施行し，治療介入することが必要でしょう．一方で，若年で冠動脈疾患リスクの少ない患者群や，治療介入による生命予後改善効果が乏しくなる高齢の患者群ではスクリーニングの意義は少ないと言えます．

　またFHは有病割合が高く，かつ積極的な治療介入が生命予後改善に重要な疾患ですので，丁寧に身体診察や家族歴の聴取を行い，場合により軟線撮影なども活用して，できる限り拾い上げる努力をすることが必要でしょう．

◆ 文　献

1）Anderson KM, et al：Cholesterol and mortality. 30 years of follow-up from the Framingham study. JAMA, 257：2176-2180, 1987
2）Wilson JMG & Jungner G：Principles and practice of screening for disease. Public Health Papers No.34（WHO Chronicle），1968
　http://apps.who.int/iris/handle/10665/37650（2018年1月閲覧）
3）「動脈硬化性疾患予防ガイドライン 2012年版」（日本動脈硬化学会/編），日本動脈硬化学会，2012
4）「動脈硬化性疾患予防ガイドライン 2017年版」（日本動脈硬化学会/編），日本動脈硬化学会，2017
5）Anderson TJ, Grégoire J, Pearson GJ, Barry AR, Couture P, Dawes M, Francis GA, Genest J Jr, Grover S, Gupta M, Hegele RA, Lau DC, Leiter LA, Lonn E, Mancini GB, McPherson R, Ngui D, Poirier P, Sievenpiper JL, Stone JA, Thanassoulis G, Ward R. 2016 Canadian Cardiovascular Society Guidelines for the Management of Dyslipidemia for the Prevention of Cardiovascular Disease in the Adult. Can J Cardiol, 32：1263-1282, 2016
6）Reiner Z, et al：ESC/EAS Guidelines for the management of dyslipidaemias：the Task Force for the management of dyslipidaemias of the European Society of Cardiology (ESC) and the European Atherosclerosis Society (EAS). Eur Heart J, 32：1769-1818, 2011
7）National Institute for Health and Clinical Excellence (NICE)：Lipid modification-Cardiovascular risk assessment and modification of blood lipids for primary and secondary prevention of cardiovascular disease. Clinical guideline CG181, 2014
8）U.S. Preventive Services Task Force：Lipid Disorders in Adults (Cholesterol, Dyslipidemia)：Screening. 2008
　http://www.uspreventiveservicestaskforce.org/Page/Document/UpdateSummaryFinal/lipid-disorders-in-adults-cholesterol-dyslipidemia-screening
　▶（2018年1月閲覧）
9）Mabuchi H, et al：Development of coronary heart disease in familial hypercholesterolemia. Circulation, 79：225-232, 1989
10）Harada-Shiba M, et al：Impact of statin treatment on the clinical fate of heterozygous familial hypercholesterolemia. J Atheroscler Thromb, 17：667-674, 2010
11）「原発性高脂血症に関する調査研究：平成23年度総括研究報告書：厚生労働科学研究費補助金難治性疾患克服研究事業」（研究代表者 石橋 俊），2012

第1章 スクリーニング, リスク評価

5 脂質異常症で必要な検査

芦澤慎一, 南郷栄秀

Point
- 脂質異常症のスクリーニングとしてはTC, TG, HDL-Cを測定し, LDL-Cは計算で算出しましょう
- 二次性脂質異常症の鑑別として, 甲状腺機能低下症, ネフローゼ症候群等の有無をチェックしましょう
- 動脈硬化性疾患の評価には腹部超音波検査, baPWV検査, CAVI検査, ABI検査, 頸動脈超音波検査などがあります

Keyword Friedewald式　non HDL-C　二次性脂質異常症
ABI検査　baPWV検査　CAVI検査　頸動脈超音波検査

はじめに

　職場の健診で脂質異常症を指摘され受診される患者さんを診る機会は多いと思います. 本稿では, 健診等で脂質異常症を指摘された患者さんにまず行う検査と, 脂質異常症の合併症検索に必要な検査について解説します.

> **症例**
> 　52歳, 女性. 職場の健診で高コレステロール血症 (LDL-C 182 mg/dL) を認めたため当院外来を受診しました. この患者さんがまず受けるべき検査は何でしょうか.

1 脂質異常症のスクリーニングにはどの項目を選ぶ?

1) 脂質検査, 基本の4種類

　脂質異常症の検査項目は総コレステロール (TC), 中性脂肪 (TG), HDLコレステロール (HDL-C), LDLコレステロール (LDL-C) の4種類ありますが, 4種類すべてを測定すると健康保険の審査で査定を受けます.「HDL-コレステロール, 総コレステロール, LDL-コレステロールを併せて測定した場合は, 主たるもの2つの所定点数を算定する」[1]ことができるので,

通常はTC，HDL-Cに加えてTGを測定します．LDL-Cを測定しないのは保険点数上の理由もありますが，LDL-Cには直接測定法による検査値と，Friedewaldの式〔(LDL-C) = (TC) − HDL − TG/5〕を用いた計算法による検査値があり，後者が好まれるという理由もあります．日本動脈硬化学会の『動脈硬化性疾患予防ガイドライン2012年版』(JAS 2012)[2]でも，直接法の測定キットは複数あって標準化されておらずキット間に不一致があることや，同一キットにおいてもTGが高値を示す場合に標準値との乖離（誤差が大きくなる）が見られることがあることから，LDL-Cの測定には「原則としてFriedewald式を用いる」とされていましたが，改訂版の『動脈硬化性疾患予防ガイドライン2017年版』(JAS 2017)[3]では，直接法の試薬の性能が改善し，日常診療の範囲では妥当性が確認されたとの考えから「Friedewald式で算出するか，直接法で測定する」との記載に変わりました．ただし，過去の大規模臨床試験などのエビデンスとの一貫性から，日本動脈硬化学会としては，Friedewald式で算出したLDL-C値のほうに若干の優位性があるとしています．現時点では，**LDL-Cは直接測定法とFriedewald式を用いた計算法による算出のいずれでも構いません**．ただし，**食後採血やTG≧400 mg/dLの場合はFriedewald式を用いることはできません**．このような場合には直接法によるLDL-Cの測定か，non HDL-C〔= (TC) − (HDL-C)〕を用いることが推奨されています．non HDL-CはLDL-Cとレムナントコレステロールの両方を含み，管理目標値はLDL-Cよりも約30 mg/dL高値になることが知られています[3]．ただし，直接法はTG≧1,000 mg/dLの場合，non-HDL-CはTG≧600 mg/dLの場合は正確性が担保できないとされています．

2）どの項目が最も心血管疾患と関連が深いか

脂質異常症と言えば，LDL-Cが最も重要と思われているかもしれません．しかし，そうでもないようです．

non HDL-CまたはTC/HDL-C比はLDL-Cよりも心血管疾患リスクのよりよい予測因子であることが示されています[4][5]．291人を15年間にわたり追跡したFramingham研究[6]では，LDL-C単独では1 SD（標準偏差）上がるごとの心血管疾患に対するハザード比（HR）は1.11〔95％信頼区間（95％CI）0.97〜1.27〕と顕著な予測因子にはならないという結果だった一方で，TC/HDL-C比は男性でHR 1.39（95％CI 1.22〜1.58），女性でも1.39（95％CI 1.17〜1.66）と有意な関連性を示していました．またこの研究では，LDL-C/HDL-C比も男性でHR 1.35（95％CI 1.18〜1.54），女性でHR 1.35（95％CI 1.14〜1.63）と同様に関連性を認めました．また，68件のランダム化比較試験（RCT）と観察研究の合計302,430人のメタアナリシス（平均追跡期間8年）[7]ではnon HDL-C/HDL-Cは心血管疾患に対してHR 1.50（95％CI 1.38〜1.62）と，LDL-Cの1.38（95％CI 1.09〜1.73）よりも高い関連性が示されました．一方，HDL-CはHR 0.78（95％CI 0.74〜0.82）と有意に逆相関しました．

また，いくつかの研究では，TGが心血管疾患の予測因子であることが示唆されています[8]．しかし，HDL-Cと比較すると心血管イベントの予測の力は小さいとみなされています．先のメタアナリシスの結果でも，TGはHR 0.99（95％CI 0.94〜1.1）と関連性が証明されませんでした．その結果，TGはほとんどのリスク層別化モデルにおいて主要な構成要素ではありませ

ん[9]．また高TG血症に対する治療の有効性のエビデンスも乏しいです．

以上をふまえると，**心血管疾患のリスク評価を考えた場合にはTCとHDL-Cを測定し**，HDL-Cそのものやnon HDL-Cを評価し，さらにTC/HDL-CやLDL-C/HDL-Cを見るのがよいと思います．なお，治療においてはLDL-Cが目安となるので，分けて考える必要があります．

3）脂質検査は空腹時に行うべきか

脂質プロファイルを調べる際の採血は，空腹時に行っていることが多いと思います．実際，JAS 2017[3] でも「診断の手順として，まず早朝空腹時のTC，TG，HDL-Cを測定し，LDL-CはFriedewald式（LDL-C = TC − HDL-C − TG/5）で算出されるが，直接法での測定も許容される」とあり，また「10時間以上の絶食を『空腹時』とする」とされています．しかし厳密には食事の影響を受けるのは脂質プロファイルのうちTGのみであり，そのほかの項目はほとんど食事の影響を受けません．ただ前述のように，**TGを用いた計算式でLDL-Cを算出する必要があるので**，**空腹時に採血を行うことが推奨されているのです**．ですから，LDL-Cを直接法で測定するような場合，あるいはTCやHDL-Cのみを知りたい場合には，絶食期間を設ける必要はありません．

② 続発性（二次性）脂質異常症の鑑別

脂質異常症は，ほかの基礎疾患の関与を否定できる原発性（一次性）脂質異常症と，ほかの基礎疾患に基づいて生じる続発性（二次性）脂質異常症に分けられます．続発性脂質異常症でよくみられる基礎疾患としては，糖尿病・甲状腺機能低下症・クッシング症候群・先端巨大症・褐色細胞腫・肥満などの内分泌疾患，ネフローゼ症候群・慢性腎臓病などの腎疾患，閉塞性黄疸・原発性胆汁性肝硬変・原発性肝がんなどの肝疾患があります．そのほかステロイド・経口避妊薬の使用や，アルコール過飲によっても発症します（表1）．これらの鑑別のためには，表2に示す検査項目を測定するとよいでしょう．

③ 脂質異常症，糖尿病以外の動脈硬化危険因子の評価

吹田スコアでのリスク評価で用いられている項目を評価します．詳細は1章4をご参照ください．それ以外にも心筋梗塞や脳卒中の危険因子となるものを評価します．具体的には表3に示す通りです（検査以外も含む）．

④ 合併症の評価

腹部大動脈瘤や心筋梗塞などの脂質異常症の合併症の評価法としては，腹部超音波検査，血管脈波〔上腕足首間脈波伝播速度（brachial-ankle pulse wave velocity：baPWV），心臓足首血管指数（cardio-ankle vascular index：CAVI）〕，足関節−上腕血圧指数（ankle-brachial

表1 ◆ 続発性脂質異常症の原因

A. 高コレステロール血症
1) 甲状腺機能低下症
2) ネフローゼ症候群
3) 原発性胆汁性肝硬変
4) 閉塞性黄疸
5) 糖尿病
6) クッシング症候群
7) 薬剤（利尿剤・β遮断薬・コルチコステロイド・経口避妊薬・シクロスポリン）

B. 高トリグリセライド血症
1) 飲酒
2) 肥満
3) 糖尿病
4) クッシング症候群
5) 尿毒症
6) SLE
7) 血清蛋白異常症
8) 薬剤（利尿剤，非選択性β遮断薬，コルチコステロイド，エストロゲン，レチノイド）

（文献10より引用）

表2 ◆ 続発性脂質異常症の鑑別のために必要な検査

生化学検査
- 肝機能：AST, ALT, コリンエステラーゼ, LDH, γ-GTP, ALP
- 筋酵素：CK
- 腎機能：BUN, Cre, eGFR
- その他：尿酸, 血糖, HbA1c

内分泌学的検査
- 甲状腺ホルモン（TSH, FT_4）
- 下垂体・副腎系ホルモン

その他
末梢血血算
尿検査：尿蛋白あるいは尿アルブミン定量, 尿糖

（文献10より引用）

表3 ◆ 脂質異常症，糖尿病以外の動脈硬化危険因子評価項目

① 性別
② 年齢
③ 糖尿病（空腹時血糖値）
④ 喫煙習慣
⑤ 血圧値
⑥ BMI（身長，体重）
⑦ 家族歴（心筋梗塞，脳卒中）
⑧ 心房細動
⑨ 末梢動脈疾患（下肢末梢動脈疾患，腹部大動脈瘤，および腎動脈狭窄）
⑩ 高尿酸血症
⑪ 睡眠時無呼吸症候群

①～⑤は吹田スコアでの評価項目である．

index：ABI）検査，頸動脈超音波検査等があります．ただし，**なるべく過剰で無駄な医療は減らそうという啓蒙運動であるChoosing Wiselyでは，これらの検査の多くは無症状の人へのスクリーニング目的には行うべきではないとしています**[11]．

1）腹部超音波検査

米国予防医療サービスタスクフォース（USPSTF）では，**65～75歳の喫煙男性では1回だけ腹部超音波検査を用いた腹部大動脈瘤のスクリーニングを行うことを推奨**[12]しています．一方，65～75歳の非喫煙男性では，病歴，家族歴，ほかの危険因子，個人の価値観でスクリー

ニングを行うかどうかを決めるとされており,また女性では65～75歳の喫煙者では推奨を決められるほどの十分なエビデンスはなく,非喫煙者はスクリーニングするべきでないとされています.

2007年のコクランレビュー[13]によると1回のみのスクリーニングで,男性では総死亡の有意な減少はなかった(11.6% vs 12.3%)ものの,腹部大動脈瘤による死亡(0.16% vs 0.27%)と腹部大動脈瘤の発症(0.89% vs 0.42%)は有意に減りました.一方,女性ではいずれも減りませんでした.上記推奨はこの結果を反映しています.

2) baPWV検査

四肢(両上腕,両足首)に血圧測定カフを巻き,四肢血圧測定に引き続いて,低圧で巻いたカフ内の容積脈波の立ち上がりの時間差(ΔT)を計測し,上腕-足首(brachial-ankle)間の距離の差をΔTで除して,上腕-足首間のPWVを測定します.この方法によるPWVは上腕-足首間で計測されるため,brachia(上腕)-ankle(足首)法,計測値は双方の頭文字を用いてbaPWVと呼ばれています.

高血圧患者を対象にbaPWVの特性を検証した研究[14]では,baPWV≧18 m/秒だと頸動脈内中膜複合体(intima-media thickness:IMT)がオッズ比(OR)7.38(95% CI 1.94～28.05)倍見られ,動脈硬化を表すよい指標であることが示されています.しかし,**baPWVを測定すること自体が予後をよくするかどうかはわかっていないので,脂質異常症があるからとルーチンで測定することは勧められません**.なお,baPWV = 14 m/秒以下はFraminghamリスクスコアの中等度リスクに相当すると言われています.

3) CAVI検査

血管は血圧が高いほど血管径の変化率が小さくなる性質があるため,PWVはどうしても測定時の血圧の影響を受けます.そこで血圧に依存しない指標としてCAVIがあります.細かい計算式は省略しますがCAVI値が高いほど動脈硬化が進行して弾力性が失われているとされ,基準値の8.0未満であれば正常,8.0≦CAVI<9.0を境界域,9.0以上で動脈硬化の疑いがあります.やはり**CAVIもルーチンで測定することはしません**.

4) ABI検査

ABIは末梢動脈疾患(periferal arterial disease:PAD)において,下肢動脈狭窄や閉塞の程度を表す指標です.通常は寝た状態で両腕・両足首の血圧を測定すると,足首の方がやや高い値になります.ところが狭窄が進むとその部分の血圧は低くなり,足首の血圧と腕の血圧の比を求めれば血管の狭窄具合を知ることができます.ABI<0.9はPADに対して感度71%,特異度91%,陽性尤度比7.93,陰性尤度比0.31であり,比較的診断能はよいとされています[15].

また,ABI<0.9だと死亡が多変量HR 2(95% CI 1.6～2.5)倍に増えると報告されています[16].ABIを低下させる因子として,加齢,高血圧,喫煙,高TG血症,低HDL-C血症,高LDL-C血症が報告されています[17]が,無症候性のPAD患者に対するRCTであるPOPADAD trial[18]でも，アスピリンや抗酸化物質は心血管イベントも死亡も減らせなかったという結果であり，ABIを測定すること自体が予後をよくすることは証明されていません．

5）頸動脈超音波検査

頸動脈超音波検査では左右総頸動脈から内頸動脈を観察し，IMTとプラークの大きさや性状，狭窄の有無などの形態学的評価を行います．プラークとは表面に変曲点を有する1.1 mm以上の限局性隆起病変のことを言います．プラークを認めた場合，① 狭窄率，② サイズ，③ 表面の形態（潰瘍・壁不整の有無），④ 内部エコー輝度，⑤ 可動性の有無が問題となります．プラーク全体の評価には全プラーク厚の総和であるプラークスコア（PS）が用いられ，PSが1.1〜5.0を軽度動脈硬化，5.1〜10.0を中等度動脈硬化，10.1以上を高度動脈硬化と分類します．表面が不整で潰瘍を認めるもの，低輝度あるいは内部性状が不均一なもの，可動性を有するものは不安定な粥状プラークを示唆する所見であり，脳梗塞発症リスクが高いと考えられます[19]．IMTも1.1 mm以上を異常肥厚と判断します．無症候性の患者にプラークがあると，心筋梗塞の発症が男性では調整済み相対リスク（RR）1.56（95％ CI 1.94〜2.36）倍，女性では調整済みRR 3.95（95％ CI 2.16〜7.19）倍であり，さらにIMTがあると男性では調整済みRR 1.73（95％ CI 0.98〜3.06）倍，女性では調整済みRR 2.86（95％ CI 1.07〜7.65）倍と有意に多いという結果でした[20]．

ただ，2012年の米国胸部疾患学会（American College of Chest Physicians：ACCP）の診療ガイドライン[21]では頸動脈狭窄に対しては無症候性であってもアスピリンの使用が推奨されていますが，IMTが多少肥厚している程度でも治療するべきかどうかは不明です．ルーチンで頸動脈超音波検査を測定することは勧められませんが，侵襲度が低いですし，無症状では稀ではありますが狭窄率が70％以上ある場合は内膜剥離術の適応となりますので，検査しても構いません．診察時に頸動脈のbruitの有無を聴取するように普段から習慣づけましょう．

症例の経過・その後

追加で採血をして甲状腺機能を検査したところ，TSH 8.7 μU/mL，FT_4 0.82 ng/dLでした．甲状腺機能低下症にてT_4製剤を開始し，それとともにLDL-Cは低下していきました．

おわりに

脂質異常症と診断したら，治療開始前に二次性脂質異常症の鑑別とほかの動脈硬化危険因子の評価を忘れずに行いましょう．

◆ 文　献

1）しろぼんねっと：D007血液化学検査．
　http://shirobon.net/26/ika_2_3_1_1_3/d007.html
　▶（2018年2月閲覧）

2）「動脈硬化性疾患予防ガイドライン 2012年版」（日本動脈硬化学会/編），日本動脈硬化学会，2012
3）「動脈硬化性疾患予防ガイドライン 2017年版」（日本動脈硬化学会/編），日本動脈硬化学会，2017
4）Castelli WP：Cholesterol and lipids in the risk of coronary artery disease--the Framingham Heart Study. Can J Cardiol, 4：5A-10A, 1988
5）Arsenault BJ, et al：Lipid parameters for measuring risk of cardiovascular disease. Nat Rev Cardiol, 8：197-206, 2011
6）Ingelsson E, et al：Clinical utility of different lipid measures for prediction of coronary heart disease in men and women. JAMA, 298：776-785, 2007
7）Di Angelantonio E, et al：Major lipids, apolipoproteins, and risk of vascular disease. JAMA, 302：1993-2000, 2009
8）Miller M, et al：Triglycerides and cardiovascular disease：a scientific statement from the American Heart Association. Circulation, 123：2292-2333, 2011
9）D'Agostino RB Sr, et al：Validation of the Framingham coronary heart disease prediction scores：results of a multiple ethnic groups investigation. JAMA, 286：180-187, 2001
10）「動脈硬化性疾患予防のための脂質異常症治療ガイド 2013年度版」（日本動脈硬化学会/編），日本動脈硬化学会，2013
11）Choosing Wisely® ：American Academy of Family Physicians. Fifteen Things Physicians and Patients Should Question.
http://www.choosingwisely.org/societies/american-academy-of-family-physicians/
▶（2018年1月閲覧）
12）LeFevre ML：Screening for abdominal aortic aneurysm：U.S. Preventive Services Task Force recommendation statement. Ann Intern Med, 161：281-290, 2014
13）Cosford PA & Leng GC：Screening for abdominal aortic aneurysm. Cochrane Database Syst Rev, 18：CD002945, 2007
14）Matsumoto C, et al：Brachial-ankle pulse wave velocity as a marker of subclinical organ damage in middle-aged patients with hypertension. J Cardiol, 51：163-170, 2008
15）Carmo GA, et al：Can we measure the ankle-brachial index using only a stethoscope? A pilot study. Fam Pract, 26：22-26, 2009
16）Diehm C, et al：Association of low ankle brachial index with high mortality in primary care. Eur Heart J, 27：1743-1749, 2006
17）Lorenz MW, et al：Prediction of clinical cardiovascular events with carotid intima-media thickness：a systematic review and meta-analysis. Circulation, 115：459-467, 2007
18）Belch J, et al：The prevention of progression of arterial disease and diabetes (POPADAD) trial：factorial randomised placebo controlled trial of aspirin and antioxidants in patients with diabetes and asymptomatic peripheral arterial disease. BMJ, 337：a1840, 2008
19）Daskalopoulou SS, et al：Association between ankle-brachial index and risk factor profile in patients newly diagnosed with intermittent claudication. Circ J, 72：441-448, 2008
20）Johnsen SH, et al：Carotid atherosclerosis is a stronger predictor of myocardial infarction in women than in men：a 6-year follow-up study of 6226 persons：the Tromso Study. Stroke, 38：2873-2880, 2007
21）Alonso-Coello P, et al：Antithrombotic therapy in peripheral artery disease：Antithrombotic Therapy and Prevention of Thrombosis, 9th ed：American College of Chest Physicians Evidence-Based Clinical Practice Guidelines. Chest, 141：e669S-e690S, 2012

第1章 スクリーニング，リスク評価

6 心血管イベントリスクの評価方法

川瀬圭祐，南郷栄秀

> **Point**
> - 誰を治療するか決める際の考え方を理解しましょう
> - 患者さんによってリスクが異なり，また薬物療法の効果も異なることを意識しましょう
> - 患者さんの心血管イベントのリスクを評価しましょう
> - 治療するか否かを考えるときには，心筋梗塞の既往の有無が決め手です

> **Keyword** 心血管イベントのリスク評価　吹田スコア　一次予防　二次予防

はじめに

日々の外来を行っていると「健康診断でコレステロール値が高かった」「中性脂肪が高くなってしまった」という患者さんがたくさん受診してきます．脂質異常症は糖尿病や高血圧とともに動脈硬化危険因子の1つであり，心血管疾患発症のリスクを上昇させます．しかし，コレステロールや中性脂肪（TG）が高いからといって全例治療した方がいいのでしょうか．本稿ではどのような患者さんに治療を行ったらいいのかについて考えたいと思います．

> **症例**
> 健康診断でLDL-C 211 mg/dL，TG 171 mg/dLと高値を指摘されたため受診した67歳女性．普段は肉食中心で脂っこい食事を食べており，間食も多いとのことです．運動はあまりしていません．家族歴としては兄がくも膜下出血，妹と父に脂質異常症があります．喫煙はしておらず，常用薬もありません．そのほか冠動脈疾患の既往や糖尿病，CKD，末梢性動脈疾患，高血圧はありません．来院時の血圧は120/76 mmHgで，身体所見ではアキレス腱肥厚や眼瞼黄色腫は認めず，血液検査ではLDL-C 204 mg/dL，HDL-C 32 mg/dL，TG 284 mg/dLと高値でした．

1 誰を治療するかを決める際に考えること

私たちはなぜ脂質異常症を治療しようと思うのでしょうか．あるいは，なぜコレステロールを下げようと思うのでしょうか．脂質異常症を放っておくと，心筋梗塞を発症して心不全など

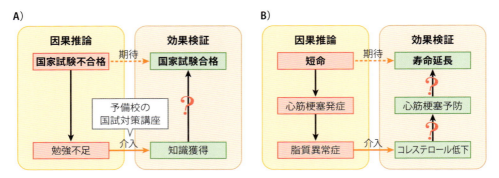

図1 ◆ 因果推論と効果検証

の合併症が起こったり，寿命が短くなったりするからですよね．これは有名なフラミンガム研究[1]で明らかになったことで，血中の脂質の1つであるコレステロールが一躍脚光を浴びるきっかけになりました．

　心筋梗塞発症のリスクとしてコレステロールが重要であることはわかりました．ではコレステロールを下げたら本当に心筋梗塞が防げるのでしょうか．この2つは因果関係にあるのだから，当然防げるのでは？と思うかもしれません．ところが，そう早合点してはいけません．因果推論と効果検証は別に考えなければならないのです（図1）．

　例えば，国家試験に落ちた人は勉強不足だったので国家試験不合格と勉強不足の間に因果関係があることはおそらく誰もが同意すると思いますが，それだけですべての受験生が予備校の国試対策講座を受講した方がいいかどうかはわかりません．予備校の国試対策講座など受けなくても余裕で国家試験に受かってしまう人もいますし，もともと全然勉強してこなかった人は受講しても無理かもしれません．つまり，予備校の国試対策講座を受けた方がいいかどうかは，その効果もさることながら，受験生の状態（学力）にもよるのです．

　したがって，治療効果はその治療を受ける患者さんの状態によって異なり，治療を行うかどうかを決める際には，どういう人にどういう治療を行うとどういう効果があるのか（または，害があるのか），つまりEBMで言うところのPICO（patient, intervention, comparison, outcome）の各項目を細かく確認する必要があります．そこで以降，PICOのP，すなわち患者さんの特性に注目して治療するべきかどうかを考えたいと思います．

❷ 日米英の診療ガイドラインに見る心血管イベントのリスク評価

　日本動脈硬化学会の『動脈硬化性疾患予防ガイドライン2017年版』（以下，JAS 2017）[2]，米国心臓病学会/米国心臓協会（ACC/AHA）の『成人動脈硬化性心血管リスク低減のための血清脂質治療の2013 ACC/AHAガイドライン』（以下，ACC/AHA 2013）[3]，英国国立医療技術評価機構（NICE）の『脂質管理臨床ガイドライン』（以下，NICE 2014）[4]での心血管イベントリスク評価を見てみます．

表1 ◆ 各国の診療ガイドラインにおける高リスク群の定義の比較

国	診療ガイドライン	リスク評価ツール	高リスク群の定義（10年間で）
日本	JAS 2017	吹田スコア	10年間の冠動脈疾患発症率9％以上
米国	ACC/AHA 2013	Pooled Cohort Equations CV Risk Calculator	動脈硬化性疾患発症率7.5％以上
英国	NICE 2014	QRISK2	糖尿病，かつ心血管疾患発症率10％以上

表1には，各診療ガイドラインで用いられているリスク評価ツールと，それによる高リスク群の定義を示します．それぞれが異なるリスク評価ツールを用い，また高リスク群の定義も異なるのがわかると思います．リスク評価ツールはその診療ガイドライン作成国が属する地域のデータから作成されています．

例えば，米国のACC/AHA 2013ではPooled Cohort Equations CV Risk Calculator (http://my.americanheart.org/cvriskcalculator) を用いています．これは，13件のシステマティックレビューとメタアナリシスを集めてつくられた心血管疾患リスク評価ツールです[5]．高リスク群の定義は，10年間で動脈硬化性疾患発症率が7.5％以上となっており，これが米国における脂質異常症の治療適応となっています．その基準に該当するのは，心血管疾患を有する患者，LDLコレステロール（LDL-C）≧190 mg/dLの21歳以上の成人と，Pooled Cohort Equations CV Risk Calculatorで推定された10年心血管疾患発症率≧7.5％の成人，そして5年心血管疾患発症率≧5.0％の成人の一部です．米国予防医療サービス対策委員会（USPSTF）では心血管疾患の発症リスクが少なくとも1つ以上有しており10年間での発症率が10％以上の40歳から75歳までの成人にはスタチン治療を推奨しています．

また，英国のNICE 2014では，QRISK®2（http://www.qrisk.org/）と呼ばれるツールが用いられています．QRISK®2は英国の巨大なプライマリ・ケアデータベースをもとにつくられており，フラミンガム研究のリスク評価ツールと異なる点は評価項目にBMI・冠動脈疾患の家族歴・関節リウマチ・慢性腎臓病（CKD）を含んでいるという点と，心血管疾患の定義が冠動脈疾患（狭心症，心筋梗塞），脳卒中，一過性脳虚血発作だけであるという点です〔フラミンガム研究ではこのほかに冠動脈死亡，冠動脈不全，末梢動脈疾患（PAD），心不全も含みます〕．糖尿病患者では，10年心血管疾患発症率≧10％が高リスクとして治療適応とされています．なお，もともと心血管疾患のある患者と，eGFR＜60 mL/分/1.73 m^{2}またはアルブミン尿のある患者はQRISK®2を用いずに高リスクとします．

さらに欧州心臓病学会（ESC）と欧州動脈硬化学会（EAS）が2016年8月に改定した脂質異常症管理ガイドライン[6]によれば，CVDや糖尿病，慢性腎臓病（CKD），家族性高コレステロール血症のない40歳以上の無症候の男女に対し，SCORE（Systematic Coronary Risk Evaluation）などの評価ツールを用いて致死性CVDの10年リスクを算出することを推奨しています．全体的な心血管リスクの程度は，すでにCVDや高血圧などの危険因子を伴う糖尿病，進行したCKDがある患者やSCOREによる致死性CVDリスク10％以上の者が該当する「極めて高リスク」からSCOREによる致死性CVDリスクが1％未満の「低リスク」まで4段階に分類し

ています．また腎機能によってもリスク分類されています．心血管リスクとLDL-C値によって薬物治療が必要かどうか細分化されていることが特徴です．

わが国では以前から『動脈硬化性疾患予防ガイドライン 2012年版』（JAS 2012）[7] が用いられてきましたが，2017年に改訂版のJAS 2017[2] が発行され，リスク評価の項目が大きく変わりました．JAS 2012ではNIPPON DATA80（https://hs-webshiga-med.ac.jp/Nippondata/NIPPONDATA80_90/index.html）を用いて，患者個人の冠動脈疾患死亡率の絶対リスクを計算していました．NIPPON DATA80は1980年に全国からランダムに抽出された国民を長期追跡した大規模なコホート研究で，死亡原因のなかでも脳卒中，心臓病（特に心筋梗塞）について，その危険因子の分析がなされています．用いているパラメータは，年齢，性別，喫煙の有無，血圧，総コレステロール（TC）です．しかしLDL-Cは用いられておらず，またNIPPON DATA80はスタチンのなかった時代に開始され現状に合わなくなっていることから，新たに「吹田スコア」を用いて冠動脈疾患の絶対リスクを評価することにしました．吹田研究で用いられているパラメータは，年齢，性別，喫煙，糖尿病，血圧区分，TCまたはLDL-C，HDLコレステロール（HDL-C），CKDです．いくつもの候補から吹田スコアが採用された理由には，① LDL-CとHDL-Cの両方を予測指標として組み込んでいる，② LDL-Cレベルを詳細に分類している，③ 脳出血をエンドポイントとして含んでいない，④ アウトカムを死亡ではなくイベント発症に設定している，ことが挙げられています．そのため高リスクの定義が「冠動脈疾患死亡率2％以上」から「10年間の冠動脈疾患発症率9％以上」になりました．

海外の診療ガイドラインで用いられているリスク評価ツールをみますと，その評価に用いられている脂質の指標はTCです．しかし動脈硬化性疾患と直接関係するのはLDL-CやHDL-Cなので，むしろ高い方がリスクの低くなるHDL-Cが含まれるTCの情報のみでは，どこまで正確に予後を予測できるかは不明です．さらにTGはリスク評価に含まれないことにも注意してください．ただJAS 2012同様，リスク評価の際に糖尿病やCKDなどの併存疾患がある場合は治療目標がより厳格になりますが，併存疾患の程度は勘案されていません．例えば糖尿病患者ではHbA1cが6.5％であっても10％であっても一律に「糖尿病あり」という追加リスクとされていますが，これは適切とは言えないというのは想像に難くないでしょう．

❸ 心血管疾患発症リスクから判断する，治療するべき人は誰か

1）一次予防

動脈硬化性疾患の発症率は国によってリスクが大きく異なるので，**リスク評価には日本のデータを採用しているJAS 2017を用います**．ただしJAS 2017の治療目標値はリスクによって異なり，図2〜4を見ての通り，リスク評価が大変複雑でとても覚えられるようなものではありません．忙しい日常診療でこれに基づいて評価するのはかなり厳しいと思いますが，リスク評価を行う際には，ウェブ上で利用できる冠動脈疾患発症予測のリスク評価ツールやアプリがありますので便利です（http://www.j-athero.org/publications/gl2017_app.html）．

ところで，脳卒中や冠動脈疾患の既往がない脂質異常症患者での薬物療法による心血管疾患

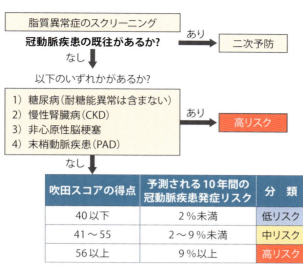

図2 ◆ 冠動脈疾患予防からみたLDLコレステロール管理目標設定のための吹田スコアを用いたフローチャート

注）家族性高コレステロール血症および家族性Ⅲ型高脂血症と診断される場合はこのチャートは用いずに，文献2の第5章「家族性コレステロール血症」，第6章「原発性脂質異常症」の章をそれぞれ参照すること．
（文献2より引用）

の一次予防効果はどれくらいなのでしょうか．2012年に発表された27件のランダム化比較試験（RCT）のメタアナリシス[8]ではスタチンによる治療を行った群で総死亡がリスク比（RR）0.91（95％信頼区間0.85〜0.97）倍有意に減少しましたが，追加の解析において5年間での心血管イベントリスクが10％未満の群では，死亡率に有意差はありませんでした．つまり，**心血管イベントリスクが5年間で10％未満，10年間で20％未満の場合にはスタチン療法を行う意義は乏しい**ことになります．

　低〜中リスクの日本人患者において食事療法を対照としてプラバスタチンの心血管イベント一次予防効果を検証したMEGA study[9]では，食事療法単独群の心血管死亡が0.45％なのに対し，心血管イベント発症率が4.69％でした（詳細は3章6参照）．JAS 2017で使用する吹田スコアの得点が56点以上の場合に予測される10年間の冠動脈疾患発症リスクは9％以上で，高リスク群に分類されています．その中でも65点以上の場合は22％と高率になっています．JAS 2012で用いられていたNIPPON DATA 80では最もリスクが高いカテゴリーⅢでも10年間で20％未満になり，一次予防でスタチンなどのコレステロールを下げる治療を行うことはメリットが著しく小さいことになっていましたが，吹田スコアにある高リスク群の65点以上の患者さんに限りスタチン使用による発症のリスクを軽減する可能性があります．薬の副作用なども考えますと，**一次予防では喫煙などの生活習慣改善を中心に据え，吹田スコア65点以上（高リスクの一部である超高リスク）に限って薬物療法を行います．**

危険因子①〜⑧の点数を合算する　　　　　　　　　　　　　　　　　　　（点数）

①年　齢（歳）	35-44		30
	45-54		38
	55-64		45
	65-69		51
	70以上		53
②性　別	男　性		0
	女　性		−7
③喫　煙*	喫煙有		5
④血　圧*	至適血圧	<120 かつ <80	−7
	正常血圧	120-129 かつ／または 80-84	0
	正常高値血圧	130-139 かつ／または 85-89	0
	Ⅰ度高血圧	140-159 かつ／または 90-99	4
	Ⅱ度高血圧	160-179 かつ／または 100-109	6
⑤HDL-C（mg/dL）	<40		0
	40-59		−5
	≧60		−6
⑥LDL-C（mg/dL）	<100		0
	100-139		5
	140-159		7
	160-179		10
	≧180		11
⑦耐糖能異常	あり		5
⑧早発性冠動脈疾患家族歴	あり		5
①〜⑧の点数を合計			点

	①〜⑧の合計得点	10年以内の冠動脈疾患発症確率	発症確率の範囲 最小値	発症確率の範囲 最大値	発症確率の中央値	分　類
吹田スコア（LDLモデル詳細）	35以下	<1%		1.0%	0.5%	低リスク
	36〜40	1%	1.3%	1.9%	1.6%	
	41〜45	2%	2.1%	3.1%	2.6%	中リスク
	46〜50	3%	3.4%	5.0%	4.2%	
	51〜55	5%	5.0%	8.1%	6.6%	
	56〜60	9%	8.9%	13.0%	11.0%	高リスク
	61〜65	14%	14.0%	20.6%	17.3%	
	66〜70	22%	22.4%	26.7%	24.6%	
	≧70	>28%	28.1%		28.1%以上	

図3 ◆ 吹田スコアによる冠動脈疾患発症予測モデル
＊：高血圧で現在治療中の場合も現在の数値を入れる．ただし高血圧治療の場合は非治療と比べて同じ血圧値であれば冠動脈疾患のリスクが高いことを念頭に置いて患者指導をする．喫煙者については非喫煙として扱う．冠動脈疾患のリスクは禁煙後1年でほぼ半減し，禁煙後15年で非喫煙者と同等になることに留意する．
（文献2より引用）

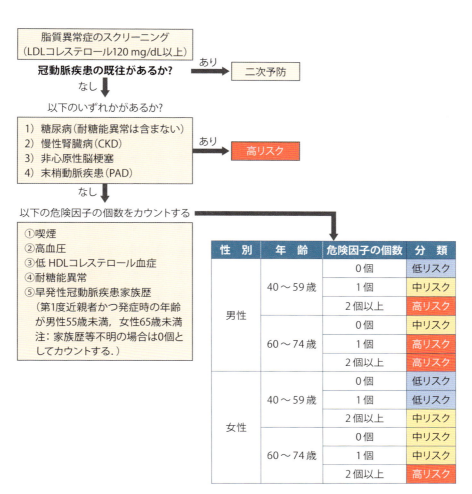

図4 ◆ 冠動脈疾患予防からみたLDLコレステロール管理目標設定のためのフローチャート（危険因子を用いた簡易版）
（文献2より引用）

　しかし，例外があります．NIPPON DATA 90[10]のデータから，日本人糖尿病患者の冠動脈死亡率は1,000人年対2.6，すなわち単純計算で10年間の冠動脈疾患による死亡確率は2.6％と高く，2006年のシステマティックレビュー[11]において，糖尿病患者を対象とした6件のメタアナリシスにより，冠動脈イベントの一次予防がRR 0.79（95％CI 0.7〜0.89）倍に有意に減ることが示されていますので，**糖尿病患者では薬物療法を行った方がいいでしょう**．

　また，10年間の冠動脈疾患による死亡確率が高くなる**60〜75歳の喫煙男性で，収縮期血圧が180 mmHg以上の場合（つまり，糖尿病以外のリスクがすべて揃っている男性）**も，**薬物療法を行った方がいいでしょう**．

　ただ，これら例外以外の患者さんの一次予防でも薬物療法を行ってはいけないということではなく，よりリスクが高い患者さんや，どうしても薬物療法を行いたいと希望する患者さんに

は，どのようなアウトカムを目的に治療するかを確認し，治療効果について話したうえで治療を開始することもあります．

2）二次予防

日米英の診療ガイドラインのすべてで，二次予防ではリスク評価ツールを用いた評価はせず，スタチンを用いた薬物療法を行うように勧められています．日本人を対象とした心筋梗塞二次予防のRCT[12]では，2年間のスタチンの使用により心血管イベント発症率が11.4％から5.9％に有意に減少しました．したがって，**二次予防の場合は，原則として薬物療法を行った方がいいでしょう**．

3）そのほか

ここまでは心血管イベントリスクに応じてどのような治療を行うべきか考えてきました．でも，心血管疾患の予防がその患者さんにとって重要でない場合ではどうでしょう？例えば，進行がん患者で余命が限られているとか，認知症が進行しており寝たきりでこれ以上積極的な治療を望まないとか，スタチンで治療することに意義を見出しにくい患者さんも多いです．心筋梗塞が起こってしまったら，それはそれで許容できるというケースもあるでしょう．経口摂取できない患者さんなども，本当に治療すべきか再考した方がいいかもしれません．

> **ここが総合診療のポイント**
> - 一次予防での薬物療法の効果は小さい
> - 一次予防では生活習慣改善を治療の主軸におき，超高リスク群（吹田スコア65点以上）に対してのみ薬物療法を行う
> - 高リスク患者やどうしても薬物療法を行いたいと希望する患者さんには，どのようなアウトカムを目的に治療するかを確認し，治療効果について話したうえでスタチンを開始してもよい
> - 二次予防では，脂質異常症の治療により心筋梗塞・脳卒中予防，生命予後延長が期待できる
> - 二次予防ではLDL-Cの値によらず，全例で薬物療法が適応となる

症例のその後

本症例では，図2を用いてJAS 2017の吹田スコアにあてはめると55点で，冠動脈疾患による死亡確率の10年リスクは5％で中リスクと言えます．一次予防で中リスクでは原則として薬物療法を行わないことから，まずは食事療法と運動療法を行うことにしました．今後心筋梗塞を発症した場合には，薬物療法を考慮します．

おわりに

　LDL-CやTCなどの数値にとらわれて薬物療法を行うのではなく，10年間の冠動脈疾患による死亡確率に基づいてリスクを評価し，治療の適応と目標値を設定することが大事です．特に，心筋梗塞の既往の有無で大きくアプローチが変わるというのがポイントです．治療はまず食事療法や運動療法から行うべきで，一次予防の場合には超高リスク群でない限りはすぐに薬物療法に飛びつくのは控えるべきです．逆に，心筋梗塞の既往がある場合はスタチンでの治療が必要ですから，抜けることのないようにしたいものです．ざっくり言うと，一次予防は超高リスク群で薬を使わない，二次予防は薬を使う，と覚えるのが簡単ですね．薬物療法を行う際には，何を目的にするのかを意識しましょう．コレステロールが高いからと条件反射的に薬を処方することは避けて，質の高い医療を提供しましょう！

◆ 文献

1) Framingham Heart Study：https://www.framinghamheartstudy.org/
　▶（2018年1月閲覧）
2) 「動脈硬化性疾患予防ガイドライン 2017年版」（日本動脈硬化学会/編），日本動脈硬化学会，2017
3) Stone NJ, et al：2013 ACC/AHA guideline on the treatment of blood cholesterol to reduce atherosclerotic cardiovascular risk in adults：a report of the American College of Cardiology/American Heart Association Task Force on Practice Guidelines. Circulation, 129：S1-45, 2014
4) National Institute for Health and Clinical Excellence (NICE) clinical guideline CG181：Lipid modification - Cardiovascular risk assessment and modification of blood lipids for the primary and secondary prevention of cardiovascular disease. NICE 2014 Jul：CG181
5) Goff DC Jr, et al：2013 ACC/AHA guideline on the assessment of cardiovascular risk：a report of the American College of Cardiology/American Heart Association Task Force on Practice Guidelines. Circulation, 129：S49-S73, 2014
6) Authors/Task Force Members：2016 ESC/EAS Guidelines for the Management of Dyslipidaemias：The Task Force for the Management of Dyslipidaemias of the European Society of Cardiology (ESC) and European Atherosclerosis Society (EAS) Developed with the special contribution of the European Asscociation for Cardiovascular Prevention & Rehabilitation (EACPR) . Atherosclerosis, 253：281-344, 2016
7) 「動脈硬化性疾患予防ガイドライン 2012年版」（日本動脈硬化学会/編），日本動脈硬化学会，2012
8) Mihaylova B, et al：The effects of lowering LDL cholesterol with statin therapy in people at low risk of vascular disease：meta-analysis of individual data from 27 randomised trials. Lancet, 380：581-590, 2012
9) Nakamura H, et al：Primary prevention of cardiovascular disease with pravastatin in Japan (MEGA Study)：a prospective randomised controlled trial. Lancet, 368：1155-1163, 2006
10) Sakurai M, et al：HbA1c and the risks for all-cause and cardiovascular mortality in the general Japanese population：NIPPON DATA90. Diabetes Care, 36：3759-3765, 2013
11) Costa J, et al：Efficacy of lipid lowering drug treatment for diabetic and non-diabetic patients：meta-analysis of randomised controlled trials. BMJ, 332：1115-1124, 2006
12) Sakamoto T, et al：Effects of early statin treatment on symptomatic heart failure and ischemic events after acute myocardial infarction in Japanese. Am J Cardiol, 97：1165-1171, 2006

第 2 章

生活習慣の改善

第2章　生活習慣の改善

1 高血圧に対する食事療法と運動療法のエビデンス

原藤　緑，南郷栄秀

Point
- 高血圧の生活習慣改善のための介入には，減塩療法，減量，DASH食，運動，節酒，ビタミンD投与，患者教育，禁煙，消炎鎮痛薬の使用制限などがある
- 血圧低下効果はわずかなものが多いが，なかには合併症予防効果，死亡率抑制効果のあるものもある
- 生活習慣改善を行うには，一方的に医師の考えを押しつけるのではなく，個別の生活スタイルや事情を十分考慮して，無理なく根気強く指導していこう

Keyword　食事療法　減塩療法　運動療法

はじめに ～高血圧に対する生活習慣改善

　高血圧の生活習慣介入といえば，「減塩食と運動」と相場は決まっています．しかし，実際の診療現場で，どれくらいの効果があるかを理解しながら指導しているでしょうか．本稿では，高血圧に対する食事療法と運動療法のエビデンスについて概観し，実際の診療での指導方法について述べてみたいと思います．

症例

　あなたは初期研修も終わり，総合診療科後期研修1年目医師として日々奮闘中．今日も多くの患者さんが待つ外来へと足早に向かいます．

あなた：こんにちは，まず確認のため，お名前をフルネームで…（中略）
　　　　それで，今日はどうなさいましたか？
患者さん：この前の健康診断の結果が返ってきたのですが，血圧が高いから一度医療機関の受診をお勧めしますって書かれていたんですよ．先生これなんですが，どうでしょう

　（定年退職後で自宅で妻と二人暮らしのADLの自立した65歳男性か…．問診票には飲酒や喫煙の習慣はなく，既往歴やアレルギー歴に特記すべきことはないとあるな．待合室で測った血圧は148/96 mmHgで，それ以外のバイタルにも問題なしと．3カ月前の健診のときも血圧は146/88 mmHgだったんだ．今日の外来での血圧も加味すると，高血圧の診断でいいな．健診結果を見る限り，糖尿病

や脂質異常症はなさそうだ．肝障害も腎障害もない．だとしたら，まずは食事療法と運動療法を3カ月くらい頑張ってもらって，血圧手帳に毎日の血圧を記録してもらって，血圧が下がらないようならば降圧薬の処方を考えるかな…）

あなた：確かに高血圧ですね．まずはお食事内容に気をつけたり，運動を3カ月くらい頑張っていただいて，薬が必要かどうかを判断します

患者さん：そうなんですか．同い年の友人はもう何種類もの高血圧の薬を飲んでいるようなんですが，まずは食事や運動で様子をみるんですね．でも食事に注意しろとか運動をしろと言われても….食事は妻に任せっきりですし，これまでの食事内容を見直すといってもこの歳まで慣れ親しんだ習慣ですからできるかどうか，正直なところ自信がありません．運動嫌いの私には運動なんてなおさら難しいです．薬でよくなるのだったら，すぐに薬からはじめてはダメですか？

（薬を飲まないで予防できる可能性があるのに，何ですぐに薬に頼りたがるんだろう．…って，待てよ．食事療法や運動療法は本当に効くのかな．っていうか，食事療法，運動療法ってどうやってやればいいんだろう？　よくよく考えてみると，これまで高血圧の人には，「食事に気をつけて運動をしっかりしてくださいね，てへっ（笑顔）」って話して，3カ月後にまた来てくださいって言っていたけれど，具体的にどのようにしたらいいのか，治療効果について話していなかったなあ．反省….いやいや外来で反省している場合じゃないか．早速今晩にでも調べてみようっと）

あなた：まぁ，ダメってことでもないですが，薬は食事療法と運動療法をしたうえで，それでも下がらなければ使うものなんですよ．それに，薬には多かれ少なかれ副作用もありますから….とりあえず3カ月やってみましょう

　高血圧の食事療法と運動療法には，具体的には，減塩療法，減量，DASH食，運動，節酒，ビタミンD投与，患者教育，禁煙，消炎鎮痛薬の使用制限などがあります．主なものを表1にまとめます．
　血圧低下効果と，合併症予防効果，死亡率抑制効果を中心に，減塩療法，減量，DASH食，運動，節酒，禁煙について1つずつエビデンスとともに解説していきます．

1 減塩療法（食塩制限）

1）目標食塩制限値と血圧低下への効果

　高血圧の食事療法といえば，まっ先に思い浮かぶのは減塩という人も多いでしょう．
　わが国の高血圧治療ガイドライン2014[2]（以下，JSH2014）には，摂取量の目標として食塩6 g/日未満が推奨されています．より少ない方が望ましいとされていますが，安全性のエビデンスがあるのは3.8 g/日までとされています[3]．2013年の米国循環器学会/米国心臓学会（ACC/AHA）の心血管リスク低減のための生活習慣管理のガイドライン[4]の推奨でも，ナトリウム摂取量を2,400 mg/日未満にするように推奨されています．ナトリウム2,400 mgは食塩

表1 ◆ 高血圧管理における生活習慣改善[*1]とその効果

生活習慣改善	推奨	推定される収縮期血圧の減少量[*2]		心血管系合併症に対するリスク比	生命予後に対するリスク比
減塩療法	食事中の塩分摂取をナトリウム1日100 mEq（ナトリウム2.4 gまたは食塩6 g）未満に削減	正常血圧者	2.42 mmHg（95％CI 1.29〜3.56 mmHg）	0.71（95％CI 0.42〜1.20）[7]	0.67（95％CI 0.40〜1.12）[7]
		高血圧患者	5.39 mmHg（95％CI 4.15〜6.62 mmHg）	0.84（95％CI 0.57〜1.23）	0.97（95％CI 0.83〜1.13）
減量	正常体重の維持（BMI 18.5〜24.9 kg/m²）	体重10 kg減少あたり5〜20 mmHg		不明	不明
DASH食	果物，野菜を中心に，飽和脂肪酸または総脂肪を減らした低脂肪食	8〜14 mmHg		0.82（95％CI 0.75〜0.90）[12]	不明
運動	速歩など定期的な有酸素運動（1日30分以上をほぼ毎日）	4〜9 mmHg		0.86（95％CI 0.77〜0.96）[15]	0.73（95％CI 0.68〜0.78）[16]
節酒	男性では1日2ドリンク[*3]以下，女性と体重の少ない人では1日1ドリンク以下に制限	2〜4 mmHg		0.71（95％CI 0.66〜0.77）[18]	0.87（95％CI 0.83〜0.92）[18]

DASH：dietary approaches to stop hypertension
*1 心血管リスクを減らすために，禁煙する
*2 各生活習慣改善効果は量時間依存性であり，人によってはより大きな効果がある
*3 1ドリンクとはWHOの基準で，エタノール10 gをさす．エタノール10 gは，およそビール中瓶1/2本（250 mL），日本酒1/2合，ワイン1杯（100 mL），ウイスキーシングル1杯に相当
（文献1を参考に作成）

（NaCl）6 g，ナトリウム100 mEqに相当しますので，日本の基準と米国の基準は同じです．
　減塩療法の高血圧に対する効果については，2013年に発表されたコクランレビュー[5]があります．34件のランダム化比較試験（以下，RCT）のメタアナリシスの結果で，通常の摂取量と比較して尿中ナトリウム排泄を平均75 mmol/日減らすこと（食塩摂取を4.4 g/日減らすことに相当）で，血圧が正常な患者では，平均で収縮期血圧を2.42 mmHg（95％CI 1.29〜3.56 mmHg），拡張期血圧を1.00 mmHg（95％CI 0.15〜1.85 mmHg）減らしました．一方高血圧患者では，平均で収縮期血圧を5.39 mmHg（95％CI 4.15〜6.62 mmHg），拡張期血圧を2.82 mmHg（95％CI 2.11〜3.54 mmHg）減らしました．食塩摂取を4.4 g/日減らすというのは，現在の日本人の平均食塩摂取量は10.0 g/日（男性11.0 g/日，女性9.2 g/日）とされている[6]ので，ちょうど10.0 g/日から目標制限値の6 g/日にほぼ近づけることになり，それによって，高血圧患者では5/3 mmHg程度血圧が下がることになります．

2）心血管系合併症と生命予後への効果

　心血管系合併症と生命予後に対する効果については，2014年に発表されたコクランレビュー[7]

があります．減塩食を摂取することにより，正常血圧者を対象としたメタアナリシスでは心血管疾患に対してリスク比（RR）が0.84（95％CI 0.64〜1.10），総死亡に対してRR 0.67（95％CI 0.40〜1.12），高血圧患者を対象としたメタアナリシスでは心血管疾患に対してRR 0.77（95％CI 0.58〜1.02），総死亡に対してRR 1.00（95％CI 0.86〜1.15）といずれも有意には減りませんでした．これらの結果からすると，高血圧症に対する減塩療法は，血圧を5/3 mmHg程度下げるものの，心血管疾患や総死亡を減らすとは言えないことがわかります．

3）減塩指導

減塩指導は，患者さんの1日の食塩摂取量がどれくらいかを把握するところからはじまります．患者さんによっては，普段から薄味の食生活ですでに食塩摂取量が少ないかもしれません．そういう場合は，ほとんど減塩指導の効果は期待できません．1日の食塩摂取量は，尿中ナトリウム（Na）濃度を測定することによって推定できます．以下の推定式を使います．ちょっと複雑な式ですが，これで1日食塩摂取量を推定できます[2]．

$$24時間尿中Na排泄量推定値（mEq/日）= 21.98 \times \{(随時尿Na濃度（mEq/L）/ 随時尿Cr濃度（mg/L）\times Pr.Ucr_{24}\}^{0.392}$$

※ $Pr.Ucr_{24}$：24時間尿Cr排泄量推定値（mg/日）
  $= 16.14 \times 身長（cm）+ 14.89 \times 体重（kg）- 2.04 \times 年齢 - 2244.45$

mEq/日からg/日への換算式
  摂取食塩量（g/日）≒ 尿中Na（mEq/日）× 0.0585
  摂取Na量（g/日）≒ 尿中Na（mEq/日）× 0.023

具体的な減塩指導については，普段の食生活のなかで，いかにこれまでの習慣を大きく変えずに効果的な減塩をするかにつきます．理想論をとうとうと述べても，現実的に実行してもらえなければ意味がありません．管理栄養士に指導の依頼ができる環境であれば，積極的にお願いしましょう．注意するべきポイントを，個々の患者さんごとにアレンジしてくれると思います．

身近なところに管理栄養士がおらず，自分で減塩指導をしなければならない場合はどうしたらよいでしょうか．簡単には，塩分が少ない食品を選ぶこと，特に外食に注意することですが，**国立循環器病研究センターのサイト[8]に「塩分を控えるための12ヶ条」（表2）というかなり具体的な減塩方法についてのアドバイスがありますので，これを参考にして患者さんに説明する**のも一法だと思います．

❷ 減量

JSH2014では，減量に関して「BMI〔体重（kg）÷身長（m）^{2}〕25未満が目標であるが，目標に達しなくとも，約4 kgの減量で有意な降圧が得られる」と記載されています[2]．

表2 ◆ 塩分を控えるための12ヶ条

1.	薄味に慣れる	塩味の薄い食事に慣れることが第一歩です．昆布やかつおぶしなどで，だしをとると薄味でも風味豊かにおいしく食べることができます．また，新鮮な食材を利用して，薄味で素材の味を楽しむのもよいでしょう．
2.	漬け物・汁物の量に気をつけて	塩分の多い漬け物や汁物は，食べる回数と量を減らしましょう．漬け物は浅漬けか，塩出ししたものにします．汁物では野菜などの具の多いものにすれば，1回に摂る汁の量が少なくなります．麺類を食べるときは，汁は残すようにします．
3.	効果的に塩味を	献立にはいろいろな味付けを利用し，塩味は効果的に使うようにしましょう．塩は食品の表面にさっとふりかけると少なくても塩分を感じることができます．
4.	「かけて食べる」より「つけて食べる」	しょうゆやソースなどは，かけて食べるより，つけて食べた方が塩分の摂取量が少なくてすみます．
5.	酸味を上手に使いましょう	酸味を上手に使って，献立の味付けに変化をつけると，塩分を減らすことができます．レモン，すだち，かぼすなどの柑橘類や酢などを和え物や焼き物に利用しましょう．
6.	香辛料をふんだんに	とうがらしやコショウ，カレー粉などの香辛料を上手に使って味付けに変化をつけるのも，塩分を控える工夫の1つです．
7.	香りを利用して	ゆず，しそ，みょうが，ハーブなどの香りのある野菜，海苔，かつお節などを加えると，薄味のメニューに変化もつきます．
8.	香ばしさも味方です	香ばしさもまた塩分のとりすぎを抑えてくれます．焼き物にする，炒った胡麻やくるみなどで和えるなど，調理に利用しましょう．
9.	油の味を利用して	揚げ物，油炒めなど，油の味を利用して食べるのもよいでしょう．胡麻油やオリーブオイルを，食べる前に少しかけることで風味が増し，おいしく食べられます．ただし，脂質の摂りすぎにならないように，油を使ったメニューばかりにならないよう気をつけましょう．
10.	酒の肴に注意	酒の肴に合う料理は塩分が多く含まれるものが多いので，少量にしましょう．
11.	練り製品・加工食品には気をつけて	かまぼこ，はんぺん，薩摩揚げなど魚の練り製品や，ハムやベーコンといった肉の加工食品も塩分の多い食品です．食べる量に気をつけましょう．
12.	食べすぎないように	せっかくの薄味の料理でも，たくさん食べれば塩分の量もカロリーも多くなります．食べすぎないように気をつけましょう．減塩しょうゆや減塩みそも，使う量が多ければ塩分も増えます．使いすぎては意味がありません．

（文献8より引用）

　　　高血圧に対する減量のための食事療法の効果については，2016年に発表された8件のRCTのコクランレビュー[9]に，平均3.98 kg（95％ CI 3.17～4.79 kg）の体重減少，収縮期血圧が4.49（95％ CI 1.78～7.20），拡張期血圧が3.19（95％ CI 1.54～4.83）減少という結果が出ていました．およそ1 kgの減量で1/1 mmHgの減少がある[10]とされています．また，心血管疾患もHR 0.70（0.57～0.87）と有意に減少しました．

❸ DASH食

　　　dietary approaches to stop hypertension（DASH）食とは，野菜，果物，低脂肪乳製品を中心とした，高血圧治療のための食事として開発されたものです．カルシウムやカリウム，食物繊維が多く，総脂肪と蛋白質を中程度に含み，飽和脂肪酸，コレステロール，ナトリウムが少ないことが特徴です．例えば，カリウムを多く含むのは，食品加工の際にナトリウムが添加され，その代わりにカリウムが喪失してしまうと，そのカリウム不足が高血圧の原因になると

考えられているからです．個々の成分についての単独の調整では高血圧に対する効果は小さいですが，それらを組合わせれば大きな効果が期待できます．具体的には，果物や野菜，全粒粉，低脂肪食品，マメ科植物，ナッツ，種子，赤肉を増やすようにします．しかし，果物は多量の糖分とカリウムを含むため，糖尿病患者や末期腎不全患者には不適です．

DASH食の効果を検証したDASH trialでは，通常の食事と比較して，DASH食によって血圧が2.8/1.1 mmHg減少することが示されました[11]．さらに，冠動脈疾患もRRが0.82（95％ CI 0.75〜0.90）と有意に減ることがわかりましたが，もともとのリスクが10年間で冠動脈疾患発症率0.98％と低い集団だったので，効果はわずかなものでした[12]．生命予後延長効果については，現在のところよくわかっていません．

DASH食による治療を行うには，健常人を対象としたものではありますが，「食事バランスガイド」[13]が参考になります．これは食品のカウントがDASH食に準じた形でつくられており，細かい計算をしなくても，1日に野菜が5〜6つ，果物が2つと，食事摂取量のおおまかな目安を知ることができるので便利です．

 運動

1）運動療法のエビデンス

運動については，かなりエビデンスが豊富であり，効果が実証されている介入です．

2010年に高血圧患者における中強度〜高強度のウォーキングプログラムを行った9件のRCTについてのシステマティックレビュー[14]によると，血圧が5.2〜11/3.8〜7.7 mmHg減少しました．5件のtraialでは，1週間1時間以内の等尺性運動（筋トレなど）は収縮期血圧を10.4 mmHg，拡張期血圧を6.7 mmHg減らすとの報告もあります[15]．

一方，2011年に発表された合併症についての観察研究のシステマティックレビュー[16]では，休日に150分/週以上中強度〜高強度の身体活動を行うと，冠動脈疾患がRR 0.86（95％ CI 0.77〜0.96）と14％減ることが示されています．また，最近行われた12件の前向き研究では，高強度の運動により明らかに冠動脈疾患のリスクがRR 0.70（95％ CI 0.67〜0.73）と減ることが明らかとなりました[17]．フラミンガム研究[18]では，50歳以上で運動している方が，運動していない方より死亡のリスクがRR 0.73（95％ CI 0.68〜0.78）に減るという結果でした．

2）運動指導

運動の方法は，**患者さん自身が少し負担に思うくらいの負荷をかける有酸素運動であれば何でもよく**，すでに何らかの有酸素運動を行っている場合は，それを強化，継続します．私たちのところの患者さんではテニスや水泳をやっている人が多いです．全く運動をしていない人には，ウォーキングをしてもらうことが，経済的負担も少なく，手軽に開始できるのでお勧めです．ただ，だらだら散歩するのはあまり効果がなく，脈がやや速くなる程度の速歩が推奨されています．とにかく継続してもらうことが大事ですので，例えば週末だけ運動して平日は一切

運動しないというのは好ましくありません．**少なくとも週3回以上，できれば毎日運動してもらうように指導する**とよいでしょう．

現在の日本では，20歳以上の一般人口で運動習慣のある人の割合は，男性で37.8％，女性で27.3％です[6]．歩数の平均は男性7,194歩，女性6,227歩ですが，厚生労働省の提唱する目標は1日10,000歩なので，1日30分以上歩くように指導します[19]．朝昼晩の食後に10分ずつ3,000歩ずつ歩くのでもいいですし，朝晩に15分ずつ5,000歩ずつにしてもいいです．ここでも理想を伝えるのではなく個々の生活に合わせた指導をするのが重要です．どうしても運動に費やす時間がとれない多忙な人では，なるべくエレベーターやエスカレーターを使わず階段を使うようにする，通勤に1つ前の駅で降りて職場まで歩く，車の人は駐車場を遠いところに借りるなど，**患者さんの生活スタイルに合わせて，実現可能な最適な方法を相談して決めるのがポイント**です．

❺ 節酒

アルコールの多量摂取は死亡率を増やしますが，少量摂取では逆に総死亡が減少することがわかっています．2011年に発表された観察研究のシステマティックレビュー[20]では，少量〜中等量のアルコール摂取が飲酒しないのと比較して，総死亡がRR 0.87（95％ CI 0.83〜0.92），冠動脈疾患による死亡がRR 0.75（95％ CI 0.68〜0.81），冠動脈疾患がRR 0.71（95％ CI 0.66〜0.77）といずれも有意に少ないという結果でした．ただし，エタノール換算で1日60 g以上摂取している人では，脳卒中がRR 1.62（95％ CI 1.3〜1.98），総死亡がRR 1.3（95％ CI 1.22〜1.38）と有意に高くなっていました．このように，飲酒量については少し飲むと長生きでき，飲み過ぎるとかえって死亡率が上がるJ shaped curveをとるのではないかと考えられています．しかし，この考えにはさまざまなバイアスが含まれている可能性も指摘されていて[21]，今のところ，心血管疾患や死亡を防ぐために積極的に飲酒するというのは早計です．

1）アルコール摂取推奨量

飲酒量については，JSH2014でも欧州高血圧学会/欧州循環器学会（ESH/ESC）の高血圧管理ガイドライン2013（以下，ESH/ESC2013）[22]でも，エタノール換算で男性20〜30 mL/日以下，女性10〜20 mL/日以下が推奨されています．エタノール20〜30 mL/日は，おおよそ日本酒1合，ビール中瓶1本，焼酎半合弱，ウイスキー・ブランデーダブル1杯，ワイン2杯弱に相当します．

2）患者教育

わが国には「飲みニケーション」という言葉に象徴されるように，仕事を円滑に進めるために飲みに行くという文化があるため，節酒は容易ではありません．また飲み方にも個人差が大きいため，画一的な方法では対応できません．そのため，私たちは表3のようなたくさんのアドバイスを組合わせて使います．アルコール依存症になっている場合などは，専門治療のでき

表3 ◆ 節酒のためのアドバイス例

● 休肝日を設定する（効果には賛否両論あります）
● 飲酒日記をつける
● 自分から外で飲みに行かない
● 飲む量や時間を決める（飲み会では最初の1杯だけ，21時以降は飲まない，など）
● 1口飲むごとにグラスを置く
● 少しずつ飲む（一気に飲まない）
● 家で晩酌をしない
● 不眠の対処法として飲酒するのを止める
● 350 mL缶を2缶以上飲む場合は，500 mL缶を買って1本で我慢する
● 6缶パックや24缶の箱でまとめ買いしない
● アルコールフリーのビールなど，代用できるものを注文する
● 節酒の開始を，仕事のプロジェクトが一段落したとき，飲み会の少ない時期，誕生日や家族の記念日など特別な日に設定する
● 飲み会のある日は車で行く
● 家族や同僚の協力を仰ぐ
● 誰かと一緒に節酒する

る医療機関への紹介が必要です．「アルコール依存症治療ナビ.jp」[23]というサイトがあるので，参考にするといいでしょう．アルコール依存症のスクリーニングテストや専門医療機関の検索もできます．

 お茶の効果

2015年に発表されたお茶の効果を検証した22件の前向き観察研究のシステマティックレビューでは，1日3杯お茶を飲む量が増えると，冠動脈疾患，心臓死，脳卒中，総死亡，脳梗塞，脳出血のリスクを減らすという結果が示されました[24]．

 禁煙

1）禁煙の効果

喫煙は高血圧とともに動脈硬化の強力な危険因子です．しかし，非喫煙者と比較して，喫煙者ではむしろ血圧がやや低いという報告[25]もあります．またこの血圧低下が，喫煙者の体重減少と関連があるという指摘もあります[26]．

一方で，2003年に発表された，禁煙の効果を検証したシステマティックレビュー[27]では，禁煙によって冠動脈疾患のリスクがRR 0.61（95％CI 0.58～0.71）に有意に減少したと報告されました．この結果は，年齢，性別，国，冠動脈疾患の既往の有無などとは関係がありませんでした．

JSH2014でもESH/ESC2013でも，高血圧の全患者で禁煙するように強く勧められていますが，問題は禁煙成功率が著しく低いことです．ニコチン代替療法が有名ですが，2012年のコクランレビュー[28]では，6ヵ月以上の禁煙継続はプラセボや他の治療との比較で，禁煙率がRR 1.6（95％CI 1.53～1.68）倍上がりましたが，その実態は10％から16％に増えただけでした．しかも，動悸や胸痛の副作用がオッズ比1.88（95％CI 1.37～2.57）倍に禁煙継続群で増えました．

2）禁煙の方法

　ニコチン部分アゴニストであるバレニクリン酒石酸塩酸塩（チャンピックス®錠）は最近禁煙を推進するテレビCMもあるのでよく目にすると思いますが，2016年に発表されたコクランレビュー[29]では，12週の治療で24週以上禁煙が継続できたのが，プラセボと比較し11.1％から25％にRR 2.24（95％CI 2.06～2.43）倍増加し，標準用量（1日2 mg）での52週の維持療法では，RR 3.64（95％CI 2.81～4.72）倍増加しました．一方，副作用は深刻で，嘔気がRR 3.27（95％CI 3.00～3.55），不眠がRR 1.49（95％CI 1.35～1.66），悪夢がRR 2.12（95％CI 1.88～2.38），頭痛がRR 1.17（95％CI 1.07～1.29）にそれぞれ有意に増加しました．**バレニクリンは，副作用の多い薬**だという認識が必要です．

　そのほか，カウンセリングや運動療法を組み合わせる方法などもありますが，いずれもだいたい禁煙成功率は30％程度であり，決して高いとはいえません．そのため，タバコをやめられないというのがどういうことか分析します．禁煙導入に失敗した経験があればニコチン代替療法やバレニクリンを用いた薬物的な禁煙療法の効果は多少期待できますが，禁煙の維持に失敗するような場合は，おそらく薬物療法は効果が期待できません．再度タバコを吸ってしまう原因を探り，例えばもらいタバコをしない，自動販売機で買えないように小銭を持ち歩かない，周囲へ禁煙宣言し協力を仰ぐ，タバコを吸いたくなったときにどうするかを決めておく，などといった対策を立てておくとよいでしょう（禁煙指導の項：2章4も参照）．

症例（つづき）

あなた：食事も運動も変えてくださいとあれこれ言っても，いきなりは無理ですよね．食事の習慣を変えるのも大変ですし，運動嫌いだったらわざわざ運動をはじめても続くかどうかわかりませんよね．そしたらどうでしょう，まずは奥さんと一緒に毎日お散歩なんていかがですか．暖かくなってきて，これからの季節は外で歩くと気持ちがよいですよ．実は私もこの季節は近くの河原沿いをジョギングして，いつも清々しい気持ちになりリフレッシュしているんです．食後に15分，やるならちょっと速足がいいですよ．いかがですか？

患者さん：わかりました．そうですねぇ…．じゃあ家内を誘ってみます

（よかった～．奥さんと一緒なんて嫌だよ，なんて言われたらどうしようかと思った．散歩してくれるようになるといいな．次回うまくいっていたら褒めて，さらに減塩指導もしてみよう）

おわりに

　以上見てきたように，高血圧に対する食事療法と運動療法のエビデンスは，比較的豊富にあります．いずれも血圧低下効果はわずかですが，合併症予防効果があるものも多く，侮れません．患者さんの生活習慣を変えるというのは，長い年月を生きてきて染みついている習慣を変えることですから，容易なことではありません．そこには行動科学の知識とスキルが重要になりますが，まさにここが総合診療医の手腕の発揮しどころです．思うように患者さんの行動変容が叶わず挫けることもあると思いますが，一方的に医師の考えを押しつけるのではなく，それぞれの患者さんの生活スタイルや事情を十分考慮して，無理なく根気強く指導していきましょう．

◆ 文　献

1) The Seventh Report of the Joint National Committee on Prevention, Detection, Evaluation, and Treatment of High Blood Pressure：http://www.nhlbi.nih.gov/guidelines/hypertension/jnc7full.pdf
　▶ 米国高血圧合同委員会第7次報告です．
2)「高血圧治療ガイドライン2014」（日本高血圧学会高血圧治療ガイドライン作成委員会/編），ライフサイエンス出版，2014
3) Sacks FM, et al：DASH-Sodium Collaborative Research Group. Effects on blood pressure of reduced dietary sodium and the Dietary Approaches to Stop Hypertension (DASH) diet. DASH-Sodium Collaborative Research Group. N Engl J Med, 344：3-10, 2001
4) Eckel RH, et al：2013 AHA/ACC Guideline on Lifestyle Management to Reduce Cardiovascular Risk：A Report of the American College of Cardiology/American Heart Association Task Force on Practice Guidelines. J Am Coll Cardiol, doi：10.1016/j.jacc.2013.11.003, 2013
5) He FJ, et al：Effect of longer-term modest salt reduction on blood pressure. Cochrane Database Syst Rev, 4：CD004937, 2013
6) 厚生労働省「平成24年 国民健康・栄養調査結果の概要」：http://www.mhlw.go.jp/file/04-Houdouhappyou-10904750-Kenkoukyoku-Gantaisakukenkouzoushinka/0000099296.pdf
7) Taylor RS, et al：Reduced dietary salt for the prevention of cardiovascular disease. Cochrane Database Syst Rev, 12：CD009217, 2014
8) 国立循環器病研究センター：http://www.ncvc.go.jp/cvdinfo/treatment/diet02.html#-2-4
9) Siebenhofer A, et al：Long-term effects of weight-reducing diets in hypertensive patients. Cochrane Database Syst Rev, 3：CD008274, 2016
10) Neter JE, et al：Influence of weight reduction on blood pressure：a meta-analysis of randomized controlled trials. Hypertension, 42：878-884, 2003
11) Appel LJ, et al：A clinical trial of the effects of dietary patterns on blood pressure. DASH Collaborative Research Group. N Engl J Med, 336：1117-1124, 1997
12) Chen ST, et al：The effect of dietary patterns on estimated coronary heart disease risk：results from the Dietary Approaches to Stop Hypertension (DASH) trial. Circ Cardiovasc Qual Outcomes, 3：484-489, 2010
13)「厚生労働省・農林水産省決定 食事バランスガイド ―フードガイド（仮称）検討会報告書」（第一出版編集部/編），第一出版，2005
14) Lee LL, et al：The effect of walking intervention on blood pressure control：a systematic review. Int J Nurs Stud, 47：1545-1561, 2010
15) Owen A, et al：Effect of isometric exercise on resting blood pressure：a meta analysis. J Hum Hypertens, 24：796-800, 2010
16) Sattelmair J, et al：Dose response between physical activity and risk of coronary heart disease：a meta-analysis. Circulation. 124：789-795, 2011

17) Pandey A, et al: Dose-Response Relationship Between Physical Activity and Risk of Heart Failure: A Meta-Analysis. Circulation, 132: 1786-1794, 2015
18) Leitzmann MF, et al: Physical activity recommendations and decreased risk of mortality. Arch Intern Med. 167: 2453-2460, 2007
19) Haskell WL, et al: American College of Sports Medicine; American Heart Association. Physical activity and public health: updated recommendation for adults from the American College of Sports Medicine and the American Heart Association. Circulation, 116: 1081-1093, 2007
20) Ronksley PE, et al: Association of alcohol consumption with selected cardiovascular disease outcomes: a systematic review and meta-analysis. BMJ, 342: d671, 2011
21) Fillmore KM, et al: Moderate alcohol use and reduced mortality risk: Systematic error in prospective studies. Addiction Research & Theory. 14: 101-132, 2006
22) Mancia G, et al: ESH/ESC guidelines for the management of arterial hypertension: the Task Force for the Management of Arterial Hypertension of the European Society of Hypertension (ESH) and of the European Society of Cardiology (ESC). Eur Heart J, 34: 2159-2219, 2013
23) アルコール依存症治療ナビ.jp: http://alcoholic-navi.jp/
24) Zhang C, et al: Tea consumption and risk of cardiovascular outcomes and total mortality: a systematic review and meta-analysis of prospective observational studies. Eur J Epidemiol, 30: 103-113, 2015
25) Mikkelsen KL, et al: Smoking related to 24-h ambulatory blood pressure and heart rate: a study in 352 normotensive Danish subjects. Am J Hypertens, 10: 483-491, 1997
26) Perkins KA, et al: The effect of nicotine on energy expenditure during light physical activity. N Engl J Med, 320: 898-903, 1989
27) Critchley JA & Capewell S: Mortality risk reduction associated with smoking cessation in patients with coronary heart disease: a systematic review. JAMA, 290: 86-97, 2003
28) Stead LF, et al: Nicotine replacement therapy for smoking cessation. Cochrane Database Syst Rev, 11: CD000146, 2012
29) Cahill K, et al: Nicotine receptor partial agonists for smoking cessation. Cochrane Database Syst Rev, 5: CD006103, 2016

第2章 生活習慣の改善

2 糖尿病に対する食事療法と運動療法のエビデンス

西田裕介，南郷栄秀

Point
- 糖尿病の食事療法と運動療法はともに血糖コントロールを改善し体重を減らすが，心血管イベントを減らし生命予後を改善するのは運動療法のみである
- 食事療法は，可能な限り管理栄養士が介入することが有効である
- 運動療法は，有酸素運動を毎日行うことが大事である
- 食事療法や運動療法を実践するためには，患者さんの価値観や生活習慣を把握して，現実的で持続可能な計画を一緒に考えることが大切である

Keyword 食事療法　低炭水化物食　運動療法　生活習慣

はじめに

　薬物療法の有無にかかわらず，ほとんどの2型糖尿病患者で食事療法，運動療法が必要です．患者さんの多くは，食事療法と運動療法が重要という認識はもっていても，実行するとなると容易でないと日々感じていることでしょう．
　2型糖尿病の血糖コントロールを成功させるには食事療法のアドヒアランスが重要な因子となっており，死亡率や合併症発症率に影響が及ぶとされています[1]．
　本稿では患者さんに食事療法と運動療法を実行してもらうための，具体的な目標設定や指導方法について述べたいと思います．

症例
　52歳の男性，会社員．165 cm，75 kg（BMI 27.5）．2〜3年前から職場の健診で血糖高値を指摘されていたが放置していた．今回の健診で要精密検査になったため受診．空腹時血糖140 mg/dL，HbA1c 7.0％で糖尿病と診断された．教育入院を勧めたが会社を休むのは難しく，外来で検査を進めながら食事療法と運動療法を開始することにした．

表1 ◆ 糖尿病に対する食事療法，運動療法のエビデンス

	HbA1c	体重	心血管イベント	死亡
栄養指導[3]	− 0.26 %	− 2.41 kg		
地中海式食事	− 0.41 %[4]		HR 0.71（95 % CI 0.56–0.90）[6]	HR 0.89（95 % CI 0.71–1.12）[6]
低炭水化物ダイエット	− 0.12 %[4]			RR 1.31（95 % CI 1.07–1.59）[7]
低インスリンダイエット[4]	− 0.14 %			
高蛋白食[4]	− 0.28 %			
運動療法	− 0.62 %[5]		HR 0.61（95 % CI 0.47–0.8）[8]	HR 0.6（95 % CI 0.49–0.73）[8]

HR：ハザード比，CI：信頼区間
（文献3～9を参考に作成）

1 食事療法

1）食事療法のエビデンス（表1）

　食事療法の効果についてはこれまでに数々の研究が行われていますが，2007年のコクランレビュー[2]では，6カ月以上栄養指導を行った18件のRCTを検討し，いずれも質が低かったため結論が出せないとされました．その後2011年に発表されたEarly ACTID trial[3]では，12カ月後の体重とHbA1cが，通常治療と比べて栄養指導単独では2.41 kgと0.26 %，栄養指導＋歩数計で管理する身体活動では2.25 kgと0.21 %有意に減りました．さらに2013年に発表された2型糖尿病に対する各種食事療法のシステマティックレビュー[9]では，HbA1cが地中海式食事※では0.41 %，低炭水化物ダイエットでは0.12 %，低インスリンダイエット（低GI食）では0.14 %，高蛋白食では0.28 %それぞれ有意に減少しました．ただし，これはそれぞれの食事療法を直接比較したわけではないので，この結果をもって地中海式食事が最もHbA1cを下げるとは断言できません．

　このように**糖尿病の食事療法が血糖降下作用と減量効果をもつのはほぼ間違いない**と言えますが，過去の研究からは，**心血管疾患や細小血管障害を減らし，生命予後を延長させることは証明されていない**ということに注意が必要です．

2）摂取エネルギー量

　糖尿病の食事療法において，摂取エネルギー量（カロリー）を減らすことは，特に体重過多の場合に不可欠です．日本糖尿病学会の推奨[10]では，摂取エネルギー量算定の目安は下記の通りです．

> 摂取エネルギー量＝標準体重×身体活動量（表2）

※　地中海式食事とは，1960年はじめのギリシャのクレタ島や南イタリアの伝統的な食事法のことで，野菜と果物の摂取を中心に低GI食をメインとした食事のこと[6]．詳しくは2章3を参照．

表2 ◆ 身体活動量の目安

軽労作（デスクワークが多い職業）	25〜30 kcal/kg 標準体重
普通の労作（立ち仕事が多い職業）	30〜35 kcal/kg 標準体重
重い労作（力仕事が多い職業）	35〜　 kcal/kg 標準体重

※肥満者の場合一般には25〜30 kcal/日が用いられるが，個々の症例に応じた適切なエネルギー摂取量を定め，現体重の5％の体重減少を目標とする
※標準体重＝〔身長（m）〕^{2}×22
（文献10を参考に作成）

例1）土木工事に従事している170 cm，80 kgの若者（肥満）の摂取エネルギーは，標準体重が63.58kgなので，63.58×30＝約1,900 kcal．

例2）高齢でほぼ外出せずに自宅にいる145 cm，40 kgの女性の摂取エネルギーは，標準体重が46.255kgなので，46.255×25＝約1,200 kcal．

海外の文献でも性別，活動性，年齢，体重などからおおよその摂取エネルギー量を見積もる式がありますが，大きな違いはありません[4]．

3）減量

米国糖尿病学会（American Diabetes Association：ADA）は，体重過多または肥満のあるすべての糖尿病患者において減量を推奨しています[11]．体重を減らすことで血糖，血圧，HDLコレステロール，中性脂肪が改善することが証明されており，特に発症初期の場合に効果的としています．減量による血糖コントロールの改善はインスリ分泌能とインスリン抵抗性の改善によるため[12]，薬物治療を行う患者さんでも，しっかりと食事療法と運動療法を行うことが必要です．

具体的な目標としては，初診時の体重から5〜10％減量するだけで十分な効果があるとされています[13〜16]．例えば，身長165 cm，体重75 kg（BMI 27.5）の今回の患者さんの場合，標準体重60 kgをめざすのは大変ですが，5〜10％の減量を想定して，「まずは70 kgをめざしましょう！」とすれば受け入れてもらえやすくなるでしょう．

4）炭水化物の摂取

糖尿病患者における炭水化物，蛋白質，脂肪からのエネルギー摂取の理想的な割合はまだ明らかにされていませんが，炭水化物の摂取量としては，ADA[11]の診療ガイドラインではおおむね総エネルギー摂取量の45〜55％，少なくとも60％は超えないように勧めています．また日本糖尿病学会の診療ガイドライン[10]では総エネルギー摂取量の50〜60％を推奨しています．

一言に炭水化物と言っても，食べた後で血糖値がどれくらい上昇するかは食品によって異なります．食品中の炭水化物50 gを摂取したときの血糖値上昇の程度を，ブドウ糖を100としたときの相対値で表したものをGI値（グリセミック指数）と呼びます[7]（表3）．ADAでは，炭

表3 ◆ 食品のGI値

分類	GI値	食品例
高GI	70以上	パンケーキ,ジャガイモ,白パン,白米,コーンフレーク,シリアル,キャンディー,フルーツポンチ,フライドポテト,ジャム,バナナ,イングリッシュマフィン,ピザ,パスタ,ソフトドリンク,炭酸飲料,砂糖,グルコース,マルトース
中GI	56～69	全粒粉製品,サツマイモ,スクロース
低GI	55以下	ほとんどの果物および野菜,豆類,玄米,雑穀米,ナッツ,スキムミルク,フルクトース

炭水化物はなるべく高GIのものを避け,低GIのものを摂取するように勧める.
(文献18を参考に作成)

水化物はなるべく低GIの食品から摂ることを推奨しています[11].先にあげたシステマティックレビュー[9]のほかにも,2009年に発表されたコクランレビュー[17]では,低GI食を4週以上継続すると,HbA1cが平均で0.5％下がるとされました.

GI値による炭水化物の分類は1980年代に盛んに議論されましたが,長期的効果と食品中に成分が混在している場合の解釈の困難さが問題にあがっています.具体的な指導としては,「**炭水化物を摂取する際には,なるべくGI値の高いものを避け,低GIの食品を摂取するように心がけましょう.特に,ソフトドリンクや炭酸飲料等の砂糖がたくさん入った飲料は努めて避けてください**」とするとよいでしょう.

5) 低炭水化物食のエビデンス

近年,低炭水化物食(糖質制限食,炭水化物制限食,低炭水化物ダイエット,ローカーボダイエットなどさまざまな名前で呼ばれています)がブームになっていますが,短期間においては血糖コントロール,脂質低下,体重減少に効果的[19]～[22]との報告があり,ADAでは体重減少を目的とした短期間の低炭水化物食は効果的と述べています[11].しかし2008年に発表された合計263人を対象とした研究のシステマティックレビュー[23]では,低炭水化物食はHbA1c,空腹時血糖,中性脂肪を減らすが,体重を減らすとは言えないという結果でした.その後発表された105人の体重過多の糖尿病患者を対象としたランダム化比較試験[24]の結果でも,長期的な食事療法として,低炭水化物食が低脂肪食より優れているとは言えないとされました.そして,2013年に非糖尿病患者を対象とした観察研究のメタアナリシス[25]で,低炭水化物食の群で総死亡のリスクが1.31(95％ CI 1.07～1.59)倍有意に高いという結果が示され,長期予後に関しての危険性が指摘されるようになりました.これに対して糖質制限食(低炭水化物食)の強力な信奉者は,このメタアナリシスに対してバイアスが含まれていると痛烈な批判をしています[26].一方,日本糖尿病学会は診療ガイドライン[10]では低炭水化物食にするために動物性蛋白質や脂質の摂取が増えたことで,逆に糖尿病発症[27]や心血管イベントや総死亡[28]が増えたとする報告もあることを指摘しています.

以上を考えると,現時点では,糖尿病の食事療法として少なくとも長期予後を改善する目的では,低炭水化物食を積極的に推奨することはできません.ただし短期的な体重減少,血糖コ

ントロール目的に低炭水化物食を摂取することは勧めてもいいかもしれません．その際に，注意するべきは，① 炭水化物を一切摂らないというような極端な糖質制限をしない，② 摂取する炭水化物は低GIのものを心がける，③ 摂取する蛋白質や脂肪は極力動物由来を避け植物由来にする，④ 合計のエネルギー数が多くなり過ぎないようにする，⑤ 短期間（数カ月）に留めることです．特に，薬物治療中の糖尿病患者が炭水化物を一切摂取しなくなると低血糖のリスクが高くなるので危険です．

6) 食事療法の指導の実際

個々の患者さんの実際の食事指導には，食品交換表やフードモデルを用いた管理栄養士による介入が有効であり，依頼できる環境がある場合には積極的にお願いしましょう．指導の際には家で実際に食事をつくる人にできるだけ同席してもらいましょう．わが国では日本糖尿病学会の「糖尿病食事療法のための食品交換表」[29]がよく用いられており，患者さんが自分の食事のエネルギー量や炭水化物摂取量を具体的に見積もれるようになります．

診療所や小病院など，管理栄養士による指導が不可能な状況もあると思います．その場合の簡易的な指導法として，**食品交換表の表1（主食：ご飯，パン，うどんなど），表3（主菜：魚，肉，大豆製品，卵，チーズなど），表6（副菜：野菜，海藻，きのこ）を区別して，それらを3食必ず揃える**ように伝える方法[30]があります．そのうえで，**炭水化物を食事全体の半分以下に制限し，野菜の量を増やし，動物性脂肪を減らし，今まで摂取していた食事量を全体に1〜2割減らすように指導**します．また，食事が吸収されると満腹中枢が刺激されて摂取量が減るので，**ゆっくりよく噛んで食べる**ようにしてもらいます．**飲酒量を減らし，間食を避ける**ことも重要です．

2 運動療法

1) 運動療法のエビデンス（表1）

運動療法の効果については，14件のRCTをまとめたコクランレビュー[5]が2006年に発表され，HbA1cを0.6%減らし，体重は減らさなかったが，これは筋肉が増加したためと考えられました．また，2012年に発表された対象者20万人を超える観察研究のメタアナリシスの結果[6]から，12.5年間の追跡の調整済みハザード比が，総死亡率で0.6倍（95% CI 0.49〜0.73），心血管死亡率で0.61倍（95% CI 0.47〜0.8）と有意に減少しました．

食事療法と異なり，**運動療法は血糖低下作用のみならず，心血管イベント抑制や生命予後改善にも効果がある**と言えます．

2) 運動療法の指導の実際

ADAの推奨[11]では，成人糖尿病患者には，強度が中等度の有酸素運動（最大心拍数の50〜70%）150分/週を，2日連続で運動しない日がないように週3日以上行うように勧めるべきであるとしています．日本糖尿病学会の推奨[10]でも，頻度はできれば毎日，少なくとも週に3

〜5日,強度が中等度の有酸素運動を1日20〜60分間行うことが一般的に勧められるとあり,似たようなものになっています.これは,週に2時間ウォーキングをするだけで死亡率が0.61倍に減るというコホート研究[31]で支持されています.

具体的には,**万歩計(最近ではスマートフォンのアプリにもあります)を付けて毎食後に3,000歩程度の少し汗ばむくらいの速度でウォーキングする**というのが,普段運動習慣のない患者さんが運動療法をはじめるのに適していると思います.基本的に有酸素運動であれば何でもよいので,普段スポーツをやっているという患者さんにはそれを続けてもらいます.食事の前より後に行う方が食後血糖の上がりを抑えてくれるのでよいとされています.**薬物療法を行っている患者さんでは,運動療法中の低血糖発作に備えてブドウ糖10 gを携帯するように**してもらいましょう.また運動中に脱水になると高血糖になるおそれがあるので,水分補給を運動前後と運動中に適宜行うようにしてもらいます.

高齢者の場合には推奨通りにできない患者さんがほとんどと思われますので,本人のADLに応じてできることを考えます.神経障害を合併している患者さんや膝が悪い患者さんには,より下肢に負担のかかりにくい水中ウォーキングがいいでしょう.特に高齢者は気温も大事です.夏場の熱中症が起こりやすい時期は日中を避け,早朝か日没後の運動を勧めます.逆に冬場は早朝だと寒くて脳卒中や心筋梗塞を誘発するかもしれません.少しウォームアップをして体を温めてから外に出るように指導します.

忙しくて運動の時間がつくれないという患者さんもいます.そのような場合には日常生活のなかでの運動量を増やす工夫をしましょう.

 こんな患者さんにはこんな運動療法を!

これまで実際に患者さんに行ってもらった運動療法の例を紹介します.
・郊外の団地に住む64歳主婦には,これまでスーパーに買い物に行くのに車を使っていたので,自転車に変えてもらうようにしました.
・ほとんどがデスクワークの53歳会社部長には,自宅も会社も駅から近いというので,毎日朝晩,それぞれ1つ隣の駅まで歩いてもらうことにしました.
・夜勤の多い47歳のタクシー運転手には,勤務が終わった後にジムに通ってもらうことにしました.

運動療法の成功と継続のためには,医師の方からやり方を押しつけるよりも,行動療法のステージ,自信度・重要度モデル(患者さんがどのステージにいるかを分析したうえで,患者さん自身の目的達成の自信度と重要度をふまえてアプローチを決める方法)[32]にしたがって,患者さん自身に運動療法の内容と到達目標を考えてもらうことがポイントですので,ぜひ患者さんと試行錯誤してみてください.

症例の経過・その後

食事に関しては，奥さんと栄養指導を受けることにしましたが，運動は仕事が忙しくて自信がないとのことでした．何か方法がないか考えてもらったところ，通勤で駅まで車やバスを使っていたのを，徒歩で移動してみると言ってくれました．これで，朝晩20分間の歩行が確保できたので，まずは1カ月やって再評価することにしました．

おわりに

食事療法と運動療法について，診療ガイドラインやエビデンスをもとに考えてみましたが，結局は患者さんに実践をしてもらえないと意味がありません．医師が一方的に理想を振りかざすことなく，患者さんの価値観や生活習慣を把握し，無理なく継続できる現実的な方法を一緒に考えることが大切です．患者さんによっては，食事療法，運動療法にこだわらなくてもいい場合もありますから，状態をよくみて上手に治療してください！

◆ 文献

1) Hadden DR, et al：Natural history of diabetes presenting age 40-69 years：a prospective study of the influence of intensive dietary therapy. Q J Med, 59：579-598, 1986
2) Nield L, et al：Dietary advice for treatment of type 2 diabetes mellitus in adults. Cochrane Database Syst Rev, 18：CD004097, 2007
3) Andrews RC, et al：Diet or diet plus physical activity versus usual care in patients with newly diagnosed type 2 diabetes：the Early ACTID randomised controlled trial. Lancet, 378：129-139, 2011
4) 「Nutrition and Diagnosis-Related Care, 5th」(Escott-Stump S), Lippincott Williams & Wilkins, 2002
5) Thomas DE, et al：Exercise for type 2 diabetes mellitus. Cochrane Database Syst Rev, 19：CD002968, 2006
6) Estruch R, et al：Primary prevention of cardiovascular disease with a Mediterranean diet. N Engl J Med, 368：1279-1290, 2013
7) Jenkins DJ, et al：Glycemic index of foods：a physiological basis for carbohydrate exchange. Am J Clin Nutr, 34：362-366, 1981
8) Sluik D, et al：Physical Activity and Mortality in Individuals With Diabetes Mellitus：A Prospective Study and Meta-analysis. Arch Intern Med, 172：1285-1295, 2012
9) Ajala O, et al：Systematic review and meta-analysis of different dietary approaches to the management of type 2 diabetes. Am J Clin Nutr, 97：505-516, 2013
10) 日本糖尿病学会：「糖尿病診療ガイドライン2016」(日本糖尿病学会/編)，南江堂，2016
11) American Diabetes Association：Obesity management for the treatment of type 2 diabetes. Sec. 7. In Standards of Medical Care in Diabetes-2017. Diabetes Care, 40：S57-S63, 2017
12) Henry RR, et al：Glycemic effects of intensive caloric restriction and isocaloric refeeding in noninsulin-dependent diabetes mellitus. J Clin Endocrinol Metab, 61：917-925, 1985
13) Albright A, et al：American College of Sports Medicine position stand. Exercise and type 2 diabetes. Med Sci Sports Exerc, 32：1345-1360, 2000
14) Wing RR & Jeffery RW：Effect of modest weight loss on changes in cardiovascular risk factors：are there differences between men and women or between weight loss and maintenance? Int J Obes Relat Metab Disord, 19：67-73, 1995
15) Wing RR, et al：Type II diabetic subjects lose less weight than their overweight nondiabetic spouses. Diabetes Care, 10：563-566, 1987

16) Pasanisi F, et al：Benefits of sustained moderate weight loss in obesity. Nutr Metab Cardiovasc Dis, 11：401-406, 2001
17) Thomas D, et al：Low glycaemic index, or low glycaemic load, diets for diabetes mellitus. Cochrane Database Syst Rev, 21：CD006296, 2009
18) Liu S & Willett WC：Dietary glycemic load and atherothrombotic risk. Curr Atheroscler Rep, 4：454-461, 2002
19) Boden G, et al：Effect of a low-carbohydrate diet on appetite, blood glucose levels, and insulin resistance in obese patients with type 2 diabetes. Ann Intern Med, 142：403-411, 2005
20) Nuttall FQ & Gannon MC：The metabolic response to a high-protein, low-carbohydrate diet in men with type 2 diabetes mellitus. Metabolism, 55：243-251, 2006
21) Gannon MC & Nuttall FQ：Effect of a high-protein, low-carbohydrate diet on blood glucose control in people with type 2 diabetes. Diabetes, 53：2375-2382, 2004
22) Bloch AS：Low carbohydrate diets, pro：time to rethink our current strategies. Nutr Clin Pract, 20：3-12, 2005
23) Kirk JK, et al：Restricted-carbohydrate diets in patients with type 2 diabetes：a meta-analysis. J Am Diet Assoc, 108：91-100, 2008
24) Davis NJ, et al：Comparative study of the effects of a 1-year dietary intervention of a low-carbohydrate diet versus a low-fat diet on weight and glycemic control in type 2 diabetes. Diabetes Care, 32：1147-1152, 2009
25) Noto H, et al：Low-carbohydrate diets and all-cause mortality：a systematic review and meta-analysis of observational studies. PLoS One, 8：e55030, 2013
26) 江部康二：ドクター江部の糖尿病徒然日記．能登論文は，選択した文献が玉石混交，残念，2013 http://koujiebe.blog95.fc2.com/blog-entry-2434.html
27) de Koning L, et al：Low-carbohydrate diet scores and risk of type 2 diabetes in men. Am J Clin Nutr, 93：844-850, 2011
28) Fung TT, et al：Low-carbohydrate diets and all-cause and cause-specific mortality：two cohort studies. Ann Intern Med, 153：289-298, 2010
29) 「糖尿病食事療法のための食品交換表第7版」（日本糖尿病学会/編著），文光堂，2013
30) 栗林伸一：A．かかりつけ医でできる実践的食事指導．「ここが知りたい！糖尿病診療ハンドブック．Ver. 2」（岩岡秀明・栗林伸一/編著），中外医学社，2015
31) Gregg EW, et al：Relationship of walking to mortality among US adults with diabetes. Arch Intern Med, 163：1440-1447, 2003
32) 吉本尚：10 患者教育と行動変容．「新・総合診療医学　家庭医療学編」（藤沼康樹/編），カイ書林，2012

第2章 生活習慣の改善

3 脂質異常症に対する食事療法のエビデンス

矢吹 拓

Point
- 食事内容の評価ができるようになりましょう
- いろいろな食品や食事療法の内容・臨床効果を理解しましょう
- 食事療法のゴールは何かを患者さんと一緒に考え、行動変容をサポートできるようになりましょう

Keyword 食事内容の評価　地中海食　DASH食　行動変容

はじめに

　脂質異常症は非常にコモンな疾患です．健診異常として無症状で外来に来院されることは多いですし，ほかの疾患の合併症として見つかることもしばしばあります．しかし，脂質異常症を指摘された患者さんに何も考えずにいきなりスタチンを処方するのはどうでしょうか．まずは食事療法を勧めますよね．薬物療法を勧めることになったとしても，並行して食事・運動療法も行っていく必要があります．

　では，皆さんはどんな食事療法を勧めているでしょうか？「脂肪分の多い食べ物は避けましょう」とか「お肉や油ものは避けましょう」でしょうか．まさか「栄養士さんと相談してください」で終わりではないですよね？本稿では主に，**食事内容をどのように評価するか，具体的にどんな食事を勧めるのがよいか**，どんな指導法が患者さんの行動変容につながるのかについて解説していきたいと思います．

　本稿が皆さんの脂質異常症に対する食事療法を見直す機会になることを期待しています．一緒に頑張っていきましょう．

> **症例**
> 　55歳，男性．健康診断で脂質異常症を指摘され来院．5年前くらいから指摘されていたものの医療機関は受診していなかった．最近同僚が心筋梗塞になり，自分も心配になって来院した．過去に医療機関の受診歴はなく，嗜好品は，タバコ10本/日を30年以上，缶ビール350 mL 1本程度を毎日飲酒している．朝夕の食事は自宅で食べるが，昼は外食が多い．甘いものが好きで間食もよくしている．運動習慣なし．

> 身長172 cm，体重70 kg，血圧121/65 mmHg，身体所見特記事項なし．採血では血算異常なし，肝胆道系酵素上昇なし，腎機能障害なし，電解質異常なし，甲状腺機能異常なし．HbA1c 5.8％（NGSP），TG 154 mg/dL，TC 238 mg/dL，HDL-C 55 mg/dL，LDL-C 152 mg/dL．

この患者さんは飲み薬が嫌いで薬は使用しないで治療したいという希望があり，食事療法を指導することになりました．皆さんならどのように指導しますか？

1 食事内容の評価方法

食事指導を行うにあたって，まず重要なのは実際に患者さんが食べている食事内容を評価することです．評価方法はいろいろありますが，なかなか正確に評価ができなかったり，正確さをめざすと煩雑になるのが難点です．そもそも**患者さんは食べている量を少なく見積もって報告する傾向がある**ことも知られています[1]．ここは管理栄養士の仕事と考えてもよいかもしれませんが，具体的な食事内容を知らないと適切に介入できないので，食事内容の評価方法についてある程度は知っておく必要があります．

以下に，いくつか代表的な評価方法を紹介したいと思います．

1）食品交換表

日本で管理栄養士を中心に最も用いられているのが食品交換表[2]です．糖尿病患者のカロリーコントロールを主眼につくられており，食品を表1〜6の6つのグループに分類し，表1は穀類，表2は果物，表3は魚介・卵・肉・大豆製品，表4は乳製品，表5は油脂，表6は野菜となっています．1単位80 kcalとして各食品の目安量が示されており，総カロリーを把握するには役に立ちます．一方で，分類方法などを習得するのにそれなりに時間や訓練が必要なこと，それぞれの表のなかに含まれている個々の食品の違い（豚肉と鶏肉，チーズとバターなど）はあまり考慮されていないことなどが難点です．

2）食事日記や質問票

網羅的に食事内容を把握するために，毎日の食事内容を記載してもらう食事日記やそれぞれの食品摂取頻度に関する質問票も複数あります．最近では，スマートフォンで食事内容を記録すると自動的にカロリー計算してくれたり，栄養指導をしてくれたりするアプリ（楽々カロリー，FoodLog，あすけんダイエット，など）も開発されていて注目が集まっています．

日記をつけることで，患者さんの自身の食習慣への意識が高まり，推奨される食生活への変化が促進されたという報告[3]があります．ただ，これらも網羅的でよい反面，その結果をどう扱っていいのかが難しいのも現状で，かつ患者さんも協力してくれるかが難点です．なお食事日記には，前日1日分を評価する簡易法と，3〜4日分程度網羅的に評価する通常の食事日記があります．

3）簡易的な質問

　前述のような詳細な食事内容の評価は管理栄養士が比較的システマティックに行ってくれます．実際に外来で評価する場合には，管理栄養士と協働するのが一番です．ただ，医師にもできる方法として以下の簡易的な方法をお勧めします．

　これは筆者も行っている方法ですが，**シンプルに「あなたの食生活で改善できることは何かありませんか？」と聞く**ことです．この質問は非常に簡単で誰にでもできますし，本人が自覚している弱点や健康によくない点が簡単に明らかになります．また，再診時にフォローアップで確認することで，患者さんのモチベーションと責任感を増す効果があり，ときに複雑な食事指導よりも効果的であると報告されています[4]（もちろん本人が問題を自覚していないと困りますが）．

　重要なのは，本人に目標を立ててもらうこと，実践できたときに思いっきり褒めること，できないときに目標修正するときにも，自分で目標設定してもらい，励ますことなどで，食事療法のエンパワーメントを行っています．

2 食事療法のエビデンス

　食事指導を行うにあたり，どの食事療法がどの程度効果があるのかは，ある程度知っておく必要があります．各種診療ガイドラインを紹介しながら，個別の栄養成分および食事療法についてのエビデンスを見ていきたいと思います．

1）各種ガイドラインにおける推奨

a）ACC/AHA 診療ガイドラインの推奨[5]

- 野菜・果物・全粒粉・低脂肪乳製品・鶏肉・魚・豆類・非熱帯植物油・ナッツを多く摂り，甘いもの・砂糖入り飲料・赤身肉を制限する
- この食事パターンを，適切なカロリー摂取，個人的・文化的嗜好，糖尿病などの疾患の治療の栄養療法に適合させる
- DASH食（後述），米国農務省（USDA）の食事パターン，または米国心臓協会（AHA）によるAHA食を適用する
- 飽和脂肪酸摂取量は，総エネルギー摂取量の5〜6％以内に制限する
- 飽和脂肪酸およびトランス脂肪酸からのカロリー摂取を制限する

b）NICE 診療ガイドラインの推奨[6]

- 1日に5種類以上の果物・野菜を摂取する
- 炭水化物を全粒穀物から摂取する
- 1週間に4〜5種類以上の無塩ナッツ・豆類を摂取する
- 総脂肪摂取量は総エネルギー摂取量の30％以内とし，飽和脂肪酸摂取量は7％以内とする
- 飽和脂肪酸を不飽和脂肪酸，多価不飽和脂肪酸におき換える
- 食事にはオリーブオイルや菜種油を用いる

- 魚油を含む魚類を週2回以上摂取する
- 果糖などの精製糖が含まれている食品や，砂糖を減らす

c）日本人の食事摂取基準による推奨[7]
- 体重をBMI 22前後に適正化する
- 脂質を総エネルギー摂取量の25％以下とする
- 飽和脂肪酸摂取量を総エネルギー摂取量の7％以下とする
- 多価不飽和脂肪酸を摂取する
- 食物繊維を20 g/日 摂取する

それぞれの診療ガイドラインでは成分と食品とが混ざっていて推奨がわかりにくいのですが，食品別に見てみると，①野菜・果物，②全粒穀物，③ナッツ類，④肉・魚，⑤油についての推奨に重きがおかれています．それぞれのエビデンスを紹介していきたいと思います．

2）それぞれの食品のエビデンス

a）野菜・果物

野菜・果物の種類は非常に多く，種類ごとに構成されている栄養分の割合は異なりますが，基本的には食物繊維・ビタミン・ミネラル・グリセミック指数（glycemic index：GI）の低い炭水化物源が多く含まれており，前述のどの診療ガイドラインでも摂取が推奨されています．野菜・果物の摂取量が多いと，心血管疾患・悪性腫瘍・全死亡が少ないことが前向きコホート研究のシステマティックレビューで報告されています[8]．

b）全粒穀物

全粒穀物とは，穀物の表層部にある果皮・種皮・胚・胚乳などの部分を除去しない穀物を指しており，小麦・オートミール・玄米・トウモロコシ・キビ・アワ・ヒエなどが含まれています．全粒穀物の摂取量が多いと，体重が少なく，心血管疾患と全死亡も少ないことが観察研究のメタアナリシスで報告されています[9]．

c）ナッツ類

ナッツ類とは，具体的にはアーモンド，ピーナッツ，クルミ，ピスタチオ，ヘーゼルナッツなどを指しています．これらにはω3系脂肪酸を含む多価不飽和脂肪酸，食物繊維が多く含まれています．脂質への効果をみた研究としては，25の介入研究のプール解析[10]があり，平均67 g/日ナッツを摂取すると，LDLコレステロール（LDL-C）値が10.2 mg/dL，中性脂肪（TG）が20.6 mg/dL減少したと報告されています．また，死亡リスクについては，複数の前向き観察研究でナッツ摂取頻度が高い患者の心血管死亡や全死亡が有意に少ないことが報告されています[11][12]．

d）肉・魚

赤身肉を食べることは心血管疾患や悪性腫瘍，全死亡の増加と関連するとの報告が複数あり，

鶏肉などの白身肉が推奨されています．赤身肉のなかでも加工肉がより問題であることが指摘されるようになり，9つの観察研究のメタアナリシスでも加工肉の方が非加工肉よりもリスクが高いことが報告されました[13]．加工肉とはベーコンやハム，ソーセージ，ウインナーなどを指しています．

一方，魚を週に4回以上食べる人は心血管疾患が有意に少なく，これは量依存性があることが報告されています[14]．魚に含まれる油にω3系脂肪酸が含まれているからではないかとされていましたが，ランダム化比較試験（RCT）のシステマティックレビューではω3系脂肪酸を1 g/日以上摂取した群と非摂取群との比較で，死亡率・心血管疾患発症率に有意差がつきませんでした[15]．本来は2 g/日以上が推奨量であり，摂取量の問題もありますが，現時点で積極的に摂取を推奨するには至りません．このあたりは単一栄養素での効果と食品での効果が異なるところです．

e）油

油は**どんな油を摂取するかが重要**であり，摂取量そのものが問題になるわけではないようです．例えば，総脂肪摂取量を総エネルギー摂取量の20％以下とした群と通常食群での冠動脈疾患死亡率をアウトカムにした研究がありますが，結果は両者に有意差が出ませんでした[16]．一方，不飽和脂肪酸のなかでもトランス脂肪酸は冠動脈疾患に悪影響を与えるのに対し，ω3系脂肪酸は保護的に働きます．ω3系脂肪酸などの多価不飽和脂肪酸は，オリーブオイル，ごま油などの植物性油やDHA・EPAなどの魚油に含まれています．

3）具体的な組合わせの食事療法

ここまでは個々の食品について紹介してきましたが，現在多く研究されているのが，食品の組合わせである特定の食事療法です．代表的なものに，地中海食とDASH食があります．

a）地中海食

地中海食とは，以下の摂取頻度に則って古く地中海沿岸の方々を中心に摂取されていた食事形態です（図1）．

- 毎日摂取するもの：全粒穀物・芋，果物・豆類・ナッツ類・野菜，オリーブオイル，チーズ・ヨーグルト
- 週に1〜2回摂取するもの：甘味・卵・魚・鶏肉
- 月に1〜数回にとどめておくもの：肉

地中海食を通常食と比較したRCT[17]では，6年間で有意に心血管疾患を抑制しました．しかし，この研究の心血管疾患は複合アウトカムで，脳梗塞は減らしましたが心筋梗塞は減らなかったことには注意が必要です．また，そもそも地中海食ではオリーブオイルを週に1 L摂取しており，実際に日本で応用できるかは難しいところです．

b）DASH食

DASH（dietary approaches to stop hypertension）食とは糖分・脂肪分を極力控えた食事です．名前の通り当初は高血圧に対する食事として開発されましたが，最近はさまざまな生活

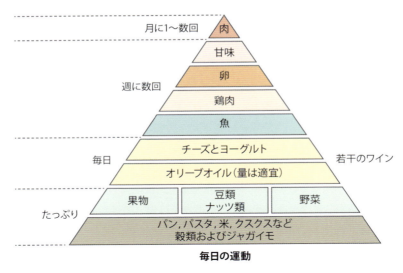

図1 ◆ 地中海食

習慣疾患に対して広く利用されています．乳製品は無脂肪乳・低脂肪乳を選び，蛋白質は鶏肉・魚が中心で赤身肉は避けます．果物・野菜を豊富に摂取して炭水化物は全粒穀物を中心に選ぶのがポイントです．また，塩分・アルコールを控えて，カリウム・カルシウム・マグネシウムを積極的に摂取することを推奨しています．

DASH食の遵守率がよいほど心血管イベントの発症率は少ない傾向にあります[18]．ただ，DASH食は主に血圧を下げる効果がある食事療法であり，脂質摂取量低下を介しての死亡率低下効果なのかは明らかではありません．

❸ 行動変容を促すために

患者さんの食事内容を評価し，エビデンスのある食事療法を行ったとしても，患者さんの行動が変化しないことには意味がありません．多くの食事療法のエビデンスの限界もここにあり，食事療法の遵守率が問題になります．臨床試験の期間は頑張っても，その後もとの食生活に戻ってしまっては，食事療法の効果は出ませんよね．**食事療法がうまくいくかどうかは，患者さんの行動変容につながる指導ができるかが鍵**になります．そのためにはまず，患者さんの食事の環境を評価することが重要です．食事環境の評価のためには以下の質問をするとイメージが湧いてきます（表）．この質問への回答のなかで，介入できるポイントを患者さんと一緒に考えていくことが重要になります．

有名なProchaskaの行動変容ステージモデル[20]（図2）をもとに，患者さんが現状の食事内容のどの部分に関心があり，食事を変えるための準備ができているかを評価しましょう．行動変容を促すためには，それぞれのステージに応じて具体的な目標設定を行い，外来のたびに状況を評価し，伴走者として適切なアドバイスを行っていくことが重要です．たとえ行動につな

表 ◆ 食事環境の評価のための質問

1.	仕事や日常生活のタイムスケジュール, 週末との違い
2.	健康食品の利用やアクセス
3.	食事のタイミング
4.	レストランなどでの外食やレトルト食品・旅行の頻度
5.	家族構成, 人数や年齢
6.	家族サポートの有無, 食事の用意や料理は誰がするか
7.	家族の健康状態
8.	運動習慣
9.	文化的・宗教的嗜好
10.	ストレスやうつ病
11.	健康目標やモチベーション

(文献19より引用)

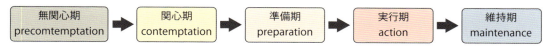

図2 ◆ Prochaskaの行動変容ステージモデル

がらなくても，情報提供だけでも有用なこともあります．例えば，冠動脈リスクについて話し合うことだけでもLDL–C値を改善する効果があったという報告もあります[21]．このことは，真のアウトカムを意識した情報提供を行うことが行動変容につながる可能性があることを示しています．Mayo clinicのstatin choice[22]などを用いて，視覚的にわかりやすく患者さんへの情報提供を行うことも有用かもしれません．

症例の経過・その後

食事内容を確認すると，脂身の多い赤身肉や生クリームなどを用いた加工食品などの摂取が多いことがわかりました．本人もそれらの摂取について問題意識をもっていることがわかり，具体的な摂取頻度の目安をお話し，管理栄養士による栄養指導なども併用しながら外来再診を約束しました．本人が問題に思っていた食品の摂取量は激減し，半年後には各種脂質異常は正常範囲に改善しました．また，禁煙を試みていた際に，口元が寂しいとのことでナッツ摂取をお勧めしたところ，非常に気に入り毎日摂取しており，禁煙も継続できています．

おわりに

食事療法については，研究による臨床データが蓄積されてきたのは実は最近のことであり，現在もなお新たな知見が明らかになってきています．これをすればすべてがよくなる！といった画期的な手法はなく，脂質異常に対して食事・運動療法を含め総合的に向き合っていく姿勢

が大切です．何より行動変容につながるようなアドバイスを元に，患者さんと一緒に考えながら二人三脚で進んでいくような診療ができるとよいですね．

◆ 文 献

1) Olendzki BC, et al：Underreporting of energy intake and associated factors in a Latino population at risk of developing type 2 diabetes. J Am Diet Assoc, 108：1003-1008, 2008
2)「糖尿病食事療法のための食品交換表 第7版」（日本糖尿病学会／編），文光堂，2013
3) Schusdziarra V, et al：Successful weight loss and maintenance in everyday clinical practice with an individually tailored change of eating habits on the basis of food energy density. Eur J Nutr, 50：351-361, 2011
4) Ma Y, et al：Single-component versus multicomponent dietary goals for the metabolic syndrome：a randomized trial. Ann Intern Med, 162：248-257, 2015
5) Eckel RH, et al：2013 AHA/ACC guideline on lifestyle management to reduce cardiovascular risk：a report of the American College of Cardiology/American Heart Association Task Force on Practice Guidelines. J Am Coll Cardiol, 63：2960-2984, 2014
6) National Clinical Guideline Centre (UK)：Lipid Modification：cardiovascular risk assessment and the modification of blood lipids for the primary and secondary prevention of cardiovascular disease. national institute for health and care excellence (uk), 2014
7) 厚生労働省：「日本人の食事摂取基準（2015年版）」策定検討会報告書. http://www.mhlw.go.jp/file/05-Shingikai-10901000-Kenkoukyoku-Soumuka/0000114399.pdf
8) Wang X, et al：Fruit and vegetable consumption and mortality from all causes, cardiovascular disease, and cancer：systematic review and dose-response meta-analysis of prospective cohort studies. BMJ, 349：g4490, 2014
9) Tang G, et al：Meta-analysis of the association between whole grain intake and coronary heart disease risk. Am J Cardiol, 115：625-629, 2015
10) Sabate J, et al：Nut consumption and blood lipid levels：a pooled analysis of 25 intervention trials. Arch Intern Med, 170：821-827, 2010
11) Bao Y, et al：Association of nut consumption with total and cause-specific mortality. N Engl J Med, 369：2001-2011, 2013
12) Luu HN, et al：Prospective evaluation of the association of nut/peanut consumption with total and cause-specific mortality. JAMA Intern Med, 175：755-766, 2015
13) Larsson SC & Orsini N：Red meat and processed meat consumption and all-cause mortality：a meta-analysis. Am J Epidemiol, 179：282-289, 2014
14) Leung Yinko SS, et al：Fish consumption and acute coronary syndrome：a meta-analysis. Am J Med, 127：848-857, 2014
15) Mozaffarian D, et al：Effects on coronary heart disease of increasing polyunsaturated fat in place of saturated fat：a systematic review and meta-analysis of randomized controlled trials. PLoS Med, 7：e1000252, 2010
16) Howard BV, et al：Low-fat dietary pattern and risk of cardiovascular disease：the Women's Health Initiative Randomized Controlled Dietary Modification Trial. JAMA, 295：655-666, 2006
17) Estruch R, et al：Primary prevention of cardiovascular disease with a Mediterranean diet. N Engl J Med, 368：1279-1290, 2013
18) Fung TT, et al：Adherence to a DASH-style diet and risk of coronary heart disease and stroke in women. Arch Intern Med, 168：713-720, 2008
19) Barbara O, etal：Dietary assessment in adults. uptodate.
20) Prochaska JO & Velicer WF：The transtheoretical model of health behavior change. Am J Health Promot, 12：38-48, 1997
21) Grover SA, et al：Patient knowledge of coronary risk profile improves the effectiveness of dyslipidemia therapy：the CHECK-UP study：a randomized controlled trial. Arch Intern Med, 167：2296-2303, 2007
22) Mayo Clinic, Statin choice Decision aid. https://statindecisionaid.mayoclinic.org/

第2章 生活習慣の改善

4 エビデンスに基づいた実践的な禁煙指導

清水隆裕

- 喫煙は動脈硬化を促進する因子であり，動脈硬化性疾患を予防するうえで喫煙対策は欠かせない
- 喫煙の本体はニコチンに対する依存症であり，ニコチン補充療法やバレニクリン酒石酸塩酸塩を用いた薬物治療にも一定の効果は期待できるが，再発頻度が高く長期成績は必ずしも芳しくない
- 薬物治療への導入や禁煙の維持を目的として，「動機づけ面接」を用いた支援に注目が集まっている

Keyword 禁煙指導　動機づけ面接　ニコチン依存症

はじめに

　喫煙が健康に悪影響を与えることはもはや疑いようがありません．喫煙自体が動脈硬化を促進するばかりでなく，本書で扱われている脂質異常症や糖尿病などの疾患の増悪因子としても知られており，それらの疾患を管理していくうえでも禁煙推進が欠かせません．

　ところが，ニコチンには強い依存性がある一方で，特異的な禁断症状に乏しく，喫煙者は依存症に陥っていることを自覚できないまま，禁煙は自力で進めるものだと考えている場合も少なくなく，禁煙治療の導入自体が困難になる事例が少なくありません．

　また，喫煙は複数の行動の集合体として維持されています．すなわち，それは「禁煙を決意するか否か」「禁煙外来を受診するか否か」「禁煙補助薬を使うか否か」「禁煙治療を継続するか否か」「禁煙を維持するか否か」「再喫煙後に禁煙に再挑戦するか否か」など多数の判断を経て得られた結論です．そのため，いったん禁煙に至った場合においても，それを維持するのは難しく，下記に述べる通り長期の禁煙維持には心理学的なサポートが欠かせません．

　そこで本稿では，禁煙導入に心理学的なアプローチを行った症例を紹介します．

症例

　健康診断受診を目的に来院した58歳男性．高血圧にて近医通院中．特記すべき身体所見なし．血圧は良好に管理されており，採血データもおおむね良好（γGTP 90台，LDL-C 140台前半を認める

のみ）．喫煙：20本/日×28年（自己申告）
保健指導「希望なし」，半年以内の生活改善は「するつもりがない」
禁煙の意志「なし」，禁煙外来受診「受けたくない」
オプションで胸部CT撮影を追加希望．

1 ニコチン依存症の薬物療法[1]

本邦で認可されているニコチン依存症治療薬は，ニコチン製剤とバレニクリン酒石酸塩酸塩の2種類に限られます（表1）．外来診療においては「ニコチン依存症管理料」を算定し保険診療とすることが可能ですが，そのためには①「禁煙治療のための標準手順書」の手順に則ること，② ニコチン依存症に係るスクリーニングテスト（TDS）でニコチン依存症と診断されたものであること，③ 35歳以上の者についてはブリンクマン指数（＝1日の喫煙本数×喫煙年数）が200以上であること，④ 直ちに禁煙することを希望している患者であること，の条件をすべて満たす必要があります．

1）ニコチン製剤を用いたニコチン補充療法[2][3]

ニコチン製剤は皮膚あるいは口腔粘膜にニコチンを含有したパッチやガムを貼り付けることにより，禁煙に伴うニコチンの枯渇感を軽減させる目的で使用します．処方薬として選択できるのは，パッチ製剤であるニコチネル®TTS®のみです．標準的には，ニコチネル®TTS®30から使用を開始し，4週後にニコチネル®TTS®20へ，さらに2週後にニコチネル®TTS®10へと減量し，最初の使用時から8週目に断薬とします．なお，本剤にある各数字は薬物放出有効面積を表しています．ニコチネル®TTS®30であれば薬物放出有効面積が30 cm^{2}であり，ニコチン含有量は52.5 mgです．同様に有効面積20 cm^{2}のニコチネル®TTS®20は35 mg，10 cm^{2}のニコチネル®TTS®10は17.5 mgのニコチンを含有しています．

喫煙者は元来よりタバコ由来のニコチンを摂取していることから，それを皮膚から吸収させたところで全身に与える影響はさほど変わりません．すなわち，ニコチン補充療法は治療特有のリスクが少ない治療です．そのため15歳未満を含む若年者・未成年者への使用も可能です[3]．ただし，ニコチン自体や基材および接着剤に対する接触性皮膚炎を起こすことが知られていま

表1◆禁煙補助薬一覧

	一般名	薬価基準収載名	規格単位	製造・販売元	単位価格（円）
経口薬	バレニクリン酒石酸塩酸塩	チャンピックス®錠	0.5 mg/錠	ファイザー株式会社	136.3
			1.0 mg/錠		244.2
経皮薬（パッチ）	経皮吸収ニコチン製剤	ニコチネル®TTS®30	30 cm^2（52.5 mg）/枚	グラクソ・スミスクライン・コンシューマー・ヘルスケア・ジャパン株式会社	398.8
		ニコチネル®TTS®20	20 cm^2（35 mg）/枚		372.0
		ニコチネル®TTS®10	10 cm^2（17.5 mg）/枚		353.4

す（パッチを用いたニコチン補充療法全体で最大54％[2]）．多くの場合はステロイド製剤などを併用し局所コントロールを加えながら治療を継続することが可能ですが，症状が強い場合には治療を中断する必要があるので注意が必要です．また，ニコチン自体が心血管イベントを増加させうることから，不安定狭心症・心筋梗塞発作後3カ月以内・重篤な不整脈・経皮的冠動脈形成術直後・冠動脈バイパス術直後の患者などへの使用は禁忌となっています．妊娠中・授乳中の女性への使用も禁忌です．

なお，ニコチン製剤は，OTC医薬品として，ガムおよびパッチそれぞれ数種類が市販されており，基材やフイルムの性質からそれぞれ薬効や吸収率に特徴があり副作用出現率にも差があります[4]．

2）バレニクリン酒石酸塩酸塩を用いた内服治療 [3)5)]

バレニクリン酒石酸塩酸塩（チャンピックス®錠）は，中枢神経にある$\alpha_4\beta_2$ニコチン型アセチルコリン受容体に選択的に結合し，拮抗薬および弱い作動薬として二面的に作用することにより，喫煙によりもたらされる多幸感・満足感を抑制（拮抗薬作用）しながら，非喫煙時の禁断症状を抑制（弱い作動薬作用）する作用をもちます．対プラセボ比の副作用として嘔気3.27倍（95％CI 3–3.55，32 RCT），眠気1.49倍（CI 1.35–1.65，299 RCT），異常夢2.12倍（CI 1.88–2.38，26 RCT）などの出現が報告されています[5]が，低用量（0.5 mg/日）から漸増させることによりその頻度が低減しうることから，メーカーから1〜3日目は1回0.5 mgを1日1回，4〜7日目は1回0.5 mgを1日2回，8日目以降は1回1.0 mgを1日2回とした「スターターパック」が用意されています．

本剤にはニコチンが含まれていないため，ニコチン補充療法が無効だった患者，過敏症特に皮膚症状が強くニコチン補充療法が中止になった患者等にも使用可能です．ただし，20歳未満の喫煙者への使用報告はほとんどなく，現時点においては「小児等に対する安全性は確立していない」とされており，15歳未満への投与は推奨されず，15歳以上20歳未満の喫煙者に対する投与に関しても慎重な判断が求められます[3]．

3）薬物治療の限界

ニコチン依存症は身体症状とともに，思考（認知）のゆがみが合併している場合がほとんどです．そのため，本事例がそうであるように，治療の導入自体が難しい場合が少なくありません．そこで禁煙の導入・維持のためには思考を整理し，認知を変化させる必要があります．

ところが，薬物治療には身体症状を軽減する以外の効果，すなわち「喫煙者の誤解を解く」効果や「考え方を変える」効果などはありません．そのため，いずれの製剤も**短期的な治療効果は高いものの，再喫煙を防ぐ作用はもっていません**．

ニコチン製剤に比べて24週目禁煙率が1.25倍（95％CI 1.14–1.37，8件，6,264人）よいとされるバレニクリン酒石酸塩酸塩[5]においても，2 mg/日の標準用量における半年後の禁煙率は対プラセボ比2.24倍（95％CI 2.06–2.43，27件，12,625人）に留まっています．また，本邦における治験においても，治療12週時点での禁煙成功率が65.4％であったものの1年（52

週間）禁煙率は34.6％にまで低下することが報告されています[6].

したがって，再喫煙を軽減する視点からは，むしろ「**禁煙補助薬は，カウンセリングの効果を高めるために使う**」くらいに考えた方が現実に近いように思います．

❷ 動機づけ面接とは[7) 8)]

1）両価性と動機づけ面接

提示した事例では，喫煙を続けることを宣言しながらも，オプションで胸部CT撮影を希望されていることから，それなりの健康不安を抱いていることが推察されます．一方で，保健指導を受けることや，禁煙外来を受診することに対しては拒否的です．

このような「健康に不安を感じる」一方で「悪影響が明らかな因子を除去したくない」といった，相反する感情を当時に抱いている状況を，心理学的に「**両価性のある状態（ambivalence）**」と表現します．両価性を抱いている受診者は「変わりたくない」気持ちと「変わりたい」気持ちを同時に同程度の強度で抱いているため，行動は現状のまま維持されます（図1）．よって，治療者を含む他者には「行動変容の動機が欠落している」ような印象を与えます．

このような心理状態にある受診者に対して，治療に有利な事由（例：禁煙）を強調して接すると，心理的防衛（心理的リアクタンス）が励起され，治療導入に強い抵抗を受けることになります．

言い換えれば，私たちがどんなに説得をしても生活習慣の改善や治療を拒む者は，**元来は治療を受けたいという気持ちはゼロではないのにもかかわらず，治療を受けさせようという強い説得を受けたことにより治療を拒むという態度を示すようになっている**可能性を考える必要があるのです．

そこで，そのような両価性をもつ状態にある受診者への対応として，治療者が有利であると考える方向性を示しつつ（目標指向的要素），受容的応答を行いながら（来談者中心的要素）進

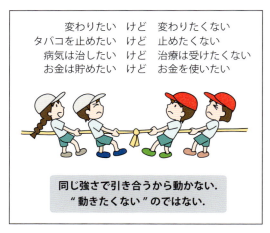

図1 ◆ 両価性（ambivalence）〜心のなかの綱引き

める面接法が，アメリカの心理学者であるウイリアム・ミラー（William Miller）らにより考案されました．これが動機づけ面接（motivational interviewing：MI）です．

2）動機づけ面接のエビデンス

そもそも動機づけ面接が考案されたのは，行動療法の専門家であったミラーがその効果に一定の結論が得られないことに気づいたことが発端です．同じ心理療法を用いても，受診者が見せた反応によって長期成績（行動療法を受けたアルコール依存症患者が9カ月以内に再入院する率）に差がみられることに気づいた彼は，続いて受診者の反応が治療者の言動により引き起こされていることを突き止めました．

追って，治療成績の良い治療者の言動を，治療成績の悪い治療者にまねさせたところ治療成績が向上することも確認され，この手法を体系的にまとめました．言い換えれば，**動機づけ面接とは「うまくいった面接の特徴をまとめた面接技法」**ということです．

当初はアルコール依存症に対して利用されたこの動機づけ面接は，各種物質依存や行動依存に対して応用され，その効果が次々に報告されるようになりました（表2）．ニコチン依存症に対してもランダム化比較試験を含む検討が行われ，コクランレビューにおいても従来の方法に比して1.26倍（95％ CI 1.16–1.36，28件，16,803人），こと治療者を医師に限定したサブ解析では3.49倍（95％ CI 1.53–7.94，2件，736人）と，1年禁煙成功率を大幅に高めることが示されています[9]．

3）動機づけ面接のスピリッツ[2)3)]

動機づけ面接に用いられる技術は全く新しいものというわけではなく，精神療法・心理療法の発達の過程のなかで培われてきたものを応用しています．一方で，単に過去の技術を寄せ集めたのではなく，治療者としてのあり方の骨格をその**スピリッツ（spirits）**として共有しています．

表2 ◆ 動機づけ面接の効果が報告されている研究例

- アルコール問題
- 薬物乱用
- 喫煙
- ダイエット・運動
- 治療アドヒアランス（精神科領域，糖尿病など）
- HIV感染リスク行動
- 衛生行動（発展途上国での飲み水）
- 病的ギャンブル
- 子どもや青少年の行動
- DV・家族関係
- 暴力
- など

（文献8，p5を参考に作成）

ここでいうスピリッツは動機づけ面接のあり方を第三者に説明するために便宜的に適応された概念であり，動機づけ面接の教義や正典などといった性質のものではありません．したがって，これまでもすでに何度か改変されており，今後の研究でよりふさわしい概念が考案されればさらに変更されることも十分にありえます[3]．

現在提唱されている動機づけ面接のスピリッツは，来談者と協力して問題解決にあたる**協同（Partnership）**，来談者の自律性と価値観を尊重する**受容（Acceptance）**，来談者の福祉向上を第一優先とする**コンパッション（Compassion）**，来談者の本来もっている内的な動機を引き出す**喚起（Evocation）**と説明されており，それぞれの頭文字をとって**PACE**（すなわち，**歩調**）と呼ばれています．誌面の都合でそれぞれの解説は割愛しますが，協同と受容には来談者中心的要素，コンパッションと喚起には目標指向的要素が反映されています[3]．

4) 動機づけ面接の技法

両価性を抱いている受診者は「変わりたくない」気持ちと「変わりたい」気持ちを同時に同程度の強度で抱いています．そこで治療者が，「はい」や「いいえ」では**答えられない質問（開かれた質問：Open Questions）**を使って，標的となる行動についての来談者の意識を引き出す必要があります．

このとき来談者の発言には，変化したい方向への発言（チェンジトーク）と，変化したくない方向への発言（維持トーク）が含まれます．いずれの発言であっても，治療者はまずは来談者の「発言」という行動を強化することを目的に，**相手の発言内容を評価せずに是認（Affirming）**を行って会話の継続を図ります．

そのうえで，相手の発言のなかに，**行動変容に結び付く好ましい発言（チェンジトーク）**があれば，それを適宜，そのまま，あるいは相手の意図をくみ取り整理した内容に言い換えて**聞き返し（Reflecting）**を行います．**好ましくない内容の発言（維持トーク）**に対しては，叱責や修正をするのではなく，その内容を**あえて無視**し，会話のなかから消去していきます．なおも維持トークが反復される場合には，あえて強めに聞き返しを行い相手の正したい反射（後述）を誘導するという技法もありますが，難易度は高いので，初学者には不向きです．

そして，ある程度の会話が交わされたところで，それまでの**会話の内容を簡潔にまとめる要約（Summarizing）**を行っていきます．ここまでの治療者のとるべき行動は，それぞれの頭文字をとって**OARS**（すなわち，ボートを漕ぐときに使うオール）と呼ばれています．また，治療者が有する情報を提供する際には，受診者に許可を得てから提供するのが望ましいとされています．

5) 単純な聞き返しと複雑な聞き返し

動機づけ面接の技法のなかで，中核的なスキルとなるのが聞き返しです．

来談者と治療者の間では，主に言語によるコミュニケーションが図られますが，来談者は常に来談者の気持ちや考えを的確に表現できているとは限らない（第一の錯誤），来談者が表出した言動を治療者が正確に捉えられるとは限らない（第二の錯誤），さらに治療者が捉えた来談者

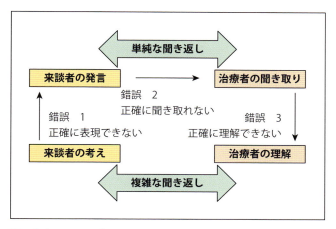

図2◆トーマス・ゴードンのコミュニケーションモデルと聞き返し
（文献7，p52より引用）

の言動の真意を治療者が正確に理解できるとは限らない（第三の錯誤）ため，それらによって来談者の意識と治療者の理解の間には乖離が生じます．この概念はトーマス・ゴードン（Thomas Gordon）のコミュニケーション・モデルとして知られています（図2）．

　来談者の発言と治療者の聞き取りの間に生じる「第二の錯誤」は「単純な聞き返し」で回避することができます．これは一般に「オウム返し」と呼ばれる技術です．

　他方，来談者の考えと治療者の理解の間に生じる錯誤を解消するためには「複雑な聞き返し」を用いる必要があります．これは来談者の発言を受けて，治療者は来談者の意図する内容に仮説を立てて，それを言語として来談者に投げかけることで検証を行う作業です．もちろん，ここで治療者の立てた仮説が間違っている可能性もありますが，多くの場合において来談者がそれを訂正してくれます．人は相手が間違った言動を行ったときに，それを修正しようとする心理特性を有しているからです．これを**正したい反射**（righting reflex）と呼んでいます．

　このとき最も注意するべき点は，語尾の抑揚です．語尾が強く上がってしまうと，相手の発言を咎めたり，その内容を否定したり叱責したりするニュアンスを生んでしまいます．一方，語尾を下げるとそれを回避することができます．

　なお，「正したい反射」は治療者側にも生じてしまいます．時に，私たちは医学的に無意味な対策を嬉々として語る受診者に反発を覚えることがあります．新型タバコや低タールタバコに変えたと語る喫煙者に対して「そんなことをしても意味はありません」などと伝えたくなってしまうのがその例です．しかし，治療者が正したい反射を起こしてしまうと，両価性にある来談者に変化を強要するニュアンスが伝わり，好ましくない方向に動機づけてしまうことになります．**治療者自身の正したい反射を抑制するのも，動機づけ面接におけるポイントの一つ**と言えましょう．

❸ 面接の実例

　提示した事例において，一通りの診察をした後の医師面談を，動機づけ面接を用いて下記のように進めてみました．カッコ内に上で解説した心理現象や面接技法を添えていますので参考にしてください．可能であれば，誰かと二人で役割を分けて，声に出して読んでみてください．その際，筆者の発言の文末が「…」となっているところは，語尾を下げるよう心がけてください．
　なお，個人情報の収集は，院内掲示による広報で黙示の合意を得たものとし，面談の記録をもとに個人情報に配慮し一部改変を行っています．

> 筆者（以下，筆）：高血圧で通院されているということですが，データを見るといい感じですね（是認）．ただ，タバコを吸ってしまっているのがもったいないように思いますが，それについてはどう思われますか？（開かれた質問）
> 受診者（以下，受）：健康のためには止めるつもりはないよ（維持トーク）．

> **ここがポイント　条件が限定されるからには，裏がある（かもしれない）！**
> 　受診者は自ら"健康のためには〜ない"と，条件を限定して治療介入を拒否しています．すなわち健康以外の理由では喫煙を止めたいと思っている可能性があると推察されます．それが何かは，本人でないとわかりません．そこで「複雑な聞き返し」を使って，タバコをやめたい理由があるのかを探ってみました．

> 筆：健康以外の理由では，何かタバコを止めたい理由がある…（複雑な聞き返し）．
> 受：いやあ，最近，吸う場所を探すのが面倒くさくなっちゃって（チェンジトーク）．
> 筆：面倒くさいのはイヤ…（複雑な聞き返し）．
> 受：昔はどこでも吸えたんだけれどね（維持トーク）．
> 筆：自由に吸えるなら吸い続けたい…（複雑な聞き返し：増幅した聞き返し）．
> 受：いやあ，そんなこともないんだけれど（正したい反射）．でも，どうせ止められないから（維持トーク）．

> **ここがポイント　"あきらめ"や"開き直り"は危機感の現れ**
> 　解決困難なタスクにおいては，動機の強さや負荷が最適水準を超えていると，それらが適切な状況に比して解決能力が低下することが知られています（ヤーキーズ＝ドットソンの法則[10]）．すなわち，解決意識を示せない事例においては，問題意識を強くもちすぎている可能性を考える必要があります．
> 　そこで本症例では，禁煙の意志がゼロではないことを確認し，問題解決を妨げている原因を探りました．

筆：止めたい気持ちはゼロではない…（複雑な聞き返し）．

受：そりゃ，止められたら楽だと思うよ（チェンジトーク）．

筆：止められない理由がある…（複雑な聞き返し）．

受：いやぁ，止めたらストレスがねぇ（維持トーク）．

筆：ストレスがなければ止められそう…（複雑な聞き返し）．

受：まあ，仕事をしているうちはムリかな？（維持トーク）

筆：仕事のストレスをタバコで解消している…（複雑な聞き返し）．

受：みんなそうでしょう（維持トーク）．

筆：タバコを吸わない人も…（複雑な聞き返し）．

受：え？あ？タバコを吸わない人？？ え？？ 吸わない人は？？？

筆：吸わない人は…（単純な聞き返し）．

受：吸わない人は，吸いたくならないでしょ．

筆：タバコを吸う人は…（複雑な聞き返し）．

受：吸いたくなる．

筆：どうしてでしょうね？（開かれた質問）

受：イライラするから．

筆：イライラする…（単純な聞き返し）．

受：タバコを吸いたくてね！あ！！

ここがポイント　タバコを止めるとストレスは軽減する

喫煙者が喫煙で解消しているのはニコチンの禁断症状です．したがって，喫煙者が禁煙してしばらく（3カ月から半年）すると禁断症状が出なくなり，自覚症状としてのストレスが軽減されることが報告されています[11) 12)]．

治療者としては「それはニコチン切れの症状です，タバコを止めたら出なくなります」と伝えたいところです（治療者の正したい反射）．しかし，医学的に詳細な説明を行うことは必ずしも得策ではありません．そこで受診者の理解度に応じて，自らがその結論にたどり着けるように誘導しました．

筆：そうですね（是認）．で，吸わない人は…（複雑な聞き返し）．

受：そうか，吸わない人はイライラしないんだ．

筆：吸わない人にはニコチン切れはない…（複雑な聞き返し）．

受：え？じゃあ，タバコを止めたら…．

筆：どうなりますかね…（複雑な聞き返し）．

受：ニコチン切れがなくなる．

筆：ということですね（是認）．

受：え，じゃあ…．

筆：最初の質問に戻りますね，禁煙についてはどう思われます？（開かれた質問）

受：ぜひ止めたいです，止めさせてください．
筆：では，禁煙外来が受診できるように，この後スタッフからご案内させますね．
受：ありがとうございます！

> **症例の経過・その後**
> 今回の患者さんは，会計時に禁煙外来の予約を済ませて帰宅され，後日，禁煙治療を受けられました．現在は禁煙外来通院中ですが，経過は順調と報告を受けております．

おわりに

　禁煙に取り組む姿勢を見せない患者さんへの対応の新たな選択肢として，動機づけ面接を紹介しました．英語圏を中心に普及している動機づけ面接ですが，本邦でも徐々に広がりを見せております．

　これまでにも日本禁煙学会や日本呼吸器学会など各種学会会場でセミナーやワークショップが開かれています．国内のトレーナーも徐々に増えており，学習の機会も増えています．今後の学習機会については，動機づけ面接ファシリテーターネットワーク（MINF）のホームページ（http://infominf.wixsite.com/minf）に公開されていますので，確認してみてください．

◆ 文　献

1) 日本循環器学会，日本肺癌学会，日本癌学会，日本呼吸器学会：「禁煙治療のための標準手順書 第6版」，2014（各学会のホームページで公開）
2) Stead LF, et al：Nicotine replacement therapy for smoking cessation，Chchrane Database Syst Rev：CD000146, 2012
3) 日本禁煙学会　禁煙治療と支援委員会（藤原久義，他）：若年者の禁煙治療指針．日本禁煙学会雑誌，11：145-151, 2016
4) 「禁煙学 改訂3版」（日本禁煙学会/編），p133，南山堂，2014
5) Cahill K, et al：Nicotine receptor partial agonists for smoking cessation，Chchrane Database Syst Rev：CD006103, 2016
6) Nakamura M, et al：Efficacy and tolerability of varenicline, an alpha4beta2 nicotinic acetylcholine receptor partial agonist, in a 12-week, randomized, placebo-controlled, dose-response study with 40-week follow-up for smoking cessation in Japanese smokers. Clin Ther, 29：1040-1056, 2007
7) Miller WR & Rollnick S：Motivational Interviewing, 3rd edition. The guilford press, 2013
8) 「今日からできるミニマム禁煙医療 第2巻 禁煙の動機づけ面接法」（加濃正人/著，神奈川県内科医学会/監），中和印刷，2015
9) Lindson-Hawley N, et al：Motivational interviewing for smoking cessation. Cochrane Database Syst Rev, ：CD006936, 2015
http://onlinelibrary.wiley.com/doi/10.1002/14651858.CD006936.pub3/full
10) 箱田裕司：ヤーキーズ＝ドットソンの法則．「心理学辞典」（中島義明，他/編），p850，有斐閣，1999
11) 矢野直子：禁煙における短期間ストレス状態の変化．日本禁煙学会雑誌，2：55-61, 2005
12) Mino Y, et al：Does smoking cessation improve mental health? Psychiatry and Clinical Neurosciences, 54：169-172, 2000

第 3 章

薬物療法

第3章　薬物療法

1 降圧薬の選び方
～第一選択は？ その次は？

南郷栄秀，岡田　悟

Point
- 降圧薬を使う目的は，血圧そのものを下げることではなく，合併症を予防したり，長生きすることであることを，今一度意識しましょう
- 各国の診療ガイドライン間でも記載は異なります．それほど不確実ななかで診療していることを知りましょう
- 必ずしも"the lower, the better"ではないことに注意しましょう．また原則として，効果や副作用が同等であれば，安価な薬剤を用いるように心がけましょう

Keyword　降圧薬　降圧目標　診療ガイドライン

はじめに

　本稿では，高血圧治療ガイドライン2014（JSH2014）[1]，米国高血圧合同委員会第8次報告（JNC8）[2,3]，それから英国NHSが提供するNICEの高血圧ガイドライン（以下，NICE2016）[4]の内容をふまえたうえで，現実の診療に則した形での，高血圧診療における薬剤の使い方を説明したいと思います．**本稿で降圧薬処方の基本として，併存症のない高血圧患者における降圧目標と降圧薬の選択について解説し，次稿でよく出合う併存疾患による薬の使い分けを解説します．**なるべくシンプルになるように配慮しましたし，この考えが唯一絶対な方法ではありませんが，1つの提案としてお読みいただければと思います．なお，本稿では各薬剤のクラスを下記の略語で記載しています．

- アンジオテンシン変換酵素阻害薬（angiotensin converting enzyme inhibitor）：ACEI
- アンジオテンシン受容体拮抗薬（angiotensin receptor blocker）：ARB
- カルシウム拮抗薬（Ca channel blocker）：CCB
- β遮断薬（β blocker）：BB

1 降圧薬による治療目的は？

　薬剤による降圧治療の効果はどのくらいなのでしょうか？「血圧が高いから下げる」という短絡的な思考で，患者さんに「血圧が高いから，薬を飲まなければ死にますよ」と，半ば脅し

とも言えるような説明をするのは信頼関係構築にも大きく影響しますし，ひいてはそれが薬剤のアドヒアランスの悪化にもつながります．

　高齢高血圧患者を対象として1990年代に行われた大規模臨床試験SHEP[5]では，60歳以上で収縮期血圧160 mmHg以上の患者での降圧治療の効果は，無治療と比べて5年間で脳卒中が8％から5％に，心筋梗塞が3％から2％に，総死亡が10％から9％にそれぞれ有意に減少しました．これは降圧治療によって心血管イベントを有意に減らしたことを意味しますが，見方を変えると，5年間で90％以上の患者は無治療でもイベントが起こらなかったとも言えます．そうすると，患者さんによっては「必ずしも降圧薬を飲まなくてもいいのでは？」と考えるかもしれません．また，私たちが診る患者さんの何十年間ものライフスパンを考えると，時間が経つにつれ心血管イベントのリスクは高くなり，リスクが高くなるほど治療効果は大きくなると期待できますが，逆に降圧薬の使用期間も増えると，それだけ副作用の頻度も増えます．高血圧の臨床研究のほとんどは研究期間が数年間であり，そこで明らかになった効果が何十年も持続するかは誰にもわかりません．実際に各国の診療ガイドラインを比べると，研究結果の解釈から推奨の方法まで細かい差がたくさんあります．私たちの診療はそのような不確実ななかで行わなければならないため，私たちは「高血圧＝治療する」というパターン認識から，**「患者さんがどうなったら幸せだろうか」という患者さんにとっての真の目的が何か**を考えながら，患者さんにあわせて医療情報を適用させていく診療スタイルを心がけることが必要なのです．

　実は患者さんの方も，自分がなぜ高血圧の薬を飲んでいるのか，わかっていないことが多いです．医師の側が，折にふれて降圧治療は単に血圧を下げることが目的ではなく，合併症予防や長生きするために行っていることを伝えれば，患者さんのモチベーションも上がることでしょう．**医師と患者が共通認識をもつことが大事**です．

❷ 降圧薬による降圧効果は？

　各論に入る前に，降圧薬による降圧そのものに対する効果について考えてみます．

　一般的には，血圧が高いほど降圧薬による降圧効果は大きいと考えられます．治療前の収縮期血圧をsBP，拡張期血圧をdBPとすると，標準投与量の降圧薬単剤投与では，どのクラスの降圧薬であっても効果はほぼ等しく，収縮期血圧が$9.1 + 0.10$ (sBP $-$ 154) mmHg，拡張期血圧が$5.5 + 0.11$ (dBP $-$ 97) mmHg下がると予想されることが示されています[6]．したがって，例えば血圧150/90 mmHgの患者さんの場合には，8.7/4.7 mmHgの降圧が期待できることになります．そして，2剤目，3剤目は単純に相加効果と考えてよいとされており，上記の例では，2剤目を加えると141.3/85.3 mmHgから7.8/4.2 mmHgの降圧が期待され，3剤目を加えると133.5/81.1 mmHgから7.0/3.7 mmHgの降圧が期待されることになります．ただ実際には降圧薬を飲んだというプラセボ効果もありますので，バラツキはあるものの，**おおむね1剤使用すると10〜15/5〜10 mmHg程度下がる**というのが，経験的な印象です．ただし，1剤では20/10 mmHg以上は下がらないと言われています[7]．

　一般的に，わが国での各薬剤の添付文書記載の用量は，欧米のものと比較して少なく設定さ

れています．降圧薬の投与量による降圧効果の違いをみると，標準投与量の半量，全量，倍量使用した場合の降圧効果は，それぞれ7.1，9.1，10.9 mmHgであり，増量するとともに効果が大きくなるものの，費用対効果では半量投与が最も効果が優れているとされています[6]．一方，副作用については，BB，CCB，利尿薬では，増量するにつれて発生率が高くなると言われています．それゆえ，降圧不十分の場合には，同クラスの薬剤を標準用量からさらに増量するよりも，別のクラスの薬剤を上乗せする方がよいとされており，降圧効果の違いは5倍にも及ぶとの報告もあります[8]．ただ，JNC8では，**臨床試験での降圧効果を期待するためには，臨床試験で用いられた薬剤投与量**（表1）を用いなければならないと書かれています．例えば，ACEIは日本では臨床試験での投与量の半分程度しか使用できません．ARB，BB，CCBでも，添付文書用量の最大投与量を用いてやっと臨床試験での投与量に到達する程度です．一方，利尿薬は常用量では血清クレアチニン上昇，低カリウム血症，尿酸値上昇，低ナトリウム血症が起こりやすいので，添付文書に書かれている範囲の低い用量にとどめておくべきです．したがって，これらの知見をふまえると，1剤で降圧が不十分の場合は降圧効果が期待できる標準用量まで増量した後，さらなる増量はせずに2剤目を併用するのがよいと考えられます．

❸ 降圧薬の薬価は？

降圧薬の薬価はクラス内ではおおよそ同じ程度ですが，先発品はクラス間では大きな違いがあります．ジェネリック医薬品は比較的クラス間の薬価差が小さいといえます．表2に当院で採用されている各クラスの主な薬剤の比較を示します．最も安価なのは利尿薬で，ジェネリックであればBBもほぼ同等ですが，最も高価なのはARBでジェネリックでも利尿薬の6.5倍もします．仮に，1年間毎日1錠ずつ服用するとしたら，利尿薬では2,226.5円であるのに対し，ARBでは14,454円と大変大きな違いが生じてしまうことがわかります．薬価だけで薬剤選択を行うわけではありませんが，効果と副作用に大きな違いがないような場合には，薬価は重要な選択基準となりえます．国民医療費と患者さんの経済的負担を減らすために，私たちがちょっと気をつければできることはこんなところにもあるのです．

❹ 降圧目標と降圧薬選択の実際

さて，高血圧診療の大前提をふまえたうえで，ここからは個々の病態に応じた降圧目標と，降圧薬の第一選択，そしてその後の処方について症例を交えながら説明します．

> **症例　併存症のない中年高血圧患者へのはじめての降圧薬開始**
> 52歳，男性．職場健診で150/90 mmHgの高血圧を指摘され，当院外来に紹介された．心血管系のリスクファクターは高血圧，男性以外にはなかった．外来受診後，3カ月の食事・運動療法を行って家庭血圧を記録してもらったが，依然として血圧は150/90 mmHgほどなので，担当医である私は降圧薬を処方しようと思っている．

表1 ◆ 各臨床試験で用いられている降圧薬の投与量

降圧薬（日本の先発品商品名）	初期1日投与量(mg)	レビューされたRCTでの目標1日投与量(mg)	1日服薬回数	〈参考〉日本での添付文書投与量
ACE阻害薬（ACEI）				
カプトプリル（カプトリル®）	50	150〜200	2	1回12.5〜25 mg 1日3回，最大150 mg
エナラプリル（レニベース®）	5	20	1〜2	1回5〜10 mg 1日1回
リシノプリル（ロンゲス®）	10	40	1	1回10〜20 mg 1日1回
アンジオテンシン受容体拮抗薬（ARB）				
Eprosartan（日本未発売）	400	600〜800	1〜2	
カンデサルタン（ブロプレス®）	4	12〜32	1	1回4〜8 mg 1日1回，最大12 mg
ロサルタン（ニューロタン®）	30	100	1〜2	1回25〜50 mg 1日1回，最大100 mg
バルサルタン（ディオバン®）	40〜80	160〜320	1	1回40〜80 mg 1日1回，最大160 mg
イルベサルタン（アバプロ®，イルベタン®）	75	300	1	1回50〜100 mg 1日1回，最大200 mg
β遮断薬（BB）				
アテノロール（テノーミン®）	25〜50	100	1	1回50 mg 1日1回，最大100 mg
メトプロロール（セロケン®L）	50	100〜200	1〜2	1回120 mg 1日1回
カルシウム拮抗薬（CCB）				
アムロジピン（アムロジン®，ノルバスク®）	2.5	10	1	1回2.5〜5 mg 1日1回，最大10 mg
ジルチアゼム徐放剤（ヘルベッサー®R）	120〜180	360	1	1回100〜200 mg 1日1回
ニトレンジピン（バイロテンシン®）	10	20	1〜2	1回5〜10 mg 1日1回
サイアザイド系利尿薬				
Bendroflumethiazide（日本未発売）	5	10	1	
Chlorthalidone（日本では販売中止）	12.5	12.5〜25	1	
ヒドロクロロチアジド（先発品発売中止）	12.5〜25	25〜100※	1〜2	1回25〜100 mg 1日1〜2回
サイアザイド系（類似）利尿薬				
インダパミド（ナトリックス®）	1.25	1.25〜2.5	1	1回2 mg 1日1回

※ 現在の推奨されている効果と安全性のバランスにおいてエビデンスに基づいた投与量は，25〜50 mg/日である．
（文献2を参考に作成）

表2 ◆ 降圧薬の薬価

クラス	一般名	商品名	規格	薬価
ACE阻害薬（ACEI）	イミダプリル	タナトリル®	5 mg	54.4円
		イミダプリル塩酸塩	5 mg	30.3円/24.5円
ARB	カンデサルタンシレキセチル	ブロプレス®	8 mg	126.3円
		カンデサルタン錠	8 mg	45.3円
β遮断薬（BB）	アテノロール	テノーミン®	50 mg	85.4円
		アテノロール錠	50 mg	5.9円
カルシウム拮抗薬（CCB）	アムロジピン	アムロジン®	5 mg	47.6円
		アムロジピン錠	5 mg	20.0円/26.2円
利尿薬	トリクロルメチアジド	フルイトラン®	1 mg	9.6円
		トリクロルメチアジド錠	1 mg	6.1円

商品名の上段は先発品，下段はジェネリック医薬品．

1）本症例のポイント：併存症のない中年の本態性高血圧に対する降圧薬の開始

 ここがポイント

- 降圧目標は 140/90 mmHg 未満にする
- 降圧薬導入時の血圧が，降圧目標から 20/10 mmHg 高い 160/100 mmHg 未満なら単剤で開始．それ以上の場合は 2 剤併用で開始する
- 第一選択は低用量利尿薬〔サイアザイド系類似利尿薬インダパミド（ナトリックス®）1 mg がベスト．サイアザイド系利尿薬ヒドロクロロチアジド 12.5 mg，トリクロルメチアジド（フルイトラン®）1 mg は次点〕
- サイアザイド系利尿薬には高血糖，尿酸上昇，腎機能悪化，血清カリウム値低下などの副作用がある
- レニンアンギオテンシン系阻害薬を使用する際は，まず ACEI を使用する．もし空咳で困るようなら ARB に変更する．高価で ACEI より優れた効果が証明されておらず付加価値もない ARB を第一選択にしない
- 各薬剤クラス内の薬剤同士の直接比較試験はないため，特別指定しない限りはクラス内の薬剤はどれでもよく，自院での採用薬（で最も安価なもの）を処方すればよい
- 処方の際には，いずれの薬剤も最も低用量の製剤を 1 錠から 1 日 1 回朝食後で開始する

2）エビデンスと処方の考え方

a）降圧目標

表3に示すように，降圧目標については診療ガイドライン間でバラツキがみられます．年齢に関しては，JNC8 では 60 歳で，NICE2016 では 80 歳で分けています．CHEP2017 は年齢で

表3 ◆ 各高血圧診療ガイドラインでの降圧目標と第一選択薬の推奨

ガイドライン	患者	目標血圧, mmHg	第一選択薬
2014 Hypertension guideline (JNC8)	一般 ≧60歳	＜150/90	非黒人：サイアザイド系利尿薬, ACEI, ARB, or CCB 黒人：サイアザイド系利尿薬 or CCB
	一般＜60歳	＜140/90	
	糖尿病	＜140/90	サイアザイド系利尿薬, ACEI, ARB, or CCB
	CKD	＜140/90	ACEI or ARB
ESH/ESC 2013	一般＜60歳	＜140/90	利尿薬, BB, CCB, ACEI, or ARB
	一般 ≧60, ＜80歳	＜150/90	
	一般 ≧80歳	＜150/90	
	糖尿病	＜140/85	ACEI or ARB
	CKD 尿蛋白陰性例	＜140/90	ACEI or ARB
	CKD 尿蛋白陽性例	＜130/90	
CHEP2017	一般＜80歳	＜140/90	サイアザイド系利尿薬, BB（＜60歳）, ACEI（非黒人）, or ARB
	一般 ≧80歳	＜150/90	
	糖尿病	＜130/80	他の心血管リスクを伴う場合：ACEI, ARB 他の心血管リスクを伴わない場合：ACEI, ARB, DHPCCB, サイアザイド系利尿薬
	CKD	＜140/90	ACEI or ARB
ADA2013	糖尿病	＜140/80	ACEI or ARB
KDIGO2012	CKD 尿蛋白陰性例	＜140/90	ACEI or ARB
	CKD 尿蛋白陽性例	≦130/80	
NICE2016	一般＜80歳	＜140/90	＜55歳：ACEI or ARB ≧55歳 or 黒人：CCB
	一般 ≧80歳	＜150/90	
ISHIB2010	黒人, 低リスク	＜135/85	利尿薬 or CCB
	臓器障害, 心血管リスク	＜130/80	
JSH2014	若年者・中年者（＜65歳）, 前期高齢者（≧65歳, ＜75歳）	＜140/90	ACEI, ARB, CCB, 利尿薬
	後期高齢者（≧75歳）	＜150/90	ACEI, ARB, CCB, 利尿薬
	糖尿病, CKD（尿蛋白陽性例のみ）	＜130/80	ACEI, ARB
	冠動脈疾患, 脳血管障害	＜140/90	狭心症：CCB, BB 心筋梗塞後：ACEI, ARB, BB 脳血管障害慢性期：ACEI, ARB, CCB, 利尿薬

ADA：American Diabetes Association, CHEP：Canadian Hypertension Education Program, DHPCCB：dihydropyridine calcium channel blocker, ESC：European Society of Cardiology, ESH：European Society of Hypertension, ISHIB：international Society for Hypertension in Blacks, KDIGO：Kidney Disease, Improving Global Outcome.
（文献1, 2を参考に作成）

分けていません．欧州のESH/ESC2013では，60歳と80歳で3つに分けており，日本のJSH2014では若年者・中年者（65歳未満），前期高齢者（65〜74歳），後期高齢者（75歳以上）と3つに分けています．併存症のない若年者・中年者の高血圧患者では，140/90 mmHg

未満を目標とするか，それともさらに低値を目標とするかで，どちらがより心血管イベントや総死亡が減るという一貫した根拠はありません．以前は130/85 mmHg未満とより厳しい降圧目標を掲げてきましたが，JSH2014の改訂で140/90 mmHg未満に引き上げられることになりました．NICE2016でも独自に行われたメタアナリシスでこれらのイベントに対して有意差はなく，そもそも140/90 mmHg未満という目標自体に根拠がないと結論づけています．2012年に発表された4件のランダム化比較試験（RCT）のコクランレビュー[9]では，血圧140〜159/90〜99 mmHgの軽症高血圧患者が5年間降圧治療を受けても死亡，冠動脈疾患，脳卒中，心血管イベントはいずれも減りませんでしたが，有害事象による中断は増えました．2015年に降圧目標を収縮期血圧140 mmHg未満にするのと120 mmHg未満にするのとを比較した50歳以上の高血圧患者を対象としたSPRINT研究[10]の結果が発表され，120 mmHg未満にしたほうが心血管イベントが有意に減るというので大きな話題になりました．しかし，この主要アウトカムは複合アウトカムであり，個別のアウトカムでは，心筋梗塞，急性冠症候群，脳卒中を減らさず，心不全は年率0.67％から0.41％へ，心血管死は年率0.43％から0.25％へ，総死亡は年率1.40％から1.03％へ減らし，腎機能悪化は年率0.35％から1.21％に増えるというものでした．いくつかのアウトカムで有意差はつきましたが，そのほとんどで臨床的には効果が実感できないくらい小さいものでした．

2009年に降圧目標を検討した7件のRCTのコクランレビュー[11]の結果が発表されましたが，目標値が血圧135/85 mmHg未満と140〜160/90〜100 mmHg未満の間に違いはありませんでした．そして2016年には19件のRCTのシステマティックレビュー[12]の結果が発表され，こちらは平均血圧が133/76 mmHgと140/81 mmHgの比較で，やはり主要な心血管イベントと脳卒中，アルブミン尿はそれぞれRR 0.86（0.78〜0.96）倍と0.78（0.68〜0.90）倍，0.90（0.84〜0.97）倍に有意に減りましたが，それ以外のアウトカムについては変わりはありませんでした．

このように，一貫してより強力な降圧を行っても臨床的に有意なメリットは得られない（統計学的には有意でも，その差は大きくない）ことから，**併存症のない患者では現時点では140/90 mmHg未満を目標とします**．

b）薬剤選択

では，どの薬剤を選択すればよいでしょうか．世界最大規模の高血圧臨床試験であるALLHAT[13]では，利尿薬，CCB，ACEIの心血管イベントに対する効果に差はありませんでした（図1）．しかし利尿薬がACEI，CCB，BBに比べ心血管イベントの予防効果は優れていたとする2009年のコクランレビュー[14]もあり，加えて利尿薬は他の薬剤に比べて安価なため，また代謝系への副作用が懸念されるとしてもその影響は小さいと考えられるので，併存症のない高血圧患者では第一選択となると考えられます．

降圧薬として主に使用される利尿薬にはサイアザイド系利尿薬（ヒドロクロロチアジド，トリクロルメチアジド，ベンジルヒドロクロロチアジド）とサイアザイド系類似利尿薬（インパミド，クロルタリドン，メチクラン，トリパミド，メフルシド）があります．NICE2016で

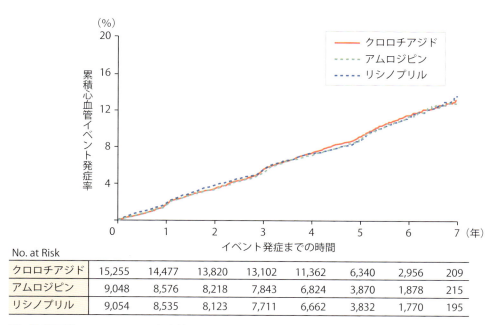

図1 ◆ 利尿薬，CCB，ACEIの心血管イベントに対する効果
利尿薬（クロロチアジド），CCB（アムロジピン），ACEI（リシノプリル）での心血管イベント（致死性冠動脈疾患，非致死性心筋梗塞）発症率は各薬剤間で変わらなかった
（文献13より引用）

はサイアザイド系類似利尿薬をより一貫したエビデンスがあるとして推奨しています．2015年に発表されたシステマティックレビュー[15]の結果では，インダパミドのほうがヒドロクロロチアジドよりも5.13 mmHg収縮期血圧が有意に低下しました．しかし一方で，クロルタリドン（国内販売中止）とヒドロクロロチアジドは心血管死亡と入院が同等という結果でした．したがって，**第一選択薬として可能ならばサイアザイド系類似利尿薬を利用するが，サイアザイド系利尿薬とサイアザイド系類似利尿薬のいずれでもよい**です．なお，ヒドロクロロチアジドの先発品であるダイクロトライド®は米国で2003年に発売中止となり，原薬が入手不可能になったことで2010年に販売中止となり，現在ではジェネリック医薬品しか利用できません．

利尿薬の投与量は，前述のコクランレビュー[14]で，低用量と比べ高用量では総死亡率の抑制効果や冠動脈疾患などの予防効果が減弱し，副作用による治療中断が多かったことから，低用量で開始し，増量しない方がよいと考えられます．同研究では**利尿薬の低用量の定義を，ヒドロクロロチアジド＜50 mg/日，トリクロルメチアジド＜2 mg/日，インダパミド＜5 mg/日**としています．原則として，少ない成分量の製剤を1錠使用すればよいと覚えておくといいでしょう．コクランレビューでの低用量の定義と日本での添付文書記載の用量と推奨用量の関係を**表4**にまとめます．

利尿薬が低カリウム血症，高尿酸血症などの副作用によって使いづらい場合は，前述のメタアナリシスで利尿薬ほどの豊富なエビデンスはありませんが，ほぼ同等の効果があったACEI

表4 ◆ 降圧薬として用いられる利尿薬の比較

	一般名	商品名	規格	添付文書記載用量	推奨用量	薬価
サイアザイド系利尿薬	ヒドロクロロチアジド（HCTZ）	先発品販売中止後発品あり	12.5 mg/25 mg	25～100 mg	12.5～25 mg	5.6円／5.6円
	トリクロルメチアジド	フルイトラン®	1 mg/2 mg	2～8 mg	1～2 mg	9.6円/9.6円
サイアザイド系類似利尿薬	インダパミド	ナトリックス®	1 mg/2 mg	2 mg	1～2 mg	11.4円/21.5円

を処方するのがよいと考えます．いずれの製剤も効果は同等（クラスエフェクト）と考えられるので，院内で採用されている最も安価な薬剤を選択するので構いません．当院ではイミダプリル（タナトリル®）5 mgで開始しています．

なお，臨床現場ではACEIではなくARBがよく処方されていますが，ACEIとARBを比較した9件のRCTのコクランレビュー[16]では，総死亡，心血管イベントでACEIとARBの間に違いはみられていません．ARBはACEIよりも認容性が優れるとされますが，ACEIで問題となる空咳の副作用は，5～20％で起こるとされており[17]，通常は治療開始1～2週以内に発生します．空咳の副作用が現れるのは女性の方が多いと言われていますが，男性で1割程度，女性で3割程度にしか起きないという印象です．しかも可逆的なもので，通常は治療中止から4～7日以内に治まります[17]．さらに，37件の研究のシステマティックレビュー[18]では，ACEIは肺炎をオッズ比0.66（95％信頼区間0.55～0.80）に減らしましたが，ARBには有意な差がみられませんでした．ACEIにおけるこの効果は，脳梗塞の既往の有無とは関係なく期待できます．このように，ACEIはARBにはない付加価値があります．

したがって，**原則としてはまずACEIを選び，どうしても空咳が困るという場合に限ってARBへ変更するべきであり，認容性を理由に最初からARBを選択のは不適切と思われます**．JSH2014，JNC8ともに，ACEIとARBが第一選択薬として併記されていますが，NICE2016ではARBはACEIで認容性が低いときの代替薬として記載されています．

BBについては，前述のコクランレビュー[14]で血圧160/100 mmHg以上の中等度～重症高血圧患者と心血管疾患の既往のある患者では心血管イベント抑制効果が見られませんでした．2017年に発表された13件のRCTの別のコクランレビュー[19]でも，総死亡に対してBBはプラセボ，利尿薬，ACEI，ARBと差がなく，CCBよりも多いとされました．また，冠動脈疾患に対しては他の薬剤と違いはありませんでしたが，脳卒中に対しては，CCBやACEI，ARBよりも多いという結果でした．さらにBBは代謝系を悪くしたり，高齢者でうつを引き起こしたりするなど副作用が懸念されるので，各種診療ガイドラインでも第一選択薬から外れています．

患者さんへの処方

利尿薬には血糖上昇作用や低カリウム血症の副作用がありますが，今回の患者さんは血糖には異常がなかったため，経済的負担も考え，まずは利尿薬から開始しました．サイアザイド系類似利尿薬〔ヒドロクロロチアジド（ニュートライド）〕がよかったのですが，当院採用がなかったため，サイアザイド系利尿薬のトリクロルメチアジド（フルイトラン®）を処方しました．用量は1回1 mg 1日1回朝食後の低用量にしました．

❺ 2剤目以降の選択の実際

患者さんの経過　1剤目の降圧薬治療の効果に乏しい併存症のない高血圧患者

フルイトラン®1 mgを処方して2カ月間経過を観察したものの，血圧は145/80 mmHgとやや下がった程度だった．私は患者さんと相談して2剤目を追加して飲んでもらおうと思っている．

1）本症例のポイント：併存症のない中年の高血圧患者への降圧薬の併用

ここがポイント

- 降圧薬を開始して1～2カ月後に降圧目標を達成しない場合，1剤目の降圧効果は不十分と考え，低用量から標準用量へ増量する（例：インダパミドは1 mgから2 mgに増量，イミダプリルは5 mgから10 mgに増量）
- 1剤目を標準用量使用でも降圧目標を達成しない場合，1剤目を増量する前に，2剤目を追加する
- 1剤目が利尿薬ならば，2剤目はACEIを加える
- 1剤目がACEIならば，2剤目はCCBにする
- 2剤目は利尿薬でない薬を眠前投与にする
- 3剤目は3剤の組み合わせが利尿薬＋ACEI＋CCBになるようにする
- 4剤目は，利尿薬＋ACEI＋CCBの3剤に加え，BBもしくは抗アルドステロン薬（スピロノラクトン）を用いる
- ACEIの認容性がない場合に限り，ARBに変更する
- **ACEI＋ARBの組み合わせはしてはならない**．副作用が増えるだけであり，上乗せ効果はない

2）エビデンスと処方の考え方

　降圧薬による血圧低下作用は，通常数日で現れはじめ，数週間で定常状態になります．したがって，降圧薬の効果判定は，薬剤を開始，増量してから1～2カ月程度で行います．一般的

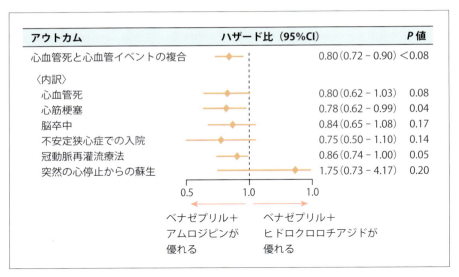

図2 ◆ 2剤併用の心血管死・心血管イベントに対する効果
ACEI（ベナゼプリル）＋CCB（アムロジピン）はACEI＋利尿薬（ヒドロクロロチアジド）と比べ心血管死・心血管イベントを減らした
（文献21より引用）

に降圧薬の単剤投与でコントロールが可能な患者さんは，薬剤にもよりますが，だいたい4〜6割とされています[20]．降圧薬をはじめたのにもかかわらず血圧の下がりが不十分でさらに薬が増えることに落胆する患者さんも多いですが，**もともと単剤でのコントロールに限界があることをあらかじめ降圧治療開始時に伝えておくと，少しでも心理的な負担を減らせます．**

前述のとおり，**1剤目で効果が不十分の場合，まず効果が期待できる標準用量（通常は開始用量である低用量の倍量）に増量します．それでも十分に降圧できない場合は，2剤目の併用を検討します．**

2剤目の降圧薬に何を加えればいいかについてのエビデンスは豊富ではありません．ACCOMPLISH[21]ではACEI＋CCB群がACEI＋利尿薬群と比べ，降圧作用に関係なく心血管死・心血管イベントを減らし，心筋梗塞予防効果とアドヒアランスに優れていました．さらに他の総死亡，脳卒中，不安定狭心症での入院などでも優れる傾向でした（図2）．この結果から，**1剤目にACEIを開始した場合は，2剤目としてCCBを加えます．**しかしACEI＋サイアザイド系利尿薬も十分に効果があるとして，米国高血圧学会の降圧薬併用療法のガイドライン[22]はACEI＋利尿薬も望ましい選択肢としてあげています．

結局のところ，利尿薬，CCB，ACEI（またはARB）のいずれか2剤の組み合わせであれば，どの組み合わせも大した違いはないというのが結論ですが，**1剤目に利尿薬を用いた場合には，2剤目として利尿薬の副作用である低カリウム血症を相殺してくれるACEIを選択しておくのが合理的と言えるでしょう．**併用する際に注意が必要なのは，**ACEI＋ARBの組み合わせは避けるべき**ということです．ACEIとARBの併用でそれぞれの単剤使用と比べ高カリウム血症の

発症率が増加し，腎予後・生存率が悪化することがわかっています[23]．

興味深いことに，**2剤以上の降圧薬を使用する際に，1剤は眠前投与にすることが推奨されています**．これは，夜間に血圧が10％未満しか下がらないnon-dipper型（通常は15％程度下がる）の高血圧が心血管イベントの危険因子になる[24]ことから，その有用性が示唆されているからです．そして，MAPEC study[25]の結果によると，降圧薬を1剤眠前投与にすることで，夜間血圧が下がり，non-dipper型の割合が減り，さらに心血管イベントと総死亡が有意に減りました．JNC8にも，服用する降圧薬のうち1つは眠前投与が勧められています．

なお，単剤投与で降圧不十分の場合に，上乗せではなく別のクラスの薬剤に変更するという選択肢もあります．最初の薬の効果が無効だった患者の50％で，別のクラスに変更して降圧目標を達成したという報告[26]がありますが，JNC8などでは，より降圧効果を確実にするために，この逐次単剤療法（sequesntial monotherapy）は推奨されていません．

患者さんへの追加処方

初期治療として利尿薬を処方していたので，ACEIを追加処方しました．なお，ACEIには当院採用薬であるイミダプリル（タナトリル®）5 mgを処方しました．

なお，もしこの患者さんが初期治療導入時に降圧目標よりも20/10 mmHg以上血圧が高ければ，最初からACEI＋CCBを処方したと思います．その場合のCCBには当院採用薬のアムロジピン（アムロジン®OD）2.5 mgを選択しました．

次稿（3章2）で，併存疾患による降圧薬の使い分けを述べ，降圧目標と降圧薬の選択のアルゴリズムを示していますのでご参照ください．

◆ 文 献

1) 「高血圧治療ガイドライン2014」（日本高血圧学会高血圧治療ガイドライン作成委員会/編），ライフサイエンス出版，2014
2) James PA, et al：2014 evidence-based guideline for the management of high blood pressure in adults：report from the panel members appointed to the Eighth Joint National Committee (JNC 8)．JAMA, 311：507-520, 2014
3) The SPELL, JNC 8 (Eighth Joint National Committee)．(2014.1 14.)：http://spell.umin.jp/nangoroku/nangoroku_hypertension.html#JNC8
4) National Institute for Health and Clinical Excellence (NICE)：Hypertension in adults: diagnosis and management. (Clinical guideline 127) 2011
http://guidance.nice.org.uk/CG127
5) SHEP Cooperative Research Group：Prevention of stroke by antihypertensive drug treatment in older persons with isolated systolic hypertension. Final results of the Systolic Hypertension in the Elderly Program (SHEP)．JAMA, 265：3255-3264, 1991
6) Law MR, et al：Use of blood pressure lowering drugs in the prevention of cardiovascular disease：meta-analysis of 147 randomised trials in the context of expectations from prospective epidemiological studies. BMJ, 338：b1665, 2009
7) Weber MA, et al：Clinical practice guidelines for the management of hypertension in the community a statement by the american society of hypertension and the international society of hypertension. J Hypertens, 32：3-15, 2014
8) Wald DS, et al：Combination therapy versus monotherapy in reducing blood pressure：meta-anal-

ysis on 11,000 participants from 42 trials. Am J Med, 122 : 290-300, 2009
9) Diao D, et al : Pharmacotherapy for mild hypertension. Cochrane Database Syst Rev, (8) : CD006742, 2012
10) SPRINT Research Group, Wright JT Jr, Williamson JD, Whelton PK, Snyder JK, et al : A Randomized Trial of Intensive versus Standard Blood-Pressure Control. N Engl J Med, 373 : 2103-2116, 2015
11) Arguedas JA, et al : Treatment blood pressure targets for hypertension. Cochrane Database Syst Rev, (3) : CD004349, 2009
12) Xie X, et al : Effects of intensive blood pressure lowering on cardiovascular and renal outcomes : updated systematic review and meta-analysis. Lancet, 387 : 435-443, 2016
13) ALLHAT Officers and Coordinators for the ALLHAT Collaborative Research Group : Major outcomes in high-risk hypertensive patients randomized to angiotensin-converting enzyme inhibitor or calcium channel blocker vs diuretic : The Antihypertensive and Lipid-Lowering Treatment to Prevent Heart Attack Trial (ALLHAT) . JAMA, 288 : 2981-2997, 2002
14) Wright JM & Musini VM : First-line drugs for hypertension. Cochrane Database Syst Rev, (3) : CD001841, 2009
15) Roush GC, et al : Head-to-head comparisons of hydrochlorothiazide with indapamide and chlorthalidone : antihypertensive and metabolic effects. Hypertension, 65 : 1041-1046, 2015
16) Li EC, et al : Angiotensin converting enzyme (ACE) inhibitors versus angiotensin receptor blockers for primary hypertension. Cochrane Database Syst Rev, (8) : CD009096, 2014
17) Israili ZH, et al : Cough and angioneurotic edema associated with angiotensin-converting enzyme inhibitor therapy. A review of the literature and pathophysiology. Ann Intern Med, 117 : 234-242, 1992
18) Caldeira D, et al : Risk of pneumonia associated with use of angiotensin converting enzyme inhibitors and angiotensin receptor blockers: systematic review and meta-analysis. BMJ, 345 : e4260, 2012
19) Wiysonge CS, et al : Beta-blockers for hypertension. Cochrane Database Syst Rev, 1 : CD002003, 2017
20) Materson BJ, et al : Single-drug therapy for hypertension in men. A comparison of six antihypertensive agents with placebo. The Department of Veterans Affairs Cooperative Study Group on Antihypertensive Agents. N Engl J Med, 328 : 914-921, 1993
21) Jamerson K, et al : Benazepril plus amlodipine or hydrochlorothiazide for hypertension in high-risk patients. NEJM, 359 : 2417-2428, 2008
22) Gradman AH, et al : Combination therapy in hypertension. J Am Soc Hypertens, 4 : 42-50, 2010
23) Mann JF, et al : Renal outcomes with telmisartan, ramipril, or both, in people at high vascular risk (the ONTARGET study) : a multicentre, randomised, double-blind, controlled trial.Lancet, 372 : 547-553, 2008
24) Fan HQ, et al : International Database on Ambulatory Blood Pressure In Relation to Cardiovascular Outcomes Investigators. Prognostic value of isolated nocturnal hypertension on ambulatory measurement in 8711 individuals from 10 populations. J Hypertens, 28 : 2036-2045, 2010
25) Hermida RC, et al : Influence of circadian time of hypertension treatment on cardiovascular risk : results of the MAPEC study. Chronobiol Int, 27 : 1629-1651, 2010
26) Materson BJ, et al : Response to a second single antihypertensive agent used as monotherapy for hypertension after failure of the initial drug. Department of Veterans Affairs Cooperative Study Group on Antihypertensive Agents. Arch Intern Med, 155 : 1757-1762, 1995

第3章　薬物療法

2　併存疾患による降圧薬の使い分け

南郷栄秀, 岡田　悟

> **Point**
> - 年齢や併存疾患によって降圧目標や最適な降圧薬が異なることを意識しましょう
> - 過去の研究結果のまとめであるエビデンスだけでなく，患者さんの病状や現場のおかれた環境，患者さんの価値観，そして自分自身の診療経験を合わせて，総合的に判断して診療しましょう

Keyword　降圧薬　降圧目標　高齢者　糖尿病　心疾患　脳卒中　CKD

はじめに

前稿（3章1）では，降圧薬の処方の基本を述べましたが，本稿ではよく出会う併存疾患・状態での降圧目標と降圧薬の使い分けのポイントを説明していきます．

1　高齢者

> **ここがポイント**
> - 降圧目標は
>   ・65歳以上75歳未満では140/90 mmHg未満
>   ・75歳以上では150/90 mmHg未満．ただし，余命に応じて緩和する．130/80 mmHg未満にはならないようにする
> - 薬剤の選択基準は若年者・中年者と同じ
> - 過降圧によって起立性低血圧や転倒が起こるので，必要以上に下げない．降圧目標より20/10 mmHg以上は下がらないようにする
> - 1～3カ月ごとに緩徐に薬剤調整をする
> - ACEIは咳によって，嚥下性肺炎を予防する可能性がある．ARBには肺炎予防効果はない

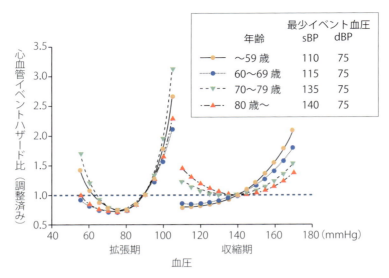

図1 ◆ 年齢層別の血圧と心血管イベントリスクの関連
収縮期血圧は70歳以上では血圧が低くなるほど心血管イベントのリスクが増えた．
拡張期血圧は全年齢層で75 mmHg未満で心血管イベントのリスクが増えた．
（文献3より引用）

●エビデンスとコメント

a）降圧目標

　80歳以上の高齢高血圧患者を対象とした大規模臨床試験HYVET[1]では，降圧により致死性脳卒中と総死亡，心不全が有意に減少し，その際に達成された血圧は約140/80 mmHgでした．前稿で紹介したSPRINT研究の75歳以上のサブグループ解析[2]でも，同様に心筋梗塞，急性冠症候群，心血管死，脳卒中を減らさず，心不全，心血管死は減りましたが，それ以外のものは差がつきませんでした．有意に減ったアウトカムも，臨床的には効果が実感できないくらい小さいものという結果でした．50歳以上の冠動脈疾患合併高齢者を対象とした大規模臨床試験INVESTのサブ解析[3]では，降圧後の血圧が70～79歳では135/75 mmHgで，80歳以上では140/75 mmHgで，死亡を含む心血管イベントが最も少なく，それを上回るさらなる降圧は逆にイベントが増えました（図1）．また，2015年に発表された観察研究であるPARTAGE研究[4]でも，降圧剤を2剤使用している80歳以上の高齢者で収縮期血圧が130 mmHg未満だと死亡が調整済みハザード比1.78（95％ CI 1.34～2.37）倍と高かったという結果でした．70歳未満であっても，収縮期血圧こそ心血管イベントリスクと正の相関がありましたが，拡張期血圧では75 mmHgを下回ると逆にリスクが上がりました．決して，"the lower, the better"ではないのです．下げ過ぎに注意しましょう．

　2017年に3件のRCTのコクランレビュー[5]の結果が発表されており，降圧目標150～160/95～105 mmHg未満と140/90 mmHg未満では総死亡，脳卒中，心血管イベント，有害事象による中断のすべてで違いが見られませんでした．この結果から，**高齢者では基本的に150/90**

mmHg未満（そして下げすぎない）を降圧目標とすればよいといえます．

近年，各国の高血圧診療ガイドラインでは，降圧目標を緩和する傾向にあります．一般的に血圧は年齢とともに上昇するものなので，至適血圧がどれくらいかは，一概には言えません．ですから，75歳以上で一律150/90 mmHg未満の降圧目標というのもおそらく適切ではなく，年齢によって変える必要があると思います．75歳と95歳の降圧目標が同じでいいわけがありません．そこで私たちは，患者さんの平均余命を考慮するようにしています．厚生労働省のホームページに年齢別平均余命を示した簡易生命表のデータが公開されていますが，例えば平成23年簡易生命表[6]によると，75歳の男性の平均余命は11.43年，女性は15.16年です．80歳だと男性で8.39年，女性で11.36年，90歳だと男性4.14年，女性5.46年，残りの人生があることになります．であれば，その残りの人生のなかで血圧を下げるということがその人にとってどのような意味があるのかを考えてみると，降圧治療をどこまで積極的にやればいいか，おのずと見えてくるかもしれません．

b) 薬剤選択

薬剤選択については，**基本的に若年者・中年者の場合と変わりはありません**[7]が，降圧による起立性低血圧・食後低血圧・転倒などが起こりうるため，過度な降圧は避けるべきです．診療ガイドラインには降圧目標の上限しか書かれていませんが，私たちは，降圧目標より20/10 mmHg以上は下がらないように調節しています．つまり，75歳以上では，130/80 mmHg未満にならないように注意します．また，薬剤調整は，少しゆっくり目に1～3カ月の間隔で行います．

また高齢者で，嚥下障害があったり，肺炎の既往があったりするなど肺炎のリスクが高い症例には，前稿で解説したとおり，肺炎予防効果のあるACEI（angiotensin converting enzyme inhibitor：アンジオテンシン変換酵素阻害薬）を選択するのが合理的だと言えます．

❷ 糖尿病合併患者

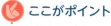
ここがポイント
- 降圧目標は140/90 mmHg未満
- 第一選択はACEI，2剤目はCCB（Ca channel blocker：カルシウム拮抗薬）
- BB（β blocker：β遮断薬）は使いづらい

● エビデンスとコメント

a) 降圧目標

糖尿病合併患者を対象とした2016年のシステマティックレビュー[8]では脳卒中だけは収縮期血圧が130 mmHg未満だと減るが，総死亡，心血管死亡，心筋梗塞，心不全，末期腎疾患は収縮期血圧が140 mmHg未満になると逆に死亡が増えました．そのため，JSH2014では糖尿

表1 ◆ 糖尿病合併患者でのネットワークメタアナリシスによる各降圧薬の効果

	治療内容	オッズ比（95％CI）
総死亡	ACEI＋CCB	0.51（0.15 − 1.35）
	ACEI＋利尿薬	0.86（0.59 − 1.26）
	ACEI	0.99（0.73 − 1.26）
	CCB	1.02（0.74 − 1.46）
	ARB	1.08（0.87 − 1.39）
	利尿薬	2.19（0.17 − 55.70）
	BB	**7.13（1.37 − 41.39）**
	ARB＋CCB[†]	4.42×10^{-14}（2.81×10^{-51} − 4.25×10^{5}）
	ARB＋利尿薬[†]	7.06×10^{-3}（2.07×10^{-27} − 4.38×10^{17}）
	ACEI＋ARB[†]	**2.10×10^{15}（90.74 − 7.26×10^{26}）**
末期腎不全	ACEI	0.71（0.39 − 1.28）
	ARB	0.73（0.43 − 1.25）
	BB	0.87（0.10 − 6.34）
	CCB	1.01（0.54 − 1.90）
	ACEI＋利尿薬	1.20（0.50 − 2.93）

総死亡・末期腎不全に対して単剤ではACEIが，総死亡に対して併用療法ではACEI＋CCBが有意差はないが最も減る傾向があった．総死亡では利尿薬，BBが大きく増える傾向だった．
[†]症例数と死亡者が少なかったため，極めて広い信頼区間になっている
赤字：望ましい効果または望ましくない効果が有意なもの
（文献9を参考に作成）

病患者での降圧目標が130/80 mmHgとなっていますが，JNC8やADA2017などでは140/90 mmHg未満が目標となっており，現時点ではそれが適切だと思います．

b）薬剤選択

糖尿病合併患者における，降圧薬の違いによる総死亡，末期腎不全，クレアチニン倍化に与える影響を検討した2013年のネットワークメタアナリシス[9]では，ACEIが総死亡，末期腎不全，クレアチニン倍化が減る傾向でした（表1）．総死亡は利尿薬とBBでは有意差はないものの，それぞれ2倍と7倍に増える傾向でした．クレアチニン倍化はCCB（Ca channel blocker：カルシウム拮抗薬）では増える傾向があり，BBでは有意差はありませんが約5倍に増えました．ACEIは糖尿病性腎症でのアルブミン尿・蛋白尿の減少効果[10]のほか，糖尿病性腎症がなくても早期腎症を予防できるという報告があります[11]．

これらの結果をふまえると，**糖尿病合併患者での降圧薬の第一選択はACEI**が勧められます．

2剤目はどうすればよいでしょうか？ 前述のネットワークメタアナリシスではACEI＋CCBはACEI＋利尿薬に比べ総死亡が減る傾向でした（表1）．ACEI＋利尿薬では総死亡は減る傾向ですが，末期腎不全・クレアチニン倍化は増える傾向がみられました．そのため，ACEIの単剤治療で十分に降圧できない場合の併用療法としてはACEI＋利尿薬ではなく，ACEI＋CCBがよいと考えます．

❸ 心疾患合併患者

1) 心不全合併患者

> **ここがポイント**
> - 心不全を合併している患者では，明確な降圧目標はなく，長期予後改善効果を期待して降圧薬を使用する
> - 収縮不全型心不全ではACEIが第一選択．2剤目はBB，3剤目にスピロノラクトン．そのほか急性増悪などの際の対症療法として利尿薬を選択する
> - 拡張不全型心不全では利尿薬が第一選択．2剤目はACEIとする

●エビデンスとコメント

a) 降圧目標

　心不全合併患者で心血管イベントが減少した2002年のランダム化比較試験（RCT）であるCHARM-Added試験[12]では，降圧の程度は125/75 mmHg程度でした．しかし，降圧薬は降圧が目的ではなく，交感神経やレニン・アンジオテンシン系の心臓への過刺激を抑制することでQOLや予後を改善するために使用します．したがって，各種診療ガイドラインでは特別な降圧目標は設定されていません．

b) 薬剤選択

　収縮不全型（左室駆出率LVEF＜40％）心不全合併の患者ではACEI[13]，BB[14]，スピロノラクトン[15]での合併症と死亡率の減少が報告されています．あとは対症療法としての利尿薬です．心不全合併患者へのBBの投与は，添付文書中に「慢性心不全患者に使用する場合には，慢性心不全治療の経験が十分にある医師のもとで使用すること」と警告されているので，一般的には循環器専門医が行うことが望ましいと思われます．慎重な経過観察を要するため，その解説は他書に譲ります．

　拡張不全型（LVEF≧40％）心不全合併の患者では，収縮不全型の場合ほどACEIやBBの心保護効果は期待できないとされています．したがって，どの降圧薬がよいかというエビデンスはなく，sBP（収縮期血圧）のコントロールと肺うっ血・末梢浮腫のコントロールを考えると，利尿薬やACEIなどがよいと考えます．

2) 冠動脈疾患合併患者

> **ここがポイント**
> - 降圧目標は140/90 mmHg未満．ただしdBPは60 mmHg未満には下げない
> - 第一選択はBB，2剤目はACEI，3剤目はCCB

●エビデンスとコメント

a）降圧目標

2017年に発表された心血管疾患合併高血圧患者の降圧目標を評価したコクランレビュー[16]では，降圧目標が135/85 mmHg未満は140〜160/90〜100 mmHg未満と比較して総死亡，心血管死亡は変わらず，致死的・非致死的な心血管イベントをリスク比RR 0.97（95％ CI 0.78〜0.98，エビデンスの質：低）と減らしましたが，有害事象による中断がRR 8.16（2.06〜32.28，エビデンスの質：非常に低）と多いという結果でした．心血管疾患合併高血圧患者を対象に降圧目標を検討したINVEST[17]では140/90 mmHg未満を目標とした場合に，その達成率が上がるほど心筋梗塞，脳卒中が減少しました．一方，そのサブ解析では，血圧と主要アウトカム（総死亡，非致死性脳卒中，非致死性心筋梗塞）の間の関係はJ型であり，拡張期血圧が70 mmHgを下回ると，総死亡，心筋梗塞，脳卒中が増えるという結果でした．またSHEP[18]でもdBP（拡張期血圧）を50〜60 mmHg未満に降圧すると心筋梗塞を含む心血管イベントが増えました．dBPについてはその後の研究では結果は一貫しませんが，害が増える可能性があるため，dBPは下げすぎない方がよいと考えます．

b）薬剤選択

冠動脈疾患を合併していない患者では第一選択薬から外れたBBですが，心筋梗塞後の患者の死亡率を減らすことが証明されています[19]．2017年に発表されたネットワークメタアナリシス[20]では，脂溶性BBは水溶性BBよりも心血管死亡がオッズ比0.72（95％ CI 0.54〜0.97）に有意に減った（総死亡と冠動脈疾患には有意差なし）という結果が示されました．

またACEIでも心血管イベントを減らすことが証明されています[21]．CCBは脳梗塞，狭心症症状を減らすものの，総死亡やほかの心血管イベントでは違いがありませんでした[22]．ほかの薬剤に関してエビデンスはありません．

④ 脳卒中合併患者

 ここがポイント

- 治療目標は140/90 mmHg未満．sBPを120 mmHg未満にはしない
- 片側の頸動脈・椎骨動脈・頭蓋内動脈に70％以上の狭窄がある場合はsBPを130 mmHg未満にはしない
- 両側の上記動脈に70％以上の狭窄がある場合はsBPを150 mmHg未満にはしない
- 第一選択はACEI，2剤目は利尿薬，3剤目はCCB
- BBはなるべく使わない

●エビデンスとコメント

a）降圧目標

脳梗塞発症後4カ月以内の患者では，降圧によりsBP 130〜139 mmHgで脳卒中を含む心血管イベントが最も減り，sBP 120〜129 mmHgでは脳卒中が増える傾向にあり，sBP 120 mmHg未満では有意に脳卒中を含む心血管イベントが増えてしまいました[23]．発症から比較的早期には血圧を下げすぎないことが大事ということです．

頸動脈，椎骨動脈，頭蓋内動脈などに大きな狭窄がある患者では，片側の動脈が70％以上狭窄している場合ではsBP 130 mmHg未満で，両側の動脈が70％以上狭窄している場合では150 mmHg未満になると再発のリスクが上がりました[24]．

b）薬剤選択

脳卒中の既往がある患者を対象とした降圧薬の効果を検証した2003年のシステマティックレビュー[25]では，利尿薬が他剤と比べて最も脳卒中再発・心血管イベントを減らし，特にACEIと併用すると効果が高まるとの結果でした．ただ，エビデンスは限定的であり，第一選択としては，利尿薬，ACE，CCBのいずれも特別遜色がないと考えられます．この3種類のなかではいずれでも構いませんが，私たちは前述のように肺炎を予防してくれる効果を期待して，ACEIを第一選択にしています．一方，BBについてはACEI，ARBやCCBと比べ脳卒中が増えたというメタアナリシス[26]がありますので，避けた方が無難です．

2剤目はどうでしょうか？ PROGRESS[27]では脳卒中の既往がある患者ではACEI＋利尿薬の組み合わせで脳卒中再発，心血管イベントが有意に減りました．そのため，単剤で降圧が不十分な場合は，利尿薬を追加することで脳卒中再発と心血管イベントの減少を期待します．これは，脳卒中再発予防のためのAHA/ASAガイドライン2011[28]の推奨と一致します．

5 慢性腎臓病（CKD）合併患者

> **ここがポイント**
> - 降圧目標は
>   - 顕性蛋白尿があれば，130/80 mmHg未満．ただしsBP 120 mmHg未満にはならないようにする
>   - 顕性蛋白尿がなければ合併症のない高血圧患者と同様
> - 第一選択はACEI
> - CKD合併患者では，ACEIは許容できる最大量まで増量してから次の薬剤を加える
> - 2剤目は
>   - eGFR≧60 mL/分/1.73 m^{2}ならCCB
>   - eGFR＜60 mL/分/1.73 m^{2}ならCCB，利尿薬のどちらでもよい

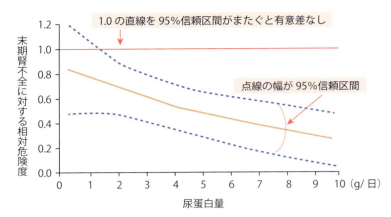

図2 ◆ CKD合併患者でのACEIの他剤と比較した末期腎不全に対する効果
尿蛋白量が1g/日以上の患者で末期腎不全が有意に減少した．1g/日未満も有意差はないが，同様の傾向がみられた．
（文献28を参考に作成）

●エビデンスとコメント

a）降圧目標

　CKD（chronic kidney disease）とは腎臓の障害（蛋白尿など），もしくはeGFR 60 mL/分/1.73 m^{2}未満の腎機能低下が3カ月以上持続するものです[29]．CKD患者に対して厳格降圧（125/75 mmHg目標）と通常降圧（140/90 mmHg目標）での末期腎不全・心血管イベント・死亡を比べたRCTの追跡調査[30]では1g/日以上の蛋白尿を伴う患者に限り，厳格降圧群で末期腎不全と総死亡が減少しました．2017年に発表された30件のRCTのシステマティックレビュー[31]でも，Stage 3～5のCKD患者では，平均SBPが132 mmHgの厳格治療群のほうが平均SBPが140 mmHgの非厳格治療群よりも総死亡が14％低いという結果でした．しかし，ほかの研究ではsBP 120 mmHg未満への降圧が総死亡や心血管イベントを増加させました[32]．日本の「エビデンスに基づくCKDガイドライン2013」[33]でも，130/80 mmHg未満を目標とすることが推奨されています．

b）薬剤選択

　これまでACEIのアルブミン尿・蛋白尿減少効果が示されてきました[10]．非糖尿病CKD合併患者では，ACEI使用により末期腎不全，クレアチニン倍化が有意に減少しました．その効果は尿蛋白量が1g/日以上のときのみ有意差がありましたが，1g/日未満でもACEI使用と腎予後には直線的な相関がありました[34]（図2）．これらの結果からはCKD合併患者の第一選択はACEIと考えます．日本の「エビデンスに基づくCKDガイドライン2013」[33]でも，ACEIとARBが推奨されています．なお，英国Royal College of Physiciansの2008年CKDガイドライン[35]ではACEIを使う場合には次の降圧薬を追加する前に，許容できる最大量まで増量することが勧められています．

　2剤目については，ACEIにさらなる降圧薬追加が必要な場合は，eGFR 60 mL/分/1.73 m^2

以上であればCCBが望ましく，eGFR 60 mL/分/1.73 m² 未満の場合はCCBか利尿薬のどちらでもかまわないと考えます．ACCOMPLISHの腎予後に対しての二次解析[36]では，eGFR 60 mL/分/1.73 m² 以上の患者でACEI＋CCB群がACEI＋利尿薬群に比べ，CKDの進行や死亡を有意に減らしました．eGFR 60 mL/分/1.73 m² 未満の患者ではACEI＋CCB群で有利な傾向はありましたが統計学的な有意差はありませんでした．

❻ 合剤に対する考え方

最後に，合剤に対する私たちの考え方をお伝えします．

近年，アドヒアランスの向上というメリットのため，降圧薬の合剤がたくさん発売されています．しかし，患者さんにとって本当に有益なのでしょうか．単剤から合剤への変更についての患者アンケート[37]では，「合剤に切り替えてよかったですか？」に「よかった」と答えたのは62.5％，「変更後飲みやすくなりましたか？」に「飲みやすくなった」と答えたのは50％，「変更後飲み忘れは減りましたか？」に「減った/少し減った」と答えたのは18.8％と，いずれも著しく低い回答でした．しかも各質問が合剤への変更へ好意的になるように誘導している質問文であることを考えると，**合剤によってアドヒアランスが向上されることはほとんど期待できない**と考えられます．

もう1つの問題は，仮に合剤を使用しているにもかかわらず降圧不十分で，増量を検討するときに起こります．合剤を増量すると，配合されているすべての成分が増量されてしまうので，その中の一部だけを増やしたい場合に，薬剤そのものの変更が必要になります．

また，現在発売されている降圧薬の合剤は，利尿薬＋ARB，CCB＋ARB，CCB＋スタチンのみであり，ACEIの合剤は存在しません．これらの組み合わせには，医学的合理性はないと考えられます．患者さんに処方する際は，その患者さんにとってメリットがあるかを今一度考えるようにしましょう．

おわりに

前稿と本稿にわたり，降圧目標と降圧薬の選択について述べました．これまでの内容をまとめると，表2のようになります．また，降圧目標と降圧薬選択のアルゴリズムを私たちなりに図3につくってみました．

本稿はあくまでエビデンスをもとにした内容ですので，その適用にあたっては患者さんの好みや経済状態，医療者・患者さんのおかれた環境，自分自身の処方経験などを総合しながら，前稿で述べたように「目の前の患者さんが幸せになるには？」というアウトカムをめざして柔軟に治療方針を決めてもらえればと願っています．本稿がお役に立てたら，嬉しいです．

表2 ◆ 各併存疾患の降圧目標，使用薬剤のまとめ

合併症	目標BP （mmHg未満）	第一選択	2剤目	3剤目
なし（74歳以下）	140/90	利尿薬	ACEI	CCB
		ACEI	CCB	利尿薬
降圧目標より20/10 mmHg以上高い場合 （※初期から併用が必要）	140/90	ACEI＋CCB （ACEI＋利尿薬）	利尿薬	
高齢者（75歳以上）	150/90（130/80にしない）	利尿薬	ACEI	CCB
糖尿病	140/90	ACEI	CCB	利尿薬
心不全				
収縮不全型	設定なし	ACEI	BB	スピロノラクトン．対症療法として利尿薬
拡張不全型	設定なし	利尿薬	ACEI	BB
冠動脈疾患	140/90（dBP 60にはしない）	BB	ACEI	CCB
脳卒中	140/90（sBP 120にはしない）			
片側頸動脈狭窄あり	sBP 130にはしない	ACEI	利尿薬	CCB
両側頸動脈狭窄あり	sBP 150にはしない			
CKD				
顕性蛋白尿あり	130/80（sBP 120にしない）	ACEI 他剤追加前に増量する	eGFR≧60ならCCB， eGFR＜60ならCCBか利尿薬	利尿薬
顕性蛋白尿なし	140/90			

◆ 文献

1) Beckett NS, et al：Treatment of hypertension in patients 80 years of age or older. NEJM, 358：1887-1898, 2008
2) Williamson JD, et al：Intensive vs Standard Blood Pressure Control and Cardiovascular Disease Outcomes in Adults Aged ≥75 Years: A Randomized Clinical Trial. JAMA, 315：2673-2682, 2016
3) Denardo SJ, et al：Blood pressure and outcomes in very old hypertensive coronary artery disease patients：an INVEST substudy. Am J Med, 123：719-726, 2010
4) Benetos A, et al：Treatment With Multiple Blood Pressure Medications, Achieved Blood Pressure, and Mortality in Older Nursing Home Residents: The PARTAGE Study. JAMA Intern Med, 175：989-995, 2015
5) Garrison SR, et al：Blood pressure targets for hypertension in older adults. Cochrane Database Syst Rev, 8：CD011575, 2017
6) 厚生労働省．平成23年簡易生命表の概況：
http://www.mhlw.go.jp/toukei/saikin/hw/life/life11/index.html
7) Blood Pressure Lowering Treatment Trialists' Collaboration：Effects of different regimens to lower blood pressure on major cardiovascular events in older and younger adults：meta-analysis of randomised trials. BMJ, 336：1121-1123, 2008
8) Brunström M, & Carlberg B：Effect of antihypertensive treatment at different blood pressure levels in patients with diabetes mellitus: systematic review and meta-analyses. BMJ, 352：i717, 2016
9) Wu HY, et al：Comparative effectiveness of renin-angiotensin system blockers and other antihypertensive drugs in patients with diabetes：systematic review and bayesian network meta-analysis. BMJ, 347：f6008, 2013
10) Strippoli GF, et al：Angiotensin converting enzyme inhibitors and angiotensin II receptor antagonists for preventing the progression of diabetic kidney disease. Cochrane Database Syst Rev, (4)：CD006257, 2006

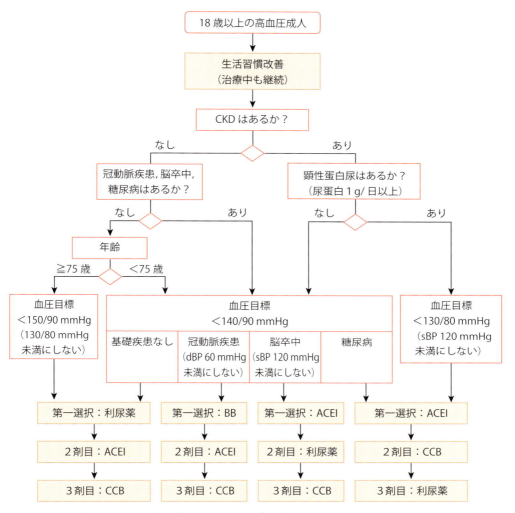

図3 ◆ 筆者らが考える降圧目標と薬剤選択のアルゴリズム

降圧目標より20/10 mmHg以上高い場合は,最初から2剤で治療開始する.
降圧薬の効果は1～2カ月で評価し,降圧不十分なら次の薬剤を追加する(増量しない).
複数の降圧薬を併用する場合は,できれば利尿薬以外のいずれか1剤を眠前投与にする.
ACEIで空咳の副作用に耐えられない場合のみARBに変更(最初からARBを使用しない).
ACEIとARBは併用しない.
(文献38より引用)

11) Ruggenenti P, et al：Preventing microalbuminuria in type 2 diabetes. NEJM, 351：1941-1951, 2004
12) McMurray JJ, et al：Effects of candesartan in patients with chronic heart failure and reduced left-ventricular systolic function taking angiotensin-converting-enzyme inhibitors：the CHARM-Added trial. Lancet, 362：767-771, 2003
13) Garg R, et al：Overview of randomized trials of angiotensin-converting enzyme inhibitors on mortality and morbidity in patients with heart failure. Collaborative Group on ACE Inhibitor Trials. JAMA, 273：1450-1456, 1995
14) Packer M, et al：The effect of carvedilol on morbidity and mortality in patients with chronic heart failure. U.S. Carvedilol Heart Failure Study Group. NEJM, 334：1349-1355, 1996
15) Pitt B, et al：The effect of spironolactone on morbidity and mortality in patients with severe heart

failure. Randomized Aldactone Evaluation Study Investigators. NEJM, 341: 709-717, 1999
16) Saiz LC, et al: Blood pressure targets for the treatment of people with hypertension and cardiovascular disease. Cochrane Database Syst Rev, 10: CD010315, 2017
17) Mancia G, et al: Blood pressure control and improved cardiovascular outcomes in the International Verapamil SR-Trandolapril Study. Hypertension, 50: 299-305, 2007
18) Somes GW, et al: The role of diastolic blood pressure when treating isolated systolic hypertension. Archives of Internal Medicine, 159: 2004-2009, 1999
19) Freemantle N, et al: beta Blockade after myocardial infarction: systematic review and meta regression analysis. BMJ, 318: 1730-1737, 1999
20) Zhang Y, et al: Comparative efficacy of β-blockers on mortality and cardiovascular outcomes in patients with hypertension: a systematic review and network meta-analysis. J Am Soc Hypertens, 11: 394-401, 2017
21) Baker WL, et al, Systematic review: comparative effectiveness of angiotensin-converting enzyme inhibitors or angiotensin II-receptor blockers for ischemic heart disease. Annals of Internal Medicine, 151: 861-871, 2009
22) Bangalore S, et al: Long-acting calcium antagonists in patients with coronary artery disease: a meta-analysis. The American Journal of Medicine, 122: 356-365, 2009
23) Ovbiagele B, et al: Level of systolic blood pressure within the normal range and risk of recurrent stroke. JAMA, 306: 2137-2144, 2011
24) Rothwell PM, et al: Relationship between blood pressure and stroke risk in patients with symptomatic carotid occlusive disease. Stroke, 34: 2583-2590, 2003
25) Rashid P, et al: Blood pressure reduction and secondary prevention of stroke and other vascular events: a systematic review. Stroke, 34: 2741-2748, 2003
26) Wiysonge CS, et al: Beta-blockers for hypertension. The Cochrane Database Systematic Reviews, CD002003, 2012
27) PROGRESS Collaborative Group: Randomised trial of a perindopril-based blood-pressure-lowering regimen among 6, 105 individuals with previous stroke or transient ischaemic attack. Lancet, 358: 1033-1041, 2001
28) Furie KL, et al: American Heart Association Stroke Council, Council on Cardiovascular Nursing, Council on Clinical Cardiology, and Interdisciplinary Council on Quality of Care and Outcomes Research. Guidelines for the prevention of stroke in patients with stroke or transient ischemic attack: a guideline for healthcare professionals from the american heart association/american stroke association. Stroke, 42: 227-276, 2011
29) 日本腎臓学会/編：CKD診療ガイド2012. 日腎会誌, 54: 1031-1189, 2012
30) Sarnak MJ, et al: The effect of a lower target blood pressure on the progression of kidney disease: long-term follow-up of the modification of diet in renal disease study. Annals of Internal Medicine, 142: 342-351, 2005
31) Malhotra R, et al: Association Between More Intensive vs Less Intensive Blood Pressure Lowering and Risk of Mortality in Chronic Kidney Disease Stages 3 to 5: A Systematic Review and Meta-analysis. JAMA Intern Med, 177: 1498-1505, 2017
32) Berl T, et al: Impact of achieved blood pressure on cardiovascular outcomes in the Irbesartan Diabetic Nephropathy Trial. J Am Soc Nephrol, 16: 2170-2179, 2005
33) 日本腎臓学会編：エビデンスに基づくCKDガイドライン2013
https://www.jsn.or.jp/guideline/pdf/CKD_evidence2013/all.pdf
34) Jafar TH, et al: Angiotensin-converting enzyme inhibitors and progression of nondiabetic renal disease. A meta-analysis of patient-level data. Annals of Internal Medicine, 135: 73-87, 2001
35) Chronic Kidney Disease: National Clinical Guideline for Early Identification and Management in Adults in Primary and Secondary Care. (National Collaborating Centre for Chronic Conditions) Royal College of Physicians, 2008
36) Bakris GL, et al: Renal outcomes with different fixed-dose combination therapies in patients with hypertension at high risk for cardiovascular events (ACCOMPLISH): a prespecified secondary analysis of a randomised controlled trial. Lancet, 375: 1173-1181, 2010
37) 平野 圭：降圧治療抵抗性の高血圧におけるバルサルタン/アムロジピン配合剤の臨床効果−患者服薬アンケートからの評価. 新薬と臨牀, 61: 2016-2022, 2012
38) The SPELL. 降圧剤の選び方 (2014.1.14):
http://spell.umin.jp/nangoroku/nangoroku_hypertension.html#ChoosingAntihypertensiveAgent

3 患者さんに合わせた血糖コントロール目標の決め方

岡田 悟

Point
- 糖尿病の血糖コントロール目標の考え方は，この数年間で大きく変わりました
- 糖尿病発症早期の患者さんと，長期罹患者・心血管イベントのリスクが高い患者さん・合併症をもつ患者さんでは血糖コントロール目標が異なります
- 血糖コントロール目標は，発症8～10年未満ではHbA1c 7.0％未満，発症8～10年以上では経口血糖降下薬使用中でHbA1c 7.0～9.0％，インスリン使用中でHbA1c 7.5～8.0％とします
- 最終的にはエビデンスだけでなく，患者さんの価値観や自分自身・患者さんのおかれた環境，自分自身の診療経験などを合わせて，個別に目標を決めていきましょう

Keyword 血糖コントロール目標　個別化　発症早期　長期罹患

はじめに

　糖尿病患者の血糖コントロール目標は，この数年間で大きく考え方が変わってきています．2012年には米国の糖尿病をもつ高齢者（65歳以上）の診療ガイドライン[1]で，2013年には日本の診療ガイドライン[2]で目標値の大きな変更がありました．各国の診療ガイドラインでそれぞれ目標値は異なりますが，共通して強調されているのが，「個々の患者さんに合わせた血糖コントロール目標の個別化」というものです．

　その背景としては，後述する2008年のACCORD研究[3]を代表として，**血糖を下げることが必ずしも患者さんの利益に結びつかないとわかったことが大きく関係しています**．それを受けて日本を含む各国の診療ガイドラインでは，**血糖コントロール目標を「the lower, the better（下げれば下げるほどよい）」から「individualization（患者のおのおのの状況に合わせた個別化）」**[4]へと変化させました．

　本稿では成人2型糖尿病の患者さんを対象に，それぞれの状態に合わせた血糖コントロール目標の決め方について，症例を通してエビデンスを交えながら解説していきます．

1 発症早期（発症8〜10年未満）で，合併症などのない患者の場合

症例①

43歳，男性．職場健診で高血糖を指摘され，当院の総合診療科に紹介された．外来では空腹時血糖150 mg/dL，HbA1c 8.2％で糖尿病と診断された．心血管イベントのリスクファクターは男性であること以外にはなかった．また外来での合併症精査では明らかなものはなかった．

1) 本症例のポイント：発症早期で，合併症などのない若年の糖尿病患者

- 発症早期の厳格な血糖コントロールは大血管障害・細小血管障害を減らすことができる．
- 血糖コントロール目標はHbA1c 7.0％未満（空腹時血糖130 mg/dL，随時血糖200 mg/dL未満）である．
- 糖尿病のコントロールとして，発症早期のこの時期を逃さない．

2) エビデンスとコメント

発症早期の2型糖尿病患者では，厳格な血糖コントロールが大血管障害・細小血管障害の合併症を予防できるというエビデンスがあります．2型糖尿病発症早期の患者さんにHbA1c約7.0％を目標とした厳格な血糖コントロールを行ったUKPDS33 [5]，UKPDS34 [6] では，HbA1c約8.0％を目標とした通常治療と比べて1〜3割の大血管障害・細小血管障害の発症予防，死亡率の低下が報告されました．この研究結果を根拠に，各国の診療ガイドラインではHbA1c 7.0％未満を目標にしています．もし若年で低血糖などの副作用がなく，QOLを損ねることがなければ，HbA1c 6.0％未満を目標としたより厳格なコントロールを試みてもよいでしょう．

また，UKPDS33，UKPDS34の研究終了後に約10年間フォローアップした観察研究 [7] では，10年後のHbA1cは両群とも8.0％と差がなくなっていたものの，発症早期に厳格に血糖コントロールした群で大血管障害・細小血管障害の発症率，死亡率は低いままでした．**これは発症早期にHbA1c＜7.0％にしっかりと血糖コントロールができれば，その後の血糖コントロールが甘くなったとしてもその効果がもち越される**ことを示しており，この効果はlegacy effectと呼ばれています．一方，後述のように**発症早期に高血糖が続くと，その後の厳格な血糖コントロールで死亡率を上げてしまうため，発症早期にしっかりと治療する**ことが大事です．

症例①の経過・その後

HbA1c 7.0％未満を目標とした治療を開始した．3カ月間ほど運動・食事療法のみで治療したが目標は達成されなかったので，本人と相談してメトホルミン（メトグルコ®）を開始することにした．その結果，薬物療法開始から3カ月後に目標を達成することができた．

❷ 長期罹患者（発症8～10年以上）か，合併症をもつ患者の場合

症例②

20年来の2型糖尿病で治療中の81歳，女性．血糖コントロール不良のため近医クリニックから市中病院へ紹介となった．現在，経口血糖降下薬内服中でHbA1c 8.5％．心筋梗塞の既往があり，細小血管障害では糖尿病腎症第2期と末梢神経障害がある．本人の病識が乏しく間食が多いため，前医では受診のたびに厳しく指導されていた．

1）本症例のポイント：合併症をもち，心血管イベントのリスクも高い糖尿病長期罹患者

- 発症から8～10年以上経つこの時期に厳格な血糖コントロールを行うと死亡率は上昇してしまう．
- 血糖コントロール目標は下記のなかで個別に設定する．
  - ・経口血糖降下薬使用中：HbA1c 7.0～9.0％
    （空腹時血糖130～180 mg/dL，随時血糖220～320 mg/dL）
  - ・インスリン使用中　　：HbA1c 7.5～8.0％
    （空腹時血糖140～150 mg/dL，随時血糖250～280 mg/dL）
  - ・インスリン使用中の場合の方が血糖コントロールの目標範囲が狭いため，特に高齢者では，可能な限りインスリンの新規導入を避け，またすでに使用中の患者さんでは可能ならば離脱を試みる．

2）エビデンスとコメント

本症例のように**発症してから長期間経過している患者さんでは，厳格な血糖コントロールが害になる**ことが示されています．

冒頭で紹介したACCORD研究[3]は心血管イベントのリスクファクターをもつ糖尿病長期罹患者を対象とし，厳格な血糖コントロール（HbA1c 6.0％未満を目標）と標準治療（HbA1c 7.0～7.9％を目標）を比較したランダム化比較試験です．この研究では標準治療群に比べて厳格な血糖コントロール群で非致死的心筋梗塞が24％有意に減ったものの，死亡率が1.35倍に有意に増えたため研究が途中で中止されました．その後の解析[8]ではこの死亡率増加は低血糖とは関係がなかったとされています．2010年にはACCORD研究の結果の内容を支持するコホート研究[9]が発表されました．**発症後約8年の糖尿病患者ではHbA1cと死亡リスクの関係はJカーブをとり**（図1），**最も死亡率が低いのは内服治療でHbA1c 7.0～9.0％，インスリン治療ではHbA1c 7.5～8.0％**でした．これらの結果から**長期罹患者においては緩やかな血糖コントロールをするべき**と言えます．

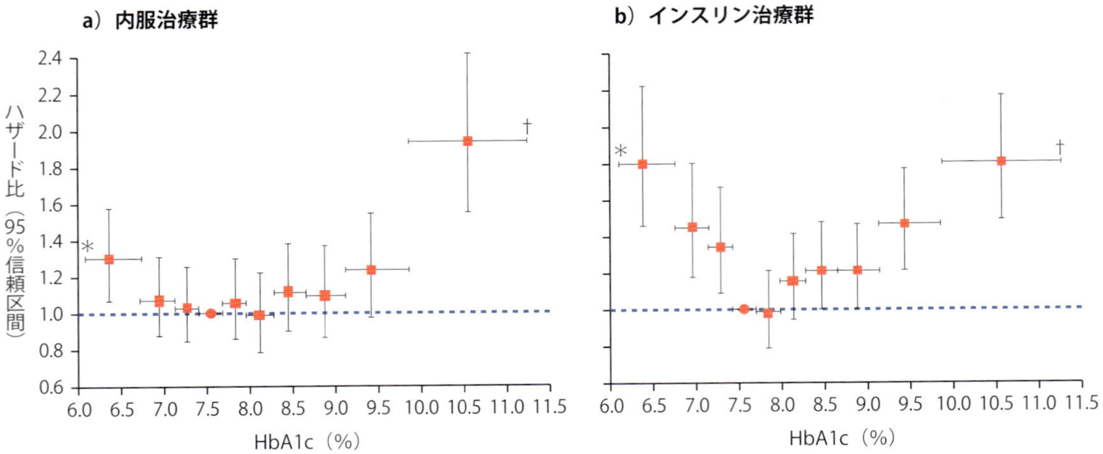

図1 ◆ 長期罹患者におけるHbA1cと死亡率の関係
(文献9より引用)

a) 内服治療群
b) インスリン治療群

表 ◆ 糖尿病をもつ高齢者での血糖目標値の基準(米国糖尿病学会)

患者背景	理由	目標HbA1c
健康(併存症はほとんどなく,認知機能・ADLは保たれている)	余命は長期間	<7.5%
複雑/中等度の健康状態(慢性疾患を複数もつ,軽度〜中等度の認知機能低下,IADLの低下)	余命は中期間.治療の負担,低血糖,転倒のリスクを考慮	<8.0%
かなり複雑/健康状態が悪い(施設入所者,慢性疾患の末期,中等度〜高度の認知機能低下,重度のADL低下)	余命は短期間で治療のメリットは不明	<8.5%

なお,重度の低血糖や治療の負担がなければ,より厳格な目標も許容されている.
(文献10を参考に作成)

　これらの研究を受けて,近年の各国の診療ガイドラインでは,糖尿病長期罹患者,心血管イベントのリスクが高い患者,余命が短い患者,重篤な合併症や重度の認知機能低下のある患者,ADLの悪い患者の血糖コントロール目標は甘めに設定されています.上限に関しては米国糖尿病学会の糖尿病診療ガイドラインの高齢者に対する記述[10]で設定されている基準(表)が参考になるでしょう.また,本邦の糖尿病診療ガイドライン2016[11],高齢者糖尿病診療ガイドライン2017[12]では,高齢者の血糖コントロール目標を図2のように設定し,それを参考にしながら個別化を図ることを推奨しています.厳格な血糖コントロールによる低血糖や死亡のリスクを回避するために下限が設定されているのが特徴で,これは世界広しといえども,2017年12月現在で他には例を見ない優れた決断です.ただ,図2では使用薬剤によってコントロール目標が異なりますが,全般的に目標設定が厳しいと考えられます.先述の通り低くなるほど死亡率が上がり,また薬物治療をする限りは潜在的に低血糖のリスクがあることを考えると,ポリファーマシーによって未知の薬物相互作用の起こるリスクが高い高齢者においては,少なくともHbA1c 7.0%を下回らないようにするべきです.

		カテゴリーI		カテゴリーII	カテゴリーIII
患者の特徴・健康状態 注1)		①認知機能正常 かつ ②ADL自立		①軽度認知障害～軽度認知症 または ②手段的ADL低下, 基本的ADL自立	①中等度以上の認知症 または ②基本的ADL低下 または ③多くの併存疾患や機能障害
重症低血糖が危惧される薬剤(インスリン製剤, SU薬, グリニド薬など)の使用	なし 注2)	7.0%未満		7.0%未満	8.0%未満
	あり 注3)	65歳以上75歳未満 7.5%未満 (下限6.5%)	75歳以上 8.0%未満 (下限7.0%)	8.0%未満 (下限7.0%)	8.5%未満 (下限7.5%)

図2◆高齢者糖尿病の血糖コントロール目標(HbA1c値)

治療目標は、年齢、罹病期間、低血糖の危険性、サポート体制などに加え、高齢者では認知機能や基本的ADL、手段的ADL、併存疾患なども考慮して個別に設定する。ただし、加齢に伴って重症低血糖の危険性が高くなることに十分注意する。

注1:認知機能や基本的ADL(着衣、移動、入浴、トイレの使用など)、手段的ADL(IADL:買い物、食事の準備、服薬管理、金銭管理など)の評価に関しては、日本老年医学会のホームページ(http://www.jpn-geriat-soc.or.jp/)を参照する。エンドオブライフの状態では、著しい高血糖を防止し、それに伴う脱水や急性合併症を予防する治療を優先する。

注2:高齢者糖尿病においても、合併症予防のための目標は7.0%未満である。ただし、適切な食事療法や運動療法だけで達成可能な場合、または薬物療法の副作用なく達成可能な場合の目標を6.0%未満、治療の強化が難しい場合の目標を8.0%未満とする。下限を設けない。カテゴリーIIIに該当する状態で、多剤併用による有害作用が懸念される場合や、重篤な併存疾患を有し、社会的サポートが乏しい場合などには、8.5%未満を目標とすることも許容される。

注3:糖尿病罹病期間も考慮し、合併症発症・進展阻止が優先される場合には、重症低血糖を予防する対策を講じつつ、個々の高齢者ごとに個別の目標や下限を設定してもよい。65歳未満からこれらの薬剤を用いて治療中であり、かつ血糖コントロール状態が図の目標や下限を下回る場合には、基本的に現状を維持するが、重症低血糖に十分注意する。グリニド薬は、種類・使用量・血糖値等を勘案し、重症低血糖が危惧されない薬剤に分類される場合もある。

【重要な注意事項】糖尿病治療薬の使用にあたっては、日本老年医学会編「高齢者の安全な薬物療法ガイドライン」を参照すること。薬剤使用時には多剤併用を避け、副作用の出現に十分に注意する。

日本老年医学会・日本糖尿病学会 編・著:高齢者糖尿病診療ガイドライン2017, p.46, 南江堂, 2017より転載

図2のどのカテゴリにあっても**経口血糖降下薬のみの使用患者では7.0～9.0%に、インスリン使用患者では7.5～8.5%にコントロール目標を設定する**のが望ましいです。

症例②の経過・その後

高齢の長期罹患者で心血管イベントのリスクが高いため、厳格な血糖コントロールは害になると担当医は考えた。HbA1c 9.0%程度までなら許容範囲として、現状維持を目標にした。前医では間食について厳しい指導があったようだが、間食は友人とのコミュニケーションに役に立っているとのことなので、ある程度の間食は許容しながらフォローアップしていくことにした。

❸ その他の状況

- 網膜症がある場合には，急激な血糖コントロールで1〜2年間のうちに網膜症が一時的に悪化する可能性があります[13]．最終的には厳格なコントロールをした方が網膜症の進行を防ぐことができますが，増殖網膜症のような進行した例では失明につながるリスクとなってしまう可能性があります．どのくらいの速度で血糖を下げればよいかについてはエビデンスがありませんが，1カ月間にHbA1c 0.5〜1.0％の低下であれば一般的には安全とされています．
- 感染症などによる内科的重症疾患時の血糖コントロールは140〜180 mg/dLが勧められています[14]．集中治療中は短期的な予後を改善するために一時的に目標を切り替えましょう．

おわりに

　糖尿病患者の血糖コントロール目標の設定は，エビデンスに加え，患者さんの好みや経済状況，医療者・患者さんのおかれた環境，医療者自身の経験をあわせて柔軟に考えることが大切です．「目の前の患者さんが幸せになるには？」というアウトカムを追求していくのが総合診療医の腕の見せどころです．そのためには，血糖コントロールに執心するだけでなく，ほかのリスクファクターに対する介入をどうするかもあわせて考えなければなりません．

◆ 文　献

1) Kirkman MS, et al：Diabetes in older adults. Diabetes Care, 35：2650-2664, 2012
2) 「科学的根拠に基づく糖尿病診療ガイドライン2013」（日本糖尿病学会/編），南江堂，2013
3) Action to Control Cardiovascular Risk in Diabetes Study Group, et al：Effects of intensive glucose lowering in type 2 diabetes. N Engl J Med, 358：2545-2559, 2008
4) Buse JB：Type 2 diabetes mellitus in 2010：individualizing treatment targets in diabetes care. Nat Rev Endocrinol, 7：67-68, 2011
5) UK Prospective Diabetes Study (UKPDS) Group：Intensive blood-glucose control with sulphonylureas or insulin compared with conventional treatment and risk of complications in patients with type 2 diabetes (UKPDS 33). Lancet, 352：837-853, 1998
6) UK Prospective Diabetes Study (UKPDS) Group：Effect of intensive blood-glucose control with metformin on complications in overweight patients with type 2 diabetes (UKPDS 34). Lancet, 352：854-865, 1998
7) Holman RR, et al：10-year follow-up of intensive glucose control in type 2 diabetes. N Engl J Med, 359：1577-1589, 2008
8) Bonds DE, et al：The association between symptomatic, severe hypoglycaemia and mortality in type 2 diabetes: retrospective epidemiological analysis of the ACCORD study. BMJ, 340：b4909, 2010
9) Currie CJ, et al：Survival as a function of HbA (1c) in people with type 2 diabetes: a retrospective cohort study. Lancet, 375：481-489, 2010
10) American Diabetes Association：Standards of medical care in diabetes-2017.11. Older Adults. Diabetes Care, 40 (Suppl 1)：S99-104, 2014
11) 「糖尿病診療ガイドライン2016」（日本糖尿病学会/編），南江堂，2016
12) 「高齢者糖尿病診療 2017」（日本老年医学会，日本糖尿病学会/編・著），南江堂，2017
13) The Diabetes Control and Complications Trial Research Group：The effect of intensive treatment of diabetes on the development and progression of long-term complications in insulin-dependent diabetes mellitus. N Engl J Med, 329：977-986, 1993
14) American Diabetes Association：Standards of Medical Care in Diabetes-2014. Diabetes Care, 37：S14-80, 2014

第3章 薬物療法

4 経口血糖降下薬，GLP-1受容体アゴニストの選び方

南郷栄秀

Point
- 糖尿病治療薬にはどのようなものがあるか理解しましょう
- どのような場合に糖尿病治療薬をはじめればいいか理解しましょう
- 糖尿病治療薬の使い方をマスターしましょう

Keyword 経口血糖降下薬　メトホルミン　DPP-4阻害薬　SU薬　GLP-1受容体アゴニスト　薬剤の中止

はじめに

　糖尿病治療薬は種類も多く，どのように使えばいいか迷うことも多いと思います．周りが皆使っているからという理由で薬剤の選択をするのは，あまり感心しません．患者さんのメリットを考えつつ，基本原則を覚えて，スマートに処方できるようにしましょう．本稿では，経口血糖降下薬とGLP-1受容体アゴニストについて触れます．

> **症例**
> 1年前に健康診断でHbA1c 8.2％を指摘され糖尿病と診断された53歳男性，会社員．身長172 cm，当時の体重85 kg．これまで食事療法・運動療法をまじめにやってきて，一時はHbA1c 6.5％，体重も75 kgまで減っていた．半年前から徐々にHbA1cが上昇し，再度食事療法・運動療法を見直したが，HbA1c 7.5％，体重80 kgから改善しなくなった．

　このような患者さんに対してはそろそろ薬物療法を考えないといけないと思いますが，糖尿病治療薬は，何を選べばよいでしょうか．

1 インスリン以外の糖尿病治療薬の効果についてのエビデンス

　インスリン以外の糖尿病治療薬は，① インスリン抵抗性を改善する薬剤であるビグアナイド（BG）薬とチアゾリジン，② インスリン分泌を促進させるスルホニル尿素（SU）薬とDPP-4阻害薬とGLP-1受容体作動薬と速効型インスリン分泌促進薬（グリニド），③ 糖の吸収・排泄を調節するα-グルコシダーゼ阻害薬（αGI）とSGLT2阻害薬の3つに分類すると理解しやすいです．それぞれの薬価と効果を表に示します．以下，1つずつ解説します．

1）ビグアナイド（BG）薬

　BG薬〔メトホルミン（メトグルコ®）〕は，インスリン抵抗性を改善する薬剤で，肝臓での糖新生を抑制します．

表 ◆ インスリン以外の糖尿病治療薬の効果

a) インスリン抵抗性改善

分類	一般名	商品名	薬価*	効果 HbA1c（%）	効果 細小血管障害	効果 大血管障害	効果 総死亡	副作用
ビグアナイド（BG）薬	メトホルミン	メトグルコ® (1日2〜3回)	錠250 mg：9.9円 (19.8円) / 9.9円 (19.8円)	−1.0〜−2.0 [1]	UKPDS34：RR 0.71 (0.43〜1.19) [3]	UKPDS34：心筋梗塞 RR 0.61 (0.41〜0.89) [3] SR：OR 0.79 (0.64〜0.98) [5]	UKPDS34：RR 0.64 (0.45〜0.91) [3] SR：OR 1.07 (0.56〜2.06) [5] RR 0.5〜1.0 [6]	・乳酸アシドーシス ・ビタミン B_{12} 欠乏 ・消化器症状
チアゾリジン	ピオグリタゾン	アクトス®	錠15 mg：68.6円/28.9円	−0.5〜−1.4 [1]	—	—	HR 0.96 (0.78〜1.18) [11]	・心不全 RR 1.40 (1.22〜1.60) [11] ・浮腫 ・SU薬に追加すると死亡率上昇

b) インスリン分泌促進

分類	一般名	商品名	薬価*	効果 HbA1c（%）	効果 細小血管障害	効果 大血管障害	効果 総死亡	副作用
スルホニル尿素（SU）薬	グリクラジド	グリミクロン®	HA錠20 mg：13.7円/5.6円	−1.0〜−2.0 [1]	RR 0.75 (0.60〜0.93) [13]	第2世代 RR 1.32 (0.82〜2.13) [14]	第1世代 RR 1.46 (0.87〜2.45) [14] 第2世代 RR 4.86 (0.24〜99.94) [14]	低血糖：第2世代 RR 12.26 (0.70〜213.33) [14] 特に遷延するので注意
スルホニル尿素（SU）薬	グリメピリド	アマリール®	錠1 mg：17.1円/9.9円					
スルホニル尿素（SU）薬	グリベンクラミド	オイグルコン®	錠1.25 mg：7.2円/5.6円					
DPP-4阻害薬	シタグリプチン	ジャヌビア®グラクティブ®	錠50 mg：136.5円/−	−0.5〜−0.8 [1]	—	OR 0.99 (0.87〜1.03) [17]	OR 1.00 (0.92〜1.08) [17]	・SU薬と併用したときに低血糖リスク上昇 ・心不全による入院 OR 1.13 (1.00〜1.26) [22] ・鼻咽頭炎 RR 1.2 (1.0〜1.4) [18] ・尿路感染症 RR 1.5 (1.0〜2.2) [18] ・便秘
DPP-4阻害薬	ビルダグリプチン	エクア® (1日2回)	錠50 mg：80.1円(160.2円)/−					
DPP-4阻害薬	アログリプチン	ネシーナ®	錠25 mg：174.2円/−					
DPP-4阻害薬	リナグリプチン	トラゼンタ®	錠5 mg：171.9円/−					
DPP-4阻害薬	テネリグリプチン	テネリア®	錠20 mg：169.9円/−					
DPP-4阻害薬	アナグリプチン	スイニー® (1日2回)	錠100 mg：68.6円(137.2円)/−					
DPP-4阻害薬	サキサグリプチン	オングリザ®	錠5 mg：138.0円/−					
GLP-1受容体アゴニスト	エキセナチド (1日2回)	バイエッタ®	皮下注300 μg (5 μg)：9,937円 (331.2円) /−	−0.47〜−1.04 [29]	—	OR 0.88 (0.74〜1.04) [17]	OR 0.89 (0.80〜0.99) [17]	・胆石症 OR 1.3 (1.01〜1.68) [30] ・急性膵炎 OR 5.01 (1.06〜28.61) [30] ・腸閉塞 ・体重減少 ・悪心嘔吐
GLP-1受容体アゴニスト	リラグルチド (1日1回)	ビクトーザ®	皮下注18 mg (0.9 mg)：10,245円 (512.3円) /−					
GLP-1受容体アゴニスト	リキシセナチド (1日1回)	リキスミア®	皮下注300 μg (20 μg)：7,171円 (478.1円) /−					
GLP-1受容体アゴニスト	徐放性エキセナチド (週1回)	ビデュリオン®	皮下注2 mg：3,586円 (512.3円) /−					
GLP-1受容体アゴニスト	デュラグルチド (週1回)	トルリシティ®	皮下注0.75 mg：3,586円 (512.3円) /−					

分類	一般名	商品名	薬価*	効果 HbA1c（%）	効果 細小血管障害	効果 大血管障害	効果 総死亡	副作用
速効型インスリン分泌促進薬（グリニド）	ナテグリニド	ファスティック®・スターシス®（1日3回）	錠30 mg：17.5（35.0円）/10.8（21.6円）	−0.5～−1.5[1]	—	—	—	低血糖
	ミチグリニド	グルファスト®（1日3回）	錠10 mg：54.3（108.6円）/21.9（43.8円）					
	レパグリニド	シュアポスト®（1日3回）	錠0.25 mg：33.4円（100.2円）/—					

c）糖吸収・排泄調節

分類	一般名	商品名	薬価*	効果 HbA1c（%）	効果 細小血管障害	効果 大血管障害	効果 総死亡	副作用
α-グルコシダーゼ阻害薬（αGI）	ボグリボース	ベイスン®（1日3回）	錠0.2 mg：35円（105円）/14.5円（43.5円）	−0.5～−0.8[2]	—	HR 0.51（0.28～0.95）[20] ただし，結果の解釈に要す（本文参照）	—	・腹部膨満・放屁
	ミグリトール	セイブル®（1日3回）	錠50 mg：52.4円（157.2円）/21.1円（63.3円）					
	アカルボース	グルコバイ®（1日3回）	錠50 mg：20.2円（60.6円）/12.1円（36.3円）					
SGLT2阻害薬	イプラグリフロジン	スーグラ®	錠50 mg：202.8円/—	−0.66（−0.73～−0.58）[25]	—	OR 0.89（0.70～1.14）[25]	OR 1.18（0.29～4.90）[25]†	低血糖 OR 1.82（0.99～1.65）[5] 尿路感染症 OR 1.34（1.03～1.74）[25] 性器感染症 OR 3.50（2.46～4.99）[25]
	ダパグリフロジン	フォシーガ®	錠5 mg：202.1円/—					
	ルセオグリフロジン	ルセフィ®	錠2.5 mg：202.2円/—					
	トホグリフロジン	アプルウェイ®・デベルザ®	錠20 mg：203.9円/—					
	カナグリフロジン	カナグル®	錠100 mg：205.5円/—					

RR：リスク比，HR：ハザード比，OR：オッズ比，SR：システマティックレビュー．（ ）内は95%信頼区間．†：カナグリフロジン
＊薬価：先発品/後発品の最も安価なもの．1日複数回服用する薬剤は，後ろに（ ）で1日薬価を添えた．GLP-1受容体アゴニストは製剤の薬価（1日薬価）で表示した．
赤字：望ましい効果または望ましくない効果が有意なもの

a）有効性

メトホルミンは，血糖降下作用が高く，HbA1cを1.0～2.0%下げ[1]，体重も2.9 kg（95%CI 2.3～3.4）減らします[2]．

肥満糖尿病患者を対象として経口血糖降下薬を用いた血糖の厳格なコントロールを評価してランダム化比較試験（以下，RCT）で1998年に結果が発表されたUKPDS34[3]では，平均10.7年の追跡で，メトホルミンは食事療法単独と比較して，糖尿病関連エンドポイントを相対危険度RR 0.88（95%CI 0.58～0.87）に，総死亡をRR 0.64（95%CI 0.45～0.91）に，心筋梗塞をRR 0.61（95%CI 0.41～0.89）に減らしましたが，脳卒中はRR 0.59（95%CI 0.29～1.18），細小血管障害はRR 0.71（95%CI 0.48～1.19）と有意な効果は認められませんでした．10年間のHbA1cの中央値は，メトホルミン群で7.4%，食事療法単独群で8.0%でした．ただし，先にSU薬を使用していた患者がメトホルミンを追加した場合には，糖尿病関連死が96%増加したという結果でした．

さらにその後10年間追跡したUKPDS80[4]では，メトホルミン群，食事療法単独群ともにHbA1c 8.0～9.0%で同等だったにもかかわらず，糖尿病関連エンドポイントをRR 0.79（95%CI 0.66～0.95）に，総死亡をRR 0.73（95%CI 0.59～0.89），心筋梗塞をRR 0.67（95%CI 0.51～0.89）に減らし続けました．血糖コントロールが甘くなったにもかかわらず，最初の10年間の治療効果を記憶し継続的に効果を発揮することは**遺産効果（legacy effect）**と呼ばれています．しかしやはり，脳卒中と細小血管障害は減らしませんでした．

2011年に発表された35件18,472人のシステマティックレビュー（以下，SR）[5]でも，メトホルミン使用はプラセボ／無治療と比較して，心血管イベントをオッズ比OR 0.794（95％CI 0.644〜0.979）倍に減らしました．2016年のSR[6]では，2件のRCTと7件の観察研究の結果で，メトホルミンはSU薬と比較して総死亡がRR 0.5〜1.0に減るという結果でした．

b）副作用

欠点は腎障害の患者さんに使えないことです．日本糖尿病学会は，血清Cr値が男性1.3 mg/dL，女性1.2 mg/dL以上の患者さんには投与しないように勧告を出しています[7]．この数値は絶対的なものではなく，特に高齢者や脱水がある場合には乳酸アシドーシスを誘発するため避けるべきとしています．著者は普段は健康な患者さんでも脱水になることも想定して，**eGFR＜45 mL/分/1.73 m^{2}の場合にはメトホルミンを避ける**ことにしています．なお，eGFRは腎機能が変化しているときには使えませんので注意が必要です．ただ，日本で2010年にメトホルミンの最大使用可能用量が2,250 mg/日となってから報告された重篤な乳酸アシドーシス50例のうち死亡した10例は，いずれも使用禁忌例に対する投与または80歳代の高齢者でした[8]．乳酸アシドーシスは10万例あたり年間10.4例（eGFR≦30 mL/分/1.73 m^{2}で10万例あたり年間39例）ときわめて稀であり[9]，**適切な使用をしていれば安全な薬**と言えます．

低血糖は起こしにくいとされています．前述の2016年のSR[6]でも，**SU薬と比較して有意に少なかった**ことが示されています．

また**長期使用でビタミンB$_{12}$欠乏を引き起こす**（4.3年で9.9％ vs 2.7％）[10]ので，注意が必要です．メトホルミンを服用している患者に貧血や末梢神経障害がみられたら，ビタミンB$_{12}$を測定しましょう．

そのほか，頻繁にみられる副作用は消化器症状ですが，使用しているうちに2〜3カ月で消失することが多く，そのまま使用を継続してもらうのがよいでしょう．

2）チアゾリジン

チアゾリジン〔ピオグリタゾン（アクトス®）〕は骨格筋・肝臓でのインスリン感受性を改善する薬剤で，メトホルミンと同系統に分類されます．チアゾリジンが心血管イベントを抑制するとしたPROactive試験[11]が発表されましたが，その実態は都合のよいアウトカムを組み合わせた複合アウトカムで無理やり有意差を出したものであり，個々のアウトカムでは心血管イベントを抑制できず，一方で，心不全（10.8％ vs 7.5％）と心房細動（2％ vs 1.3％）が有意に増加しました．2006年に発表された22件のRCTのコクランレビュー[12]では，ピオグリタゾンは死亡，心血管疾患や細小血管障害などの合併症，副作用，費用，健康関連QOLについて説得力のあるエビデンスはなかったと結論付けられていました．

日常的にも下腿浮腫が頻繁にみられており，血糖改善以外の効果がなく，そのほかの副作用も頻発し，価格もメトホルミンより高価なチアゾリジンは，**現在では使用が勧められる薬剤とは言えません**．浮腫を呈している患者を見たら，チアゾリジンを使用していないかチェックしましょう．

3）スルホニル尿素（SU）薬

SU薬は経口血糖降下薬の中では最も歴史が古い薬剤で，膵臓β細胞に働き，作られたインスリンを細胞外に分泌するよう促進する薬剤です．

a）有効性

HbA1c減少効果は1.0〜2.0％とメトホルミンと同等です[1]．第1世代のSU薬であるグリブリドとトルブタミドはそれぞれ死亡率と心血管死亡が上昇したことで現在は使用されていません．SU薬は1998年に発表されたRCTであるUKPDS33[13]において，新規発症糖尿病患者では細小血管障害をRR 0.75（95％CI 0.60〜0.93）に減らすことが示されています[13]が，大血管障害と総死亡は減らしません（第2世代で増やす可能性が指摘されていますが，信頼区間が広く結論が出ていません）[14]．

現在，主に使用されているのは，グリクラジド（第2世代：グリミクロン®），グリメピリド（第3世代：アマリール®）とグリベンクラミド（第2世代：オイグルコン®，ダオニール®）の3つですが，**SU薬は死亡率を上げる可能性が指摘されています**[14]ので，原則として使用を控えます．使用する場合でも，低血糖のリスクが懸念される最も作用が強いグリベンクラミドは避け，グリクラジドか少量のグリメピリドを用います．特に高齢者と腎機能低下患者はSU薬を使用するべきではありません．なるべくグリクラジドを10

mgか20 mgで使用し，グリメピリドを用いるときには0.5 mgか1.0 mgでとどめます．

b）副作用

とにかく**低血糖**が問題になります．SU剤はメトホルミンと比較してOR 1.4〜2倍起こりやすいとされています[6]．

日本ではSU薬が伝統的に使われてきたこともあり，若い頃にSU薬を開始された患者さんが高齢になっても漫然と使用されている例があるので，そのような場合には中止を検討してください．特に高齢者がHbA1c 7.0％未満でSU薬を使用していることは危険です．筆者は**70歳以上の糖尿病患者さんには積極的にSU薬を減薬**しています．

4）DPP-4阻害薬

DPP-4阻害薬は，食事によって分泌を刺激された内因性のインクレチン（GIP，GLP-1）の分解を阻害することでインスリン分泌促進とグルカゴン分泌抑制作用を発揮する薬剤で，食事を食べていないことによる低血糖の発症が少ないとされている新規薬剤です．激しい宣伝攻勢もあり，現在，経口血糖降下薬では最多のシェアです[15]．ただ，たくさん使われているのがよい薬かどうかは慎重に検討する必要があります．

a）有効性

DPP-4阻害薬についての個々のRCTでは心血管イベント抑制効果は証明されませんでした．過去にはDPP-4阻害薬で大血管障害や死亡率が減ったというSR[16]が発表されましたが，2017年に189件155,145人のRCTのSR[17]が発表され，総死亡はOR 1.00（95％CI 0.92〜1.08），心血管イベントもOR 0.99（95％CI 0.87〜1.03）といずれも減らすとはいえないという結果でした．おそらく**DPP-4阻害薬には血糖を下げる以上の効果は期待できない**ものと思われます．なお，DPP-4阻害薬間の効果の違いはないと言われています[18] [19]．

b）副作用

DPP-4阻害薬の副作用としては，SU薬の作用を強めるため，SU薬との併用による低血糖リスクの上昇があります[20]．そのほかの副作用としては，心不全と感染があります．サキサグリプチンの効果を検証したSAVOR-TIMI 53試験[21]では心血管イベントの抑制が証明できず，逆にプラセボとの比較で心不全による入院が2年間で2.8％から3.5％に，ハザード比（HR）が1.27倍に増加するという結果でした．その後，2017年に発表された43件の68,775人のRCTのSR[22]では，心不全はOR 0.97（95％CI 0.61〜1.56）と増えませんでしたが，心不全による入院がOR 1.13（95％CI 1.00〜1.26）と増えました．

またDPP-4阻害薬は免疫系に変化を与えるとされており，シタグリプチンとビルダグリプチンのメタアナリシス[18]では，鼻咽頭炎が相対リスク（RR）1.2（95％CI 1.0〜1.4）倍，尿路感染症がRR 1.5（95％CI 1.0〜2.2）倍に上昇することが示されました．そのほかに，DPP-4阻害薬は急性膵炎を誘発すると言われていた時期もあります[23]が，急性膵炎発症との関係を検証して2014年に発表されたシステマティックレビュー[24]では，OR 1.03（95％CI 0.87〜1.2）とされ，DPP-4阻害薬で急性膵炎は増えないという結論でした．

前述の通り，**SU薬にDPP-4阻害薬を追加する際には，同時にSU薬の減量が必要**です．

c）使用上の注意

腎障害患者では，通常のDPP-4阻害薬の場合は低血糖予防のために投与量の減量が必要ですが，リナグリプチン（トラゼンタ®），テネリグリプチン（テネリア®）だけは腸管肝排泄系で代謝されるので減量不要です．こちらのほうが使いやすいでしょう．

DPP-4阻害薬のなかには1日1回服用の製剤と1日2回服用の製剤があるので，注意が必要です．

5）速効型インスリン分泌促進薬（グリニド）

速効型インスリン分泌促進薬はインスリン分泌促進に速効性があり，食後血糖の是正に有用とされています．HbA1cを0.5〜1.5％下げる効果をもちます[1]が，細小血管障害，大血管障害の予防と生命予後の改善効果についてはデータがありません．次に述べるαGIよりも薬価が高いので，原則として使用しません．

6）α-グルコシダーゼ阻害薬（αGI）

αGI〔アカルボース（グルコバイ®），ボグリボース（ベイスン®），ミグリトール（セイブル®）〕は二糖類を単糖類に分解するα-グルコシダーゼを阻害して腸管からの糖の吸収を遅延させる薬剤で，食後血糖

の是正に有用とされています．そのため，**食前に服用**します．

a）有効性

やはりHbA1cを0.5〜0.8％下げる効果をもつのみ[1]で，細小血管障害，大血管障害の予防と生命予後の改善効果についてはデータはわずかです．

2003年に発表されたSTOP-NIDDM[20]は日本で行われたアカルボース（グルコバイ®）のRCTで，大血管障害をHR 0.51（95％ CI 0.28〜0.95）倍に，心筋梗塞をHR 0.09（95％ CI 0.01〜0.72）倍に減らしたという結果でした．ただ，大血管障害のイベント発症数がアカルボース群で682例中15例，プラセボ群で686例中32例と少なく，ランダム割り付け後に各群32例と29例除外されていること，研究途中で341例（各群211例と130例）脱落していたことを考えると，この結果を鵜呑みにはできません．また，αGIが発売された1993年から長期間が経っているにもかかわらず，これ以外に合併症予防，死亡率軽減を示した研究がないことからも，**血糖を下げる以上の効果はない**と考えた方がよさそうです．**食後高血糖が顕著でHHSを誘発しかねないような場合や，メトホルミン使用下でも高血糖が続き感染を繰り返すような症例でインスリンが使用できない場合には使用してもいいかもしれません．**

b）副作用

頻度の多い副作用は消化器症状で，未消化で結腸に達した二糖類により腸内細菌がガスを産生することで起こる鼓腸，放屁，下痢，腹部違和感などを訴えることが多いです．これらの副作用は服用開始1〜2週後に起こることが多く，2〜3カ月で自然に消失します．

7）SGLT2阻害薬

SGLT2阻害薬は近位尿細管でのブドウ糖の再吸収を阻害することで，尿中への糖排泄を促進し血糖を改善させる薬剤です．近年登場した薬剤のため盛んに宣伝され，処方量が急増しています．2018年2月現在，エンパグリフロジン（ジャディアンス®），カナグリフロジン（カナグル®），イプラグリフロジン（スーグラ®），ダパグリフロジン（フォシーガ®），ルセオグリフロジン（ルセフィ®），トホグリフロジン（アプルウェイ®）の6剤が上市されています．

a）有効性

HbA1c減少効果は0.66（95％ CI 0.73〜0.58）％[25]とメトホルミンやSU薬よりも弱いとされています．ハードアウトカムを検証した大規模臨床試験は2018年2月現在，2015年に発表されたエンパグリフロジンのEBMA-REG OUTCOME[26]と2017年に発表されたカナグリフロジンのCANVAS program[27]の2件の結果だけが発表されており，いずれも心血管イベントと総死亡のいずれも有意に減少させたことで話題になりました．ただ，前者はエンパグリフロジン10 mgと25 mgとプラセボの3群比較したにもかかわらず結果はエンパグリフロジンとプラセボの2群比較をしており，用量の違いによる効果の違いがわからないという問題点があります．後者は正常腎機能患者を対象としたCANVASと腎機能低下患者を対象としたCANVAS-Rの結果を合算して解析している上に，それぞれの結果が示されていないという不可解な点があります．そして，いずれの研究も非劣性試験による優越性の主張でありながら，非劣性で設定されたマージンよりもはるかに小さい効果しか示されていないので，本当に効果があるかどうか怪しいところです．したがって，**現時点では，SGLT-2阻害薬が心血管イベントや総死亡を減らすと結論付けるのは時期尚早**と考えられます．また，いずれの研究も，併存疾患を有し，多数の抗糖尿病薬がすでに使用されている患者が対象になっている点に注意が必要であり，少なくとも第一選択薬とはなりえません．

b）副作用

副作用については，発売前から尿路感染症や性器感染症のリスクが上がることが指摘されていましたが，それ以外にも，尿糖排泄に伴う浸透圧利尿を起こすため，多尿，口渇，動悸などの脱水症状が現れることがあります．さらに，発売前から重篤なものを含む多様な副作用発症が懸念されており，発売後，実際に脳梗塞が12例発生したことを受けて，日本糖尿病学会は「SGLT2阻害薬の適正使用に関する委員会」を発足させ，2014年6月に「SGLT2阻害薬の適正使用に関するRecommendation」[28]を発表しました．これによると，重症低血糖，ケトアシドーシス，心筋梗塞，脳梗塞，全身性皮疹といった副作用が次々と報告されています．

また，CANVAS program[27]では，下肢切断がハザード比HR 1.97（95％ CI 1.41〜2.75）と増えたこ

とが問題になりました．これが本当にSGLT2阻害薬による影響かは現時点ではなんとも言えませんが，注意が必要です．

c）使用上の注意

SGLT2阻害薬は不確かな効果に比して副作用が多いので，現時点では総合診療医が使うべき薬ではありません．使用する場合の適応としては，腎機能に異常のない心不全合併糖尿病患者がビグアナイド薬，DPP-4阻害薬／GLP-1受容体作動薬，SU薬を使用しても目標に到達しない場合が考えられます．決して第一選択薬にはなりませんので注意が必要です．

一般的に新薬は薬価も高い上にどのような副作用が起こるのか予測できないので，総合診療医は上市直後から使用するのは避けるべきです．その分野の専門医に安全な使用方法を確立してもらってから少数例から使ってみる慎重な態度が必要でしょう．

8）GLP-1受容体アゴニスト

GLP（グルカゴン様ペプチド）-1受容体アゴニストはグルコース濃度に依存して膵β細胞から分泌させるインクレチン関連薬です．経口薬ではなく，皮下注製剤です．2018年2月現在，短時間作用型で1日2回皮下注であるエキセナチド（バイエッタ®），1日1回皮下注であるリラグルチド（ビクトーザ®），リキシセナチド（リキスミア®）と，長時間作用型で週1回皮下注の徐放性エキセナチド（ビデュリオン®），デュラグルチド（トルリシティ®），の4成分5剤が販売されています．

a）有効性

HbA1c減少効果は0.47〜1.56％[29]とされています．

3件18,705人のRCTの結果をメタアナリシスした2017年のSR[17]では，GLP-1受容体アゴニストは心血管疾患をOR 0.88（95％CI 0.74〜1.04）と減らさなかったものの，総死亡をOR 0.89（95％CI 0.80〜0.99）に減らしました．DPP-4阻害薬同様，研究数が少ないため将来的に結果が覆るかもしれませんが，**長期予後を良くする可能性がある**ことは注目です．

b）副作用

GLP-1受容体アゴニストは胆石症をOR 1.3（95％CI 1.01〜1.68）[30]に，急性膵炎をOR 5.01（95％CI 1.06〜28.61）[30]に増やすことが指摘されています．もともと胆石症や急性膵炎の既往のある患者には**なるべく避ける**のがよいでしょう．

c）使用上の注意

GLP-1受容体アゴニストは皮下注製剤です．インクレチン関連薬という点ではDPP-4阻害薬と共通するところが多いですが，体重減少や悪心嘔吐といった副作用はGLP-1受容体アゴニストにのみ起こります．経口血糖降下薬のように気軽には使えないかもしれませんが，以下のような人には向いていると思われます．

① 2型糖尿病　② 罹患期間が比較的短い　③ 内因性インスリン分泌能が保たれている
④ 肥満　⑤ メトホルミンで治療しても血糖コントロールが不良

GLP-1受容体アゴニストは単独でも使用できますが，第1選択薬はメトホルミンなので，第2選択としての位置づけです．総死亡を減らすことが示されているので，DPP-4阻害薬やSU薬よりも優先してもいいと思いますが，注射製剤を嫌がる患者がいることと，薬価が1回約500円，月2,000円，年26,000円と非常に高いのが欠点です．週1回製剤のほうが使い勝手がよいと思います．なお，GLP-1受容体アゴニストとDPP-4阻害薬の併用は保険上認められていません．

DPP-4阻害薬同様，SU薬との併用の際には低血糖のリスクが高くなるので注意が必要です．またインスリン同様，血糖自己測定が可能なので，糖尿病患者の自己管理の動議付けにも有用です．インスリンとの併用も可能です．

> **ここがポイント　各種糖尿病治療薬の特徴（まとめ）**
>
> 各薬剤単剤使用時のHbA1c減少効果が高いのはメトホルミンとSU薬で，そのほかの薬剤はこれらよりその効果は劣ります（表）．大血管障害予防と生命予後延長に有効と考

> えられるのはメトホルミンです．DPP-4阻害薬は有効といえず，SU薬は逆に有害である可能性があり，GLP-1受容体アゴニストとSGLT-2阻害薬は現時点では評価が定まりません．またコストが低いのはメトホルミンとSU薬です．血糖コントロールはできても，合併症予防と生命予後延長効果が証明できていない薬剤を使うべきかどうか，血糖コントロール目標と照らし合わせながら薬剤の選択をすることが必要です．

❷ 日米英の診療ガイドラインでの糖尿病治療薬使用の推奨

日本糖尿病学会の「糖尿病診療ガイドライン2016」[31]の推奨では，糖尿病治療薬の選択は，「それぞれの薬物作用の特性や副作用を考慮に入れながら，各患者の病態に応じて行う」と書かれているだけで，具体的にどの薬剤を使用すればいいか決められません．

一方，米国糖尿病学会（American Diabetes Association：ADA）の「Standards of Medical Care in Diabetes-2018」[32]の推奨では，第一選択としては大血管障害予防に対して効果のあるメトホルミンを使用し（禁忌であればそれ以外），効果不十分ならばそれ以外もしくはインスリンを第二選択，第三選択として併用し，それでも効果不十分ならば強化インスリンを併用するとされています．つまり，メトホルミン以外はどれも同等の扱いになっており，血糖降下作用，低血糖リスク，体重に対する効果，副作用，コストの特徴をあげ，個々の患者さんの病態に応じて選択するように示されているのです．

英国国立医療技術評価機構（NICE）の診療ガイドライン[33]でも，第一選択をメトホルミンとしており，それ以外の薬剤は第二選択以降で同等に扱われています．NICE診療ガイドラインは国際標準の診療ガイドライン作成方法GRADE system[34]を用いて作成されていますが，アウトカムとして，心血管イベントや死亡ではなく血糖降下作用を「重大」なものとして推奨が作成されていました．これは薬剤間の比較のためのネットワークメタアナリシスをするのに十分なデータがなかったためと書かれています．

❸ 糖尿病治療薬の選択の実際（図）

では実際に目の前の患者さんに処方する薬剤をどのように決めたらよいでしょうか．糖尿病治療薬の選択は，実はとてもシンプルです．① **（血糖降下作用だけでなく）合併症予防や生命予後延長の効果が証明されているもの**，② **副作用が少ないもの**，③ **安価なものから選ぶ**という原則に従えばよいのです．

糖尿病による合併症は，血糖と年数の積分によって進行するので，一般的に糖尿病治療薬の開始が早い（HbA1cがまだそれほど上昇していない時期に開始する）方が，細小血管障害の進展を減らすことができるとされています[35]．したがって，あまり様子を見過ぎず，タイミングよく薬物療法の開始，処方内容の変更をしていくべきです．

図に示したように未治療での血糖と尿ケトンにより内服薬かインスリンかを決定し，内服薬使用の場合は罹患期間によって血糖コントロールの目標を決めます．ただしHbA1c＜8.5％であれば食事療法と運動療法をまずは行い，目標を達成しない場合，これに加え薬物治療を開始します．薬剤の選択は次の通り腎機能と年齢によって決めていきます．

1）腎機能に異常なし，かつ75歳未満

腎機能に問題ない75歳未満の場合は，メトホルミンを500 mg/日を開始します．飲み方は朝夕食後に分ける方法と，夕食後1回に全量服用する方法がありますが，どちらでも構いません．メトホルミンを第一選択とする理由は，前述のように合併症予防と生命予後延長効果が証明されており，体重増加と低血糖がなく，副作用の消化器症状も軽度のことが多く，懸念されている乳酸アシドーシスも稀で，安価だからです．ただし，シックデイなど経口摂取できない場合には服薬を中止するようにする必要があることと，ヨード造影剤使用時も一時的に服用を中止して（最終服薬から検査まで空ける時間についての規定はありませんので，検査後から中止で構いません．メトホルミンを服用していることを理由に検査を延期する必要はありません），検査後48時間以降に投与再開するようにします[36]．

メトホルミン500 mg/日で3カ月ほど治療しても目標HbA1cを達成できない場合は，1,000 mg/日（朝

内服薬使用の場合の血糖コントロールの目標
発症 8〜10 年未満：**HbA1c 5.5〜7.0%**，FPG 100〜126 mg/dL，随時 PG 140〜200 mg/dL
発症 8〜10 年以上：**HbA1c 7.0〜9.0%**，FPG 130〜180 mg/dL，随時 PG 220〜330 mg/dL

↓

未治療での血糖，HbA1c，尿ケトン測定

③ 未治療での血糖：
発症 8〜10 年未満：**HbA1c ≧ 10%**
（FPG ≧ 200 mg/dL，随時 PG ≧ 380 mg/dL）
発症 8〜10 年以上：**HbA1c ≧ 12%**
（FPG ≧ 240 mg/dL，随時 PG ≧ 480 mg/dL）
または **尿ケトン：陽性**

① 未治療での血糖：
発症 8〜10 年未満：**HbA1c < 8.5%**
（FPG < 170 mg/dL，随時 PG < 300 mg/dL）
発症 8〜10 年以上：**HbA1c < 9.5%**
（FPG < 190 mg/dL，随時 PG < 350 mg/dL）
かつ **尿ケトン：陰性**

② 未治療での血糖：
発症 8〜10 年未満：**HbA1c 8.5〜10%**
（FPG 170〜200 mg/dL，随時 PG 300〜380 mg/dL）
発症 8〜10 年以上：**HbA1c 9.5〜12%**
（FPG 190〜240 mg/dL，随時 PG 350〜480 mg/dL）
かつ **尿ケトン：陰性**

第3章 薬物療法

3〜6 カ月の食事療法と運動療法で目標 HbA1c に達しない場合，薬物療法を開始

食事療法と運動療法に加えて，薬物療法を開始

腎機能異常なしかつ 75 歳未満 / 腎機能低下（eGFR < 45 mL/ 分 /1.73 m²）*¹ または 75 歳以上

第1選択薬：ビグアナイド薬*²
メトホルミン（メトグルコ®）500 mg/ 日
夕食後 1 回または朝夕食後 2 回に分ける．
目標を達成しない場合は，3 カ月ごと 500 mg/ 日ずつ 1,500 mg（〜2,250 mg）/ 日まで増量可

第1選択薬：DPP-4 阻害薬
リナグリプチン（トラゼンタ®）5 mg/ 日
テネリグリプチン（テネリア®）20 mg/ 日
朝食後 1 回
テネリグリプチンは 40 mg/ 日へ増量可
またはほかの薬剤を減量して使用

目標達成せず ↓

第2選択薬：DPP-4 阻害薬
いずれかの薬剤を通常量
それぞれ添付文書の通りに増量可

3 カ月で目標達成せず ↓

第3選択薬：GLP-1 受容体アゴニスト*³
いずれかの薬剤を通常量（製剤により漸増）
DPP-4 阻害薬から変更

3 カ月で目標達成せず ↓

第4選択薬：SU 薬*⁴
グリクラジド（グリミクロン®HA）20 mg/ 日
グリメピリド（アマリール®）0.5 mg/ 日
朝食後 1 回

3 カ月で目標達成せず ↓

第5選択薬：SGLT2 阻害薬*⁵
いずれかの薬剤を通常量　朝食後 1 回

（右側分岐）
3 カ月で目標達成せず / どうしても内服薬で治療したい場合

若年肥満患者の場合
第2選択薬：GLP-1 受容体アゴニスト*³
いずれかの薬剤を通常量（製剤により漸増）
DPP-4 阻害薬から変更

eGFR < 45 mL/ 分 /1.73 m² の場合
第2選択薬：SU 薬*⁴
グリクラジド（グリミクロン®HA）20 mg/ 日
朝食後 1 回，増量不可

eGFR ≧ 45 mL/ 分 /1.73 m² の場合
第2選択薬：ビグアナイド薬*²
メトホルミン（メトグルコ®）500 mg/ 日
夕食後 1 回または朝夕食後 2 回に分ける

3 カ月で目標達成せず

インスリン治療を希望する場合

インスリン導入　または　糖尿病専門医に紹介
血糖が落ち着いたら内服薬へ変更し，インスリンを中止することも可能

図 ◆ 糖尿病治療薬の使い方

PG：plasma glucose（血糖），FPG：fasting plasma glucose（空腹時血糖）

*1：日本糖尿病学会の「ビグアナイド薬の適正使用に関する Recommendation」では，sCr 値が男性 1.3 mg/dL，女性 1.2 mg/dL 以上でビグアナイドの使用を控えるように勧告しているが，年齢も加味した eGFR で判断した方がよい
*2：メトホルミンは 500 mg/ 日で開始し，3 カ月で目標達成しない場合は 1,000 mg/ 日（朝夕食後 500 mg ずつ）に増量する．3 カ月後，それでも目標達成しない場合は 1,500 mg/ 日（朝夕食後 750 mg ずつ）に増量し，さらに 3 カ月後に目標達成しない場合は，腎機能が許せば 2,250 mg/ 日へ増量可，さもなければ第 2 選択薬として DPP-4 阻害薬を追加
*3：GLP-1 受容体アゴニスト皮下注を使用する場合は DPP-4 阻害薬とは併用せず変更する．使わず SU 薬を第 3 選択でも可
*4：SU 剤は DPP-4 阻害薬に追加する際は低血糖に注意しながら通常量の半量から開始する．なるべくグリクラジドを選ぶ．増量可
*5：SGLT-2 阻害薬はビグアナイド薬，DPP-4 阻害薬，SU 薬に追加する．
チアゾリジン，グリニド，α GI は使用しない

夕食後500 mgずつ）に増量します．それでも目標を達成できない場合は，さらに500 mg増量して1,500 mg/日（朝夕食後750 mgずつ）にします．メトホルミンは2,250 mgまで増量できますが，腎機能に気をつけてください．

メトホルミンを増量しても目標HbA1cを達成できない場合は，第2選択薬としてDPP-4阻害薬を併用します．DPP-4阻害薬は複数種ありますがどの薬剤を選んでも構いません．また，また，DPP-4阻害薬で効果が不十分の場合には，DPP-4阻害薬をGLP-1受容体アゴニストに変更しても構いません．それでも達成できない場合には，SU薬を追加で開始します．すでにDPP-4阻害薬が入っていますので，低血糖に注意しながら少量から開始します．通常使用量の半量からはじめるとリスクが低いです．

2）腎機能低下，または75歳以上

腎障害がある場合（eGFR＜45 mL/分/1.73 m^{2}の場合）または75歳以上では，DPP-4阻害薬を用います．腎障害がある場合にはメトホルミンが使いにくく，SU薬も遷延性低血糖の原因となりやすいからです．DPP-4阻害薬はどの薬剤を選んでも構いませんが，腎障害がある場合は用量調節が不要なリナグリプチン（トラゼンタ®）やテネリグリプチン（テネリア®）を選択するのがよいでしょう．GLP-1受容体アゴニストを使用しても構いません．原則として高齢者ではメトホルミンは新規導入しませんが，もともと使用している場合には，腎機能の悪化がなければそのまま継続しても構いません．高齢者ではSU薬も使用するべきではありません．メトホルミンが使えないので，DPP-4阻害薬だけでは血糖がなかなか下がらないかもしれませんが，そもそも高齢者ではコントロール目標が高めに設定されますので，追加の薬剤が不要なケースが多いです．インスリンを用いたくない場合には，患者の状態に応じて，GLP-1受容体アゴニスト，SU薬，ビグアナイド薬のいずれかを用いても構いません．

④ 糖尿病治療薬の減量・中止のしかた

糖尿病に限らず一般に，副作用やコストを考えると薬剤はなるべく少量の方が望ましいです．糖尿病治療薬を漫然と処方し続けるのではなく，減量，中止できないか見直してみましょう．

まず，何らかの副作用が発生している場合には，その原因薬剤を中止する必要があります．よくみられるのは，低血糖によって起こるふらつきや意欲の減退などの症状です．前述の通り，チアゾリジンやDPP-4阻害薬による浮腫も頻繁にみられます．経過中に腎機能が低下していることもあるので，その場合は，メトホルミンやSU薬の減量や中止も検討します．

次に，HbA1cが目標値に入っているかチェックします．特に，発症8〜10年以上では血糖を厳格に下げると死亡率が上がるので，**HbA1cが目標より下回っている場合は薬の中止を検討するべきです．**

長期予後をよくしない薬剤は，患者さんのメリットになりません．**メトホルミン，DPP-4阻害薬，GLP-1受容体アゴニスト以外は，特に上記のことをチェックし，なるべく中止しましょう．**

⑤ 患者さんへの指導のポイント

- HbA1c 7.0％程度の新規発症患者が集中的に治療し6.2％まで下げても，3〜6年後には再び7.0％程度に悪化してしまうことが明らかになっています[3]．せっかく一生懸命治療していても，悪化してしまうと患者さんは落胆するものです．**血糖コントロールは年齢を重ねると悪化するものだとあらかじめ伝えておくことをお勧めします．**
    - ➡「頑張って治療して血糖がよくなっても，また少しずつ悪くなるのが普通なので，そういうものだと思って少しでもいい状態を保つようにしましょう」
- シックデイなど，**経口摂取できない場合には，服薬を中止するように指導します．**ただし，インスリンを併用しているときには，インスリンはそのままの単位数で継続します．
    - ➡「具合が悪くてご飯が食べられないときには，糖尿病の薬も飲まないようにしてください．血圧など，ほかの薬は続けて飲んでください」
- CT検査などで造影剤を使用する際には，当日のメトホルミン服用を中止し，検査48時間後以降に再開するように伝えます．

- ➡「造影剤の注射がある検査の日の朝は，メトホルミンは飲まないでください．検査後も2日ほどたってから再開します」
- 糖尿病は自覚症状に乏しいので，患者さんはしばしば治療意欲を失ってしまいます．治療を途中で中断することのないように，なるべく安価な薬剤を使い，行動科学などの手法を使って，モチベーションを上げる工夫をしましょう．
  - ➡「糖尿病は自覚症状がないので，ついつい油断しがちです．痛くも痒くもないので大丈夫だとは思わず，薬を飲むのを忘れないように注意しながら，しっかり通院してください」

症例の経過・その後

53歳と若く，腎障害もなかったので，食事療法・運動療法に加え，メトホルミン（メトグルコ®）1回500 mg 1日1回夕食後から開始したところ，2カ月後には体重が75 kgに減り，HbA1cも6.8％と改善しました．患者さんには「いったんよくはなりましたが，同じように頑張っても将来必ず悪化するので，薬をはじめてもこのまま油断することなく治療しましょう」と伝えました．

おわりに

具体的な糖尿病治療薬の使い方について，理解することができたでしょうか．誌面の都合上情報を凝縮していますが，詳しい情報は著者が運営するwebサイト The SPELL [37] に記載してありますので，よろしければご覧ください．原則はそれほど難しくありません．あとは実践あるのみです．注意点をふまえて，エビデンスに基づいた質の高い糖尿病診療をしてください！

◆ 文 献

1) Nathan DM, et al：Diabetes Care, 32：193-203, 2009
2) Kahn SE, et al：N Engl J Med, 355：2427-2443, 2006
3) UK Prospective Diabetes Study (UKPDS) Group：Lancet, 352：854-865, 1998. Erratum in：Lancet, 352：1558, 1998
4) Holman RR, et al：N Engl J Med, 359：1577-1589, 2008
5) Lamanna C, et al：Diabetes Obes Metab, 13：221-228, 2011
6) Maruthur NM, et al：Ann Intern Med, 164：740-751, 2016
7) 日本糖尿病学会 ビグアナイド薬の適正使用に関する委員会：ビグアナイド薬の適正使用に関するRecommendation, 2014
8) 岩岡秀明：1．経口血糖降下薬選択のアプローチ．「ここが知りたい！糖尿病診療ハンドブック」（岩岡秀明，栗林伸一/編著），中外医学社，2015
9) Richy FF, et al：Diabetes Care, 37：2291-2295, 2014
10) de Jager J, et al：BMJ, 340：c2181, 2010
11) Dormandy JA, et al：Lancet, 366：1279-1289, 2005
12) Cochrane Database Syst Rev 2006 Oct 18;(4):CD006060
13) UK Prospective Diabetes Study (UKPDS) Group：Lancet, 352：837-853, 1998
14) Hemmingsen B, et al：Cochrane Database Syst Rev, 4：CD009008, 2013
15)「市場調査レポート 2012年版 2型糖尿病治療の現状と将来展望」，シード・プランニング，2012
16) Monami M, et al：Diabetes Obes Metab, 15：112-120, 2013
17) Liu J, et al：BMJ, 357：j2499, 2017
18) Amori RE, et al：JAMA, 298：194-206, 2007
19) Richter B, et al：Cochrane Database Syst Rev, 2：CD006739, 2008
20) Chiasson JL, et al：JAMA, 290：486-494, 2003
21) Scirica BM, et al：N Engl J Med, 369：1317-1326, 2013
22) Li L, et al：BMJ, 352：i610, 2016
23) Singh S, et al：JAMA Intern Med, 173：534-539, 2013
24) Wang T, et al：Diabetes Obes Metab, 17：32-41, 2015
25) Vasilakou D, et al：Ann Intern Med, 159：262-274, 2013
26) Zinman B, et al：N Engl J Med, 373：2117-2128, 2015
27) Neal B, et al：N Engl J Med, 377：644-657, 2017
28) 日本糖尿病学会 SGLT2阻害薬の適正使用に関する委員会：SGLT2阻害薬の適正使用に関するRecommendation, 2014 http://www.jds.or.jp/modules/important/index.php?page=article&storyid=48
29) Shyangdan DS, et al：Cochrane Database Syst Rev, 10：CD006423, 2011
30) Monami M, et al：Diabetes Obes Metab, 19：1233-1241, 2017
31) 日本糖尿病学会：「糖尿病診療ガイドライン2016」（日本糖尿病学会/編），pp83-112, 南江堂，2016
32) American Diabetes Association：Diabetes Care, 41：S73-85, 2018
33) NICE. Type 2 diabetes in adults:management. https://www.nice.org.uk/guidance/ng28
34) GRADE working group．The GRADE working group．http://www.gradeworkinggroup.org/index.htm
35) Colagiuri S, et al：Diabetes Care, 25：1410-1417, 2002
36) 日本糖尿病学会理事会：ビグアナイド薬とヨード造影剤の併用について，2009
37) 南郷栄秀：The SPELL なんごろく－糖尿病 http://spell.umin.jp/nangoroku/nangoroku_diabetes.html

第3章 薬物療法

5 インスリンの使い方
〜導入から患者さんへの説明まで

服部大輔，南郷栄秀

Point
- どのような患者さんの場合にインスリン適応があるかを理解しましょう
- 具体的なインスリン導入の方法をマスターしましょう
- インスリン治療の開始にあたり，患者さんはどのようなことを心配し，それに対してどのように説明するのがよいか知りましょう

Keyword 基礎インスリン　速効型インスリン　BOT　SMBG

はじめに

　かつては経口血糖降下薬が効かなくなったらインスリンを開始するという治療法が一般的だったため，患者さんのなかにはインスリン導入を絶望的なものとして捉えてしまう人も多くいました．しかし最近では，早期からインスリン強化療法を行うことでβ細胞の機能が温存され，その後インスリン注射がなくとも良好な血糖コントロールが得られることが明らかになり[1〜3]，もはやインスリン療法はかつてのように最終手段としての治療ではなくなりました．

　本稿では，2型糖尿病患者にどのような場合でインスリン治療の導入を考慮し，どのような説明を行ったうえで，どのようにインスリンを導入すればいいかを，より実践的な視点でご紹介したいと思います．

> **症例**
> 　4年前に健康診断で耐糖能異常を指摘されながらも，放置していた57歳の男性．体重65 kg，身長163 cm．今回は手袋靴下型のしびれを主訴に外来を受診し，随時血糖340 mg/dL，HbA1c 10.5 %が認められました．

　この患者さんに対する血糖コントロールはどのようにアプローチするのがよいでしょうか．

1 インスリンが必要な患者さん，適さない患者さんとは？

　日本糖尿病学会（Japanese Diabetes Association：JDA）の「糖尿病診療ガイドライン

2016」[4] では，インスリン療法の適応として，以下のように書かれています．

- 1型糖尿病を含むインスリン依存状態，高血糖性の昏睡（糖尿病ケトアシドーシス，高血糖高浸透圧症候群，乳酸アシドーシス），食事療法でコントロールできない糖尿病合併妊娠ではインスリンの使用が絶対適応となる．重篤な感染症，全身管理が必要な外科手術時もインスリンの使用が勧められる．
- 2型糖尿病では，食事療法，運動療法，およびインスリン以外の薬物療法によっても血糖コントロールができない場合や，高血糖による糖毒性を解除する目的でインスリン治療が行われる．

米国糖尿病学会（American Diabetes Association：ADA）やUpToDate® でも同様の推奨であり，上記の「高血糖」とはJDAでは「空腹時血糖値250 mg/dL以上，随時血糖350 mg/dL以上を認める場合」，ADAのStandards of Medical Care in Diabetes-2018[5] では「未治療でHbA1c 10％以上，随時血糖350 mg/dL以上を認める場合」，UpToDate®[6] では「未治療でHbA1c 9.5％以上，空腹時血糖250 mg/dL以上，随時血糖300 mg/dL以上を認める場合」とされ，経口血糖降下薬で良好なコントロールが得られない場合としては，メトホルミン（メトグルコ®）内服と生活習慣の改善を行っても症状を伴う高血糖が持続することや，HbA1c＞8.5％であることなどが目安とされています．

インスリンは自己注射が認められている数少ない薬剤です．**患者さん自身やご家族が糖尿病の病態を理解していて，打ち忘れなく機器を扱えること，また低血糖の危険性を認識して正しく対処できることがインスリン治療を行うための条件**です．認知症が進んでおり理解力に乏しい，それをサポートする家族もいない，転倒リスクが高く低血糖を発症した際に危ないといった患者さんはインスリン治療に適さないでしょう．特に高齢者での新規導入には慎重になるべきです．

また，**白内障や緑内障で目が見えにくくなっている患者さんは，注射する単位数の設定を誤る可能性があります**．必ず眼科を受診して必要があれば治療をしてもらってください．

❷ インスリン治療のエビデンス

高血糖患者は膵臓から分泌される内因性のインスリンが枯渇しているため，まずはインスリンを外部から補充して糖毒性を取り除いた方がよいと言われています．それを支持するランダム化比較試験（RCT）[7] では，持続皮下インスリン注入（continuous subcutaneous insulin infusion：CSII）と，食前3回と就寝前中間型1回の1日4回注射は，ともに経口血糖降下薬と比較して2週間以内の血糖目標到達率が有意に高く（97.1％ vs 95.2％ vs 83.5％），また1年後の血糖コントロール良好の率も有意に高い（51.1％ vs 44.9％ vs 26.7％）という結果でした．

長期的な効果については，長らく明らかになっていませんでしたが，近年いくつかの研究結果が発表されました．血糖コントロール不良の患者に対する追加治療の効果を検証した2008年のメタアナリシス[8] では，インスリン導入では経口血糖降下薬追加よりもHbA1cと空腹時

血糖が下がったとされましたが，2012年に発表された2型糖尿病患者に対するインスリングラルギンの効果を検証したORIGIN trial[9]では，標準治療と比較して，複合心血管アウトカム，細小血管アウトカム，総死亡のすべてを減らさず，またがんを増やしませんでした．しかし，2014年に発表された17万人を超える後ろ向きコホート研究[10]の結果では，メトホルミンを投与しても血糖コントロール不十分の患者にインスリンを追加するのは，スルホニル尿素（SU）薬を追加するのと比べて追跡期間中央値14カ月で総死亡を1.44倍（1,000人年中33.7イベント vs 22.7イベント）に有意に増加させることが示されました．

また，2016年に発表されたコクランレビュー[11]では，BOT（basal supported oral therapy）がインスリン単独療法よりもHbA1cを有意に減少させることが示されました．なお，持効型インスリンのグラルギン（ランタス®）とデテミル（レベミル®）を比較した2011年のコクランレビュー[12]によれば，デテミル（レベミル®）の方が体重増加がやや少ないものの，その他の効果や副作用にほとんど違いはないとされています．

これらから，少なくともインスリン治療を行うことで**血糖コントロールをよくすること以上の特別なメリットがあるとは言えない**のが現状です．

❸ インスリンの具体的な導入のしかた

ここでは，2型糖尿病の患者さんに，入院治療や外来管理でインスリン導入を行う際の具体的な方法について説明します．インスリン治療にはいくつかの方法がありますが，患者さんの病態とライフスタイルに合わせて決める必要があります．ただし，どんな場合でも，**低血糖が起きないように少量から漸増していくのが原則**です．

1) BOT

以前は，経口血糖降下薬を最大用量使用しても血糖コントロールがつかない症例に，経口血糖降下薬をすべて中止して1日3〜4回注射をする強化インスリン療法が代表的なインスリン導入の方法でした．最近では，インスリン使用中も内服薬を一切中止するのではなく，一部継続しながら，1日1回の持効型インスリンを用いて基礎インスリンを補充する**BOT**が，特に外来でのインスリン導入法として医師-患者双方にメリットがあるとされ，行われるようになりました[13]．BOTであれば，空腹時血糖が確実に改善する，インスリンの注射回数が1日1回ですむ，低血糖のリスクが比較的低い，血糖自己測定（self-monitoring of blood glucose：SMBG）を健康保険で行えるなどのメリットがあります．

2) 診療ガイドラインで推奨されるレジメン

日本糖尿病学会の診療ガイドライン[4]では，具体的なインスリンの導入方法については示されていません．ADAの推奨[5]するインスリン治療レジメンは図1の通りです．

a) 基礎インスリンの導入

第一選択としては，メトホルミンと併用して1日1回の基礎インスリンの導入から開始する

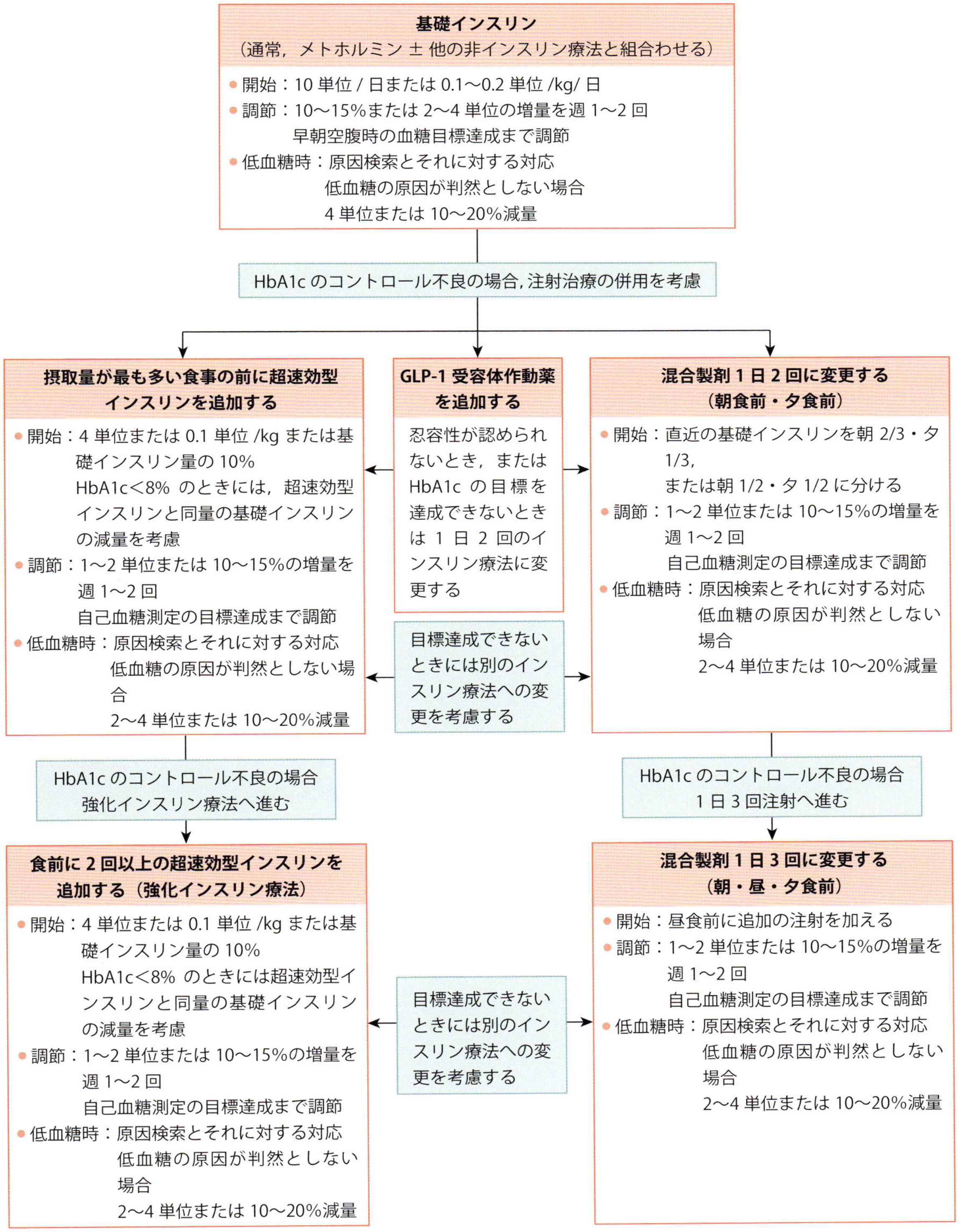

基礎インスリン
（通常，メトホルミン ± 他の非インスリン療法と組合わせる）

- 開始：10単位/日または0.1～0.2単位/kg/日
- 調節：10～15%または2～4単位の増量を週1～2回
  早朝空腹時の血糖目標達成まで調節
- 低血糖時：原因検索とそれに対する対応
  低血糖の原因が判然としない場合
  4単位または10～20%減量

↓ HbA1cのコントロール不良の場合，注射治療の併用を考慮

摂取量が最も多い食事の前に超速効型インスリンを追加する

- 開始：4単位または0.1単位/kgまたは基礎インスリン量の10%
  HbA1c<8%のときには，超速効型インスリンと同量の基礎インスリンの減量を考慮
- 調節：1～2単位または10～15%の増量を週1～2回
  自己血糖測定の目標達成まで調節
- 低血糖時：原因検索とそれに対する対応
  低血糖の原因が判然としない場合
  2～4単位または10～20%減量

GLP-1受容体作動薬を追加する

忍容性が認められないとき，またはHbA1cの目標を達成できないときは1日2回のインスリン療法に変更する

目標達成できないときには別のインスリン療法への変更を考慮する

混合製剤1日2回に変更する（朝食前・夕食前）

- 開始：直近の基礎インスリンを朝2/3・夕1/3，
  または朝1/2・夕1/2に分ける
- 調節：1～2単位または10～15%の増量を週1～2回
  自己血糖測定の目標達成まで調節
- 低血糖時：原因検索とそれに対する対応
  低血糖の原因が判然としない場合
  2～4単位または10～20%減量

↓ HbA1cのコントロール不良の場合 強化インスリン療法へ進む

↓ HbA1cのコントロール不良の場合 1日3回注射へ進む

食前に2回以上の超速効型インスリンを追加する（強化インスリン療法）

- 開始：4単位または0.1単位/kgまたは基礎インスリン量の10%
  HbA1c<8%のときには超速効型インスリンと同量の基礎インスリンの減量を考慮
- 調節：1～2単位または10～15%の増量を週1～2回
  自己血糖測定の目標達成まで調節
- 低血糖時：原因検索とそれに対する対応
  低血糖の原因が判然としない場合
  2～4単位または10～20%減量

目標達成できないときには別のインスリン療法への変更を考慮する

混合製剤1日3回に変更する（朝・昼・夕食前）

- 開始：昼食前に追加の注射を加える
- 調節：1～2単位または10～15%の増量を週1～2回
  自己血糖測定の目標達成まで調節
- 低血糖時：原因検索とそれに対する対応
  低血糖の原因が判然としない場合
  2～4単位または10～20%減量

図1 ◆ 米国糖尿病学会のインスリン導入レジメン
（文献5より引用）

表 ◆ HbA1cと血糖の関係

HbA1c (%)	平均血漿糖 (mg/dL) (95％信頼区間)	平均空腹時血糖 (mg/dL) (95％信頼区間)	平均食前血糖 (mg/dL) (95％信頼区間)	平均食後血糖 (mg/dL) (95％信頼区間)	平均就寝前血糖 (mg/dL) (95％信頼区間)
6	126 (100-152)				
5.5～6.49		122 (117-127)	118 (115-121)	144 (139-148)	136 (131-141)
6.5～6.99		142 (135-150)	139 (134-144)	164 (159-169)	153 (145-161)
7	154 (123-185)				
7.0～7.49		152 (143-162)	152 (147-157)	176 (170-183)	177 (166-188)
7.5～7.99		167 (157-177)	155 (148-161)	189 (180-197)	175 (163-188)
8	183 (147-217)				
8.0～8.5		178 (164-192)	179 (167-191)	206 (195-217)	222 (197-248)
9	212 (170-249)				
10	240 (193-282)				
11	269 (217-314)				
12	298 (240-347)				

（文献14を参考に作成）

こととされています．ほかの内服薬は原則としてすべて漸減，中止します（インスリン投与量が多い場合には併用します）．複数の内服薬を使用している場合は，インスリン分泌を促進する薬剤であるSU薬とグリニドを最初に減らします．内服薬の中止による血糖上昇には数日かかるので，その間にインスリンの用量調節をします．

持効型インスリンであるグラルギン（ランタス®）は朝食前か就寝前のいずれか1回使用できますが，**通常は就寝前に皮下注射します．単位数は10単位（もしくは0.1～0.2単位/kg）/日で開始します．連日，朝昼夕食前と就寝前の4検で血糖値を測定し，血糖の目標値を見据えながら2，3日ごとに10～15％もしくは2～4単位増量します**．インスリンは数日で効果がわかるので，HbA1cで効果判定するよりも，血糖値を用いる方が一般的です．HbA1cと血糖値は表のように相関することがわかっています[14]．糖尿病発症早期で厳格な血糖コントロールを行う場合には，HbA1c 7.0％未満をめざすので，およそ**空腹時血糖値130 mg/dL未満，食後2時間血糖値220 mg/dL未満をめざせばいいことになります．発症から10年以上経っている患者さん，または合併症が進行している患者さんでは，空腹時血糖値140～160 mg/dL，食後2時間血糖値240～280 mg/dL**をめざします．もし血糖が低くなりすぎるようであれば，その原因を明らかにしたうえで4単位もしくは10～20％減量します．

b）超速効型インスリンの導入

就寝前の基礎インスリンで朝食前血糖のコントロールがされたにもかかわらず食後2時間血糖値やHbA1cが目標値よりも高値の場合，またはインスリン量が0.5単位/kg/日を超えた場合には，インスリン製剤の追加や変更を考慮します．超速効型インスリンの追加，混合製剤1日2回注射への変更，GLP-1受容体作動薬の追加が選択肢にあげられますが，原則として**超速効

型インスリン〔インスリンアスパルト（ノボラピッド®）など〕を最も摂取量が多い食事の直前に4単位（または0.1単位/kg，基礎インスリンの単位数の10％）皮下注射します．HbA1cが8％未満のときには，超速効型インスリンと同量の基礎インスリンの減量を考慮します．基礎インスリンと同様に，2，3日ごとに血糖値を見ながら10〜15％もしくは1〜2単位増量します．血糖が低すぎて減量する場合は，2〜4単位もしくは10〜20％減量します．

それでも不十分な場合には食前の超速効型インスリンの回数を増やします．これをベーサルボーラス（basal-bolus）療法（強化インスリン療法）と呼びます．

外来でインスリン導入する場合には，SMBGの方法（後述）を伝えて自宅で毎日朝食前に1回測定して記録してもらいます．食後2時間血糖値の測定は，毎日は不要ですが，週に1〜2回測定してもらっても構いません．**外来では1〜2週間ごとに受診してもらい，基礎インスリンから開始し，空腹時血糖値の推移を見て，インスリンを10〜15％もしくは2〜4単位増量します．コントロールがつかず超速効型インスリンを追加する場合には，血糖測定を超速効型インスリン注射前にも行い**，やはり1〜2週ごとの受診で1〜2単位または10〜15％ずつ増量していきます．

c）混合製剤の導入

インスリン治療に慣れている場合は，混合製剤1日2回注射への変更を試みると，特に超速効型インスリンを1日2，3回注射する必要のある患者さんの負担が減らせます．基礎インスリンの1日合計単位数を朝2/3・夕1/3，もしくは朝夕に等量に分けて食直前にアスパルト30ミックス（ノボラピッド®30ミックスなど）を皮下注射します．ただし，この混合製剤2回注射法は昼食後の高血糖が起こりやすく，混合製剤1日2回でもコントロールがつかない場合には，混合製剤を朝昼夕の1日3回注射することを検討します．ただし，混合製剤はBOTに比べて用量調整が難しいうえ，重症感染症や手術時にベーサルボーラス療法に変更が必要になることが多いという問題点があります．

これらを行ってもコントロールが困難な場合は専門家へ相談します．

4 血糖自己測定（SMBGとCGM）

1）SMBG

経口血糖降下薬も含めて，薬物治療中は低血糖のリスクが高まるので注意が必要ですが，健康保険でSMBGの適応が認められているのは，インスリン治療中のみです．ADAでも，インスリン治療中のSMBGを推奨しています[5]．

SMBGの効果については，低血糖を予防するだけでなく，血糖コントロールが改善する可能性が示されています．経口血糖降下薬または1日1回の持効型インスリンで治療中の2型糖尿病患者を対象としたSMBGの効果を検証した2012年のコクランレビュー[15]では，新規に糖尿病と診断された2型糖尿病患者でSMBGを行うことによりHbA1cが0.5％減少しました．ただ，残念ながら1年以上の糖尿病歴のある患者さんのHbA1cにはほとんど影響を与えませんで

した．

　　SMBGを行うのは，低血糖予防が一番大きな目的ですが，さらにインスリン量の調整や患者さんの自己管理の動機づけにも有用と言えます．

　　血糖自己測定器は改良を重ねられてきており，現在では5秒で測定できるものまであります．静脈採血との誤差は10％以内とされ，測定誤差が大きくなる要因として，① 穿刺時の血液量不足，② 消毒後の乾燥不十分による希釈，③ 穿刺部位のしごきすぎによる組織液の混入があげられています[10]ので，正しい使い方の指導が必要です．

2）CGM

　　連続血糖測定（continuous glucose monitoring：CGM）は体にパッチ式のセンサーを貼り付けて，持続的に皮下組織の間質液のグルコース濃度を測定する方法です．血管から間質液にグルコースが移行するのにタイムラグがあるため，毛細血管血のグルコース濃度よりも10～15分遅れて変動します．これまでのSMBGなどでは見つかりにくかった血糖の日内変動が評価しやすいというメリットがあります．2017年に保険適用となり現在利用可能なものには，アボットジャパン社のFreeStyleリブレと，日本メドトロニック社のiPro2とミニメド620Gの3種類があります．iPro2は器械を体から外した後に医療者が測定するものですが，FreeStyleリブレ（1型に保険適用）とミニメド620G（1型でCSIIを使用する場合に保険適用）は患者自身で測定可能なものです．2017年7月に日本糖尿病学会理事長から声明[16]が出されているとおり，CGMはSMBGに代わるものではなく，SMBGと併用して，その補完をするという位置づけで考えます．

　　CGMの効果については，1型糖尿病患者においては2014年に発表されたシステマティックレビュー[17]でCGMを導入すると低血糖を減らすことなくHbA1cを0.5～1％減らすことが示されましたが，2型糖尿病患者においては2012年に発表されたシステマティックレビュー[18]では，HbA1cが下がった研究は12件中5件しかなく，効果が一定しませんでした．今後製品の改良と新たな研究が行われることが期待されます．

❺ 低血糖とシックデイ予防

　　低血糖は血糖値70 mg/dL以下と定義されていますが，高血糖にさらされている期間が長くなるとアドレナリン分泌閾値が下がるため，100 mg/dL程度でも低血糖症状を生じることがあります．そのため，血糖値だけで判断せず，低血糖症状である空腹感，倦怠感，冷や汗，動悸，ふらつき，意識障害，痙攣に注意することを患者さんや家族に指導することが大事です．低血糖症状を呈したときには，血糖測定ができれば低血糖の有無を判定し，血糖測定ができない場合は低血糖として扱います．

　　患者さん・家族には，低血糖の場合に備えて，普段からブドウ糖10 gを携帯しておくように指導します．万一，低血糖時にブドウ糖を持ちあわせていない場合は，砂糖やジュースの摂取でも構いません．そして，低血糖に対する応急処置をした後（ブドウ糖を摂取できない場合も），

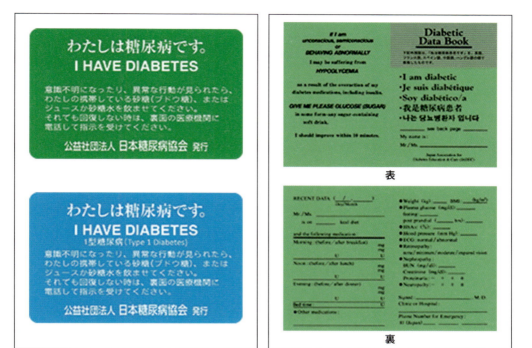

図2 ◆ 日本糖尿病協会が配布している「糖尿病患者用IDカード（緊急連絡用カード）」（左）と「英文カード（Diabetic Data Book）」（右）

直ちに医療機関を受診するようにしてもらいます．低血糖は遷延することが多いので，一度回復したからといって安心しないように伝えておきましょう．

また，財布やカード入れの中に「私は糖尿病です（I am diabetes）」と書いた紙を入れてもらうようにすると，外出時に低血糖で意識障害が起こったときに周囲の人に糖尿病治療中であることを気付かれ，迅速に対応してもらえることが期待できます．日本糖尿病協会[19]では図2のようなカードを無料で配布しており，またスマートフォンのアプリ版もあります．

シックデイとは，インスリン治療を行っている患者さんが感染症などで食事が摂れないことを指します．食事ができないからといってインスリンを中止するとリバウンドで高血糖になるので注意が必要です．可能な限り摂取しやすい形（おかゆやうどんを少量ずつ小分けにするなど）でエネルギーを摂取し，水分補給は最低1日1Lを確保し，SMBGを行います．インスリン抵抗性が高まってインスリン必要量がむしろ増加しているので，減量せずにそのまま注射してもらい，病状がひどいときには受診するように指導してください．

❻ 患者さんへの説明のしかた

不安からインスリン治療に抵抗感をもつ患者さんは多くいます．それぞれの不安の原因に真摯に向き合い，話し合うことで患者さんのインスリン治療に対する抵抗感を和らげていく必要

があります．以下によくある患者さんのインスリン治療に対する先入観や不安感とそれに対する説明の具体例をあげます[20]．

- インスリン注射は痛くないのか．➡「インスリン治療で使う針は，とても細くて短く，痛みが少なくなるように工夫されているので安心してください」
- インスリンの導入が必要ということは，糖尿病が悪くなっているのではないか，自分の糖尿病治療は失敗したのではないか．➡「糖尿病は進行する疾患であり，インスリンをつくるβ細胞の活動は経過とともに減退していきます．そのため，経過をみながら，治療法を見直すことも大切です．今の○○さんの状態ならインスリン注射を使用することで，β細胞の破壊を緩徐にすることができるかもしれません」
- インスリンによる低血糖は大丈夫なのか．➡「血糖値の自己測定をしてモニタリングしていくことで低血糖を予防できます．また，もし低血糖を起こしてしまったときのためにブドウ糖を持ち歩くようにしましょう」
- インスリンの使用により，生活の質が落ちるのではないか．➡「血糖コントロールがよいとより元気に暮らすことができ，よりよい睡眠がとれます」
- もっと自然な代替療法はないのか．➡「インスリンは患者さん自身がつくれなくなったホルモンを補充する，糖尿病治療の最も自然な治療と言えます」

患者さんの不安をそのままにしては，インスリン治療はうまくいきません．何度でも根気強く説明して，治療に納得してもらいましょう．

症例の経過・その後

初回の外来で，糖尿病の説明と食事・生活指導を行い，インスリン導入のオリエンテーションを行いました．注射による痛みやインスリン自己注射への不安感からインスリン導入に前向きになれなかったため，「インスリン注射は痛くないこと」，「インスリンはもともと体が分泌しているホルモンを補う自然な治療であること」，「状態がよくなれば止められること」を説明し，この日はメトホルミン（メトグルコ®）を処方しました．

1カ月後の外来では早朝空腹時血糖203 mg/dLであり，依然として高血糖を認めたため，ランタス®6単位の就寝前投与を開始しました．2週間後の外来では，SMBGでの早朝空腹時血糖90〜150 mg/dL程度でしたが，就寝前血糖が180〜240 mg/dLと高値を認めたため，ランタス®は同量継続のまま夕食前にノボラピッド®4単位を追加しました．その後も定期受診を継続し，4カ月後にはHbA1c 6.8％と良好なコントロールを得ました．

おわりに

インスリン治療は原則を守れば，それほど難しくはありません．低血糖に注意すること，患者や家族が正しく理解できるように指導することが大事です．インスリン導入は難しいという先入観をもち，避けてきた方もぜひ挑戦してみてください．

◆ 文 献

1) Ryan EA, et al：Short-term intensive insulin therapy in newly diagnosed type 2 diabetes. Diabetes Care, 27：1028-1032, 2004
2) Ilkova H, et al：Induction of long-term glycemic control in newly diagnosed type 2 diabetic patients by transient intensive insulin treatment. Diabetes Care, 20：1353-1356, 1997
3) Li Y, et al：Induction of long-term glycemic control in newly diagnosed type 2 diabetic patients is associated with improvement of beta-cell function. Diabetes Care, 27：2597-2602, 2004
4) 「糖尿病診療ガイドライン2016」（日本糖尿病学会/編），南江堂，2016
http://www.jds.or.jp/modules/publication/?content_id=4　で閲覧できる
5) American Diabetes Association：(8) Pharmacologic Approaches to Glycemic Treatment：Standards of Medical Care in Diabetes-2018. Diabetes Care, 41：S73-S85, 2018
6) McCulloch DK, et al：Insulin therapy in type 2 diabetes mellitus, UpToDate, 2014
7) Weng J, et al：Effect of intensive insulin therapy on beta-cell function and glycaemic control in patients with newly diagnosed type 2 diabetes：a multicentre randomised parallel-group trial. Lancet, 371：1753-1760, 2008
8) Gamble J, et al：Insulin versus an oral antidiabetic agent as add-on therapy in type 2 diabetes after failure of an oral antidiabetic regimen：a meta-analysis. Open Med, 2：e26-38, 2008
9) Gerstein HC, et al：Basal insulin and cardiovascular and other outcomes in dysglycemia. N Engl J Med, 367：319-328, 2012
10) Roumie CL, et al：Association between intensification of metformin treatment with insulin vs sulfonylureas and cardiovascular events and all-cause mortality among patients with diabetes. JAMA, 311：2288-2296, 2014
11) Vos RC, et al：Insulin monotherapy Insulin monotherapy compared with the addition of oral glucose-lowering agents to insulin for people with type 2 diabetes already on insulin therapy and inadequate glycaemic control. Cochrane Database Syst Rev. 2016 Sep 18；9：CD006992.
12) Swinnen SG, et al：Insulin detemir versus insulin glargine for type 2 diabetes mellitus. Cochrane Database Syst Rev, 7：CD006383, 2011
13) 鈴木義史：3．薬物療法の実際，B．インスリン療法．「ここが知りたい！糖尿病診療ハンドブック Ver.2」（岩岡秀明・栗林伸一/編著），中外医学社，2015
14) American Diabetes Association：(6) Glycemic Targets：Standards of Medical Care in Diabetes-2018. Diabetes Care 2018；41 (suppl.1)：S55-S64.
15) Malanda UL, et al：Self-monitoring of blood glucose in patients with type 2 diabetes mellitus who are not using insulin. Cochrane Database Syst Rev. 2012 Jan 18；1：CD005060
16) 門脇 孝：フラッシュグルコースモニタリング（FGM）システム：FreeStyle Libreに関する見解
http://www.fa.kyorin.co.jp/jds/uploads/imp_20170822_freestylelibre.pdf
17) Meade LT：The use of continuous glucose monitoring in patients with type 2 diabetes. Diabetes Technol Ther, 14：190-195, 2012
18) Joubert M, Reznik Y：Personal continuous glucose monitoring (CGM) in diabetes management: review of the literature and implementation for practical use. Diabetes Res Clin Pract, 96：294-305, 2012
19) 日本糖尿病協会：療養グッズ一覧
https://www.nittokyo.or.jp/modules/patient/index.php?content_id=4
20) Brunton S, et al：Type 2 diabetes：the role of insulin. J Fam Pract, 54：445-452, 2005

第3章　薬物療法

6 脂質異常症の治療① どこまで下げればいいか

岡田　悟

Point
- 脂質異常症の治療目標を考える際には，ベースラインのリスク評価が重要である
- 各国の診療ガイドラインの目標値はまちまちだが，絶対的な治療目標を決めるほどの根拠はなく，診療ガイドラインはあくまで1つの情報源として参考にするに留める
- 一次予防では吹田スコアによりリスクを見積もり治療目標を決定するが，原則として生活習慣改善指導のみを行い，治療目標に到達しなくても薬物療法は行わない
- 冠動脈疾患に対する二次予防ではLDL-Cの値に関係なくスタチンを服用し，少なくともLDL-Cが100 mg/dL未満となるようにする

Keyword　治療目標　診療ガイドライン

はじめに

　脂質異常症の診療ガイドラインは，日本動脈硬化学会の「動脈硬化性疾患予防ガイドライン2012年版」（以下JAS 2012）[1]が2017年に「動脈硬化性疾患予防ガイドライン2017年版」（以下JAS 2017）[2]としてアップデートされました．しかし改訂後もリスク評価の方法が煩雑な割に，脂質管理目標については推奨レベルの記載がなく，根拠のレベルもE-1b（コホート研究由来のエビデンス）と判然としません．また診療ガイドライン自体の質も必ずしも高くなく[3]，それに基づいて治療することがベストなのかわかりません．

　本稿では甲状腺疾患やネフローゼ症候群などによる続発性脂質異常症，家族性高コレステロール血症を除く，いわゆる生活習慣病としての脂質異常症の治療目標について，エビデンスを含めながら概説します．

1 治療目標には明確な根拠がない

　表1に世界の代表的な脂質異常症の診療ガイドラインにおける高リスク群の治療目標の比較を示します．なお，各診療ガイドラインでのリスク群の定義やリスク評価の方法については1章6をご参照ください．

　表1を見ると，診療ガイドライン間で治療目標が全く異なることがわかります．つまり，**推**

表1 ◆ 各国の診療ガイドラインにおける高リスク群の治療目標の比較

国	診療ガイドライン	治療目標
日本	JAS 2017[2]	LDL-C 120 mg/dL未満
米国	ACC/AHA 2013[6]	設定なし
欧州	ESC/EAS 2016[7]	LDL-C 100 mg/dL未満
英国	NICE 2014[8]	non HDL-Cを40％減少

奨を作成するにあたって絶対的な目標は存在せず，その国の有病割合や高リスク患者の割合，その国における疾患の捉え方，治療をすることでの費用対効果などをもとに，それぞれが任意に治療目標を設定しているのです．

　さらにJAS 2017[2]の最も大きな問題として，治療目標の根拠が記載されていません．おそらくJAS 2017[2]でリスク評価ツールとして用いられている吹田スコアで示される低リスク群に入るように治療目標が設定されているものと思われますが，無治療でLDLコレステロール（LDL-C）が110 mg/dLの人と，もともと180 mg/dLだったのを治療して110 mg/dLにした人とが同じリスクになるとは限らないので，適切な目標設定とは言えません．

　本来は，同一リスクの患者に異なる治療目標を設定して無作為に割り付けたランダム化比較試験（以下RCT）によって，その目標値に合わせて治療することで実際に冠動脈疾患が減ることが証明されれば，それを根拠に治療目標を設定することができます．しかし，例えばスタチンについての現存するRCTのほとんどが単一用量しか設定されておらず，用量による比較がなされていないため，心血管イベント発症予防に対してLDL-Cを一定目標値以下にするべきなのか，特別目標値を設定せずにスタチンで治療すること自体が大事なのかは意見の分かれているところです．前者の戦略をTreat to Targetと呼び，欧州心臓病学会（ESC）/欧州動脈硬化学会（EAS）の2011年の診療ガイドライン[4]，JAS 2017[2]などが採用しています．一方後者の戦略をFire and Forgetと呼び，米国心臓病学会（ACC）/米国心臓協会（AHA）の2013年の診療ガイドライン[5]（以下，ACC/AHA 2013）などがその例です．

　そのため，わが国ではリスク評価を行った観察研究の結果を用いて，許容できるリスクの大きさを示すLDL-Cの値まで下げるように目標設定するという方法が取られていて，JAS 2017[2]では観察研究の結果に吹田スコアを採用しているのです．しかし，観察研究と介入研究では根本的に結果の解釈が異なることを意識するべきです（前述の通り，同じLDL-C値でも薬剤を使用して下がった結果の人と未治療の人とはリスクが異なります）．実際にACC/AHA 2013[6]のなかでは「根拠とするエビデンスがなく，具体的な治療目標を設定することはできない」と述べられており，こちらの方が誠実な記述と言えるかもしれません．

　このように，脂質異常症の治療目標を取り巻く状況は非常に不確実なものです．JAS 2017[2]でも「管理目標値は到達努力目標」とされているように，**絶対的な目標を決めるほどの根拠はないため，日本を含む各国の診療ガイドラインの推奨はあくまで1つの参考としてとらえた方がよいでしょう．**

❷ 一次予防の患者さん

> **症例①**
> 52歳，男性．職場の健診でコレステロール高値をはじめて指摘され，当院外来に紹介された．外来ではTC 274 mg/dL，LDL-C 177 mg/dL，HDL-C 65 mg/dL，TG 160 mg/dLで脂質異常症と診断された．心血管系のリスクファクターは男性，喫煙，肥満（BMI 25.1）以外にはなかった．家族性高コレステロール血症や続発性脂質異常症はなかった．

1）治療目標を考えるためのエビデンス

　前述した通り診療ガイドラインでの治療目標値は根拠に乏しいのですが，動脈硬化性疾患のリスクは国によって大きく異なるので，リスク評価には日本人のデータを採用しているJAS 2017[2]を用います．JAS 2017[2]では「一次予防においては，冠動脈疾患の絶対リスクに基づくカテゴリー分類に応じてLDL-Cの管理目標値を決定する」とされています．しかし，JAS 2017[2]のLDLコレステロール管理目標設定のためのフローチャート・絶対リスク評価チャート（1章6：図2，3参照）によるリスク評価は大変複雑です．

　さて，今回のように脳卒中や冠動脈疾患の既往がない脂質異常症患者での薬物療法による一次予防効果はどのくらいなのでしょうか．1章6でも触れた通り，2016年に米国予防医学専門委員会（The U.S. Preventive Services Task Force：USPSTF）で行われた19件のRCTのメタアナリシス[9]ではスタチン群で総死亡がリスク比（RR）0.86〔95％信頼区間（95％CI）0.80～0.93〕倍，心血管死がRR 0.69（95％CI 0.54～0.88）倍，脳卒中がRR 0.71（95％CI 0.62～0.82）倍，心筋梗塞がRR 0.64（95％CI 0.57～0.71）倍に有意に減少しました．

　では，一般的に欧米人よりも心血管リスクの低い日本人ではどうでしょうか．別稿でも紹介しましたが，低〜中リスクの日本人患者において食事療法を対照としてプラバスタチンの心血管イベント一次予防効果を検証したMEGA study[10]について，より詳しく見てみましょう．本研究の結果は，主要評価項目（primary outcome）である冠動脈疾患はハザード比（HR）0.67（95％CI 0.49～0.91）倍に有意に減少するというものでした．しかし有意差があったと言っても，5.3年間の冠動脈疾患の発症率が食事療法単独群の約2.5％からプラバスタチン併用群の約1.7％に減るという，その差は非常に小さいものでした．治療必要数（number needed to treat，以下NNT）は5年間で119人であり，極端なことを言えば119人中118人は治療を受けている意味がないとも考えられます．それだけ日本人の心血管イベントの発症率は低く，薬による治療効果は大きくないのです．

　ところで，MEGA studyの主要評価項目は前述のように「冠動脈疾患」ですが，これは複合アウトカムです．複合アウトカムとは複数のアウトカムを組み合わせて，そのどれかが最初に起こったら主要評価項目が発症したとみなすものです．MEGA studyでは，「心筋梗塞」「心血管死/突然死」「狭心症」「冠動脈血行再建術」の4つのアウトカムが「冠動脈疾患」という複合アウトカムに含まれています．ここで興味深いことがあります．本研究の結果「冠動脈疾患」

表2 ◆ 日本人におけるプラバスタチンの冠動脈疾患一次予防効果（MEGA study）
主要評価項目：冠動脈疾患

評価項目	例数（/1,000人・年）		ハザード比 (95%CI)	p値
	食事療法単独群 (n=3,966)	食事療法＋プラバスタチン併用群 (n=3,866)		
冠動脈疾患	101 (5.0)	66 (3.3)	0.67 (0.49〜0.91)	0.01
心筋梗塞	33 (1.6)	17 (0.9)	0.52 (0.29〜0.94)	0.03
致死性	3 (0.1)	2 (0.1)		
非致死性	30 (1.5)	16 (0.8)		
心血管死/突然死	10 (0.5)	5 (0.2)	0.51 (0.18〜1.50)	0.21
狭心症	57 (2.8)	46 (2.3)	0.83 (0.56〜1.23)	0.35
冠動脈血行再建術	66 (3.2)	39 (2.0)	0.60 (0.41〜0.89)	0.01

（文献10より引用）

全体では33％有意に減少するという効果が見られましたが，それに含まれる4つのアウトカムのうち，有意な減少効果を示したのは「心筋梗塞」と「冠動脈血行再建術」の2つだけなのです！（表2）しかも，4つのアウトカムのうち発症数が最も多く，また最も大きく群間に差を生じたのはいずれも「冠動脈血行再建術」です．つまり，主要評価項目である「冠動脈疾患」が有意に減ったのは，「冠動脈血行再建術」の有意な減少が最も大きく影響していると解釈できます．一方，「心血管死/突然死と狭心症は減っていない」というのが事実です．ところが，本研究の結果を一文で示すとしたら，「MEGA studyにより，プラバスタチンは心筋梗塞，心血管死/突然死，狭心症，冠動脈血行再建術を含む冠動脈疾患を減らす」となりますから，実際のデータを知らずこの一文だけを見た人は4つのアウトカムのすべてが有意に減ったのだろうと勘違いしてしまうかもしれません．でも，それは事実と異なります．複合アウトカムの解釈には注意が必要です．このように複合アウトカムに含まれる個々のアウトカムによって効果の有無が異なる場合は，個々のアウトカムの結果の方を重視するべきです．仮に，心筋梗塞の予防を期待してプラバスタチンを用いるとしたら，有意差があり，HRも0.52と一見大きな効果があるように見えますが，実際は発症率が複合アウトカムのときよりさらに低くなるためNNTは5.3年間で255人となります．また脳卒中，総死亡，心血管死は有意に減りませんでした．なお，この研究では，プラバスタチン10〜20 mg/日を用いることにより，総コレステロール（TC）を242 mg/dLから215 mg/dLに，LDL-Cを157 mg/dLから128 mg/dLに下げていました．

上記のように**一次予防におけるスタチン療法は心血管イベントを有意に減らすとしても，その効果としては非常に小さい**と言えます．NNTが大きいため，目の前の患者さん個人のレベルでは効果を実感することができず，何千，何万人規模の集団を治療することではじめてそのう

ちのわずかな人たちに効果が出るものですから，費用対効果を考えるととても効率が悪い治療を行うことになります．さらに，薬物療法には副作用のリスクがあることを考えると，一次予防目的に薬物療法を行う意義は大きくないと言えます．

ただ，NIPPON DATA 90[11] のデータから，日本人糖尿病患者の冠動脈死亡率は1,000人年対2.6，すなわち単純計算で10年間の冠動脈疾患による死亡確率は2.6％と高く，2006年のシステマティックレビュー[12] において，糖尿病患者を対象とした6件のメタアナリシスにより，冠動脈イベントの一次予防がRR 0.79（95％CI 0.7〜0.89）倍に有意に減ることが示されていますので，**糖尿病患者では薬物療法を行った方がいいでしょう**．

以上をふまえて，当院では糖尿病でない患者さんにはTCやLDL-Cがどのような値であっても，基本的には一次予防目的にスタチンなどの脂質異常症の薬物療法を行わず，禁煙や運動療法などの生活習慣の指導のみとします．生活習慣を指導しても治療目標に到達しないことも多々あると思いますが，それでも薬物療法は開始しません．糖尿病患者ではJAS 2017[2] の推奨に従い，**LDL-C 120 mg/dL未満を目標としてスタチンを使用します**．ただし，費用対効果が悪いと言っても，生命予後は延長しないながら心筋梗塞はわずかに減ることは期待できます．MEGA studyに参加した患者には，糖尿病患者が2割，高血圧患者が4割含まれていました．よりリスクが多い患者さんほど効果は大きいと考えられます．したがって，**高リスク患者やどうしても薬物療法を行いたいと希望する患者さんには，どのようなアウトカムを目的に治療するかを確認し，治療効果について話したうえで治療を開始することもあります**．一次予防だからと言って絶対に薬物療法を行わないというのも極端です．治療を希望する患者さんにはどうしてそう思うのか，ぜひそのナラティブを聴きたいものです．たとえ健診異常であっても全例で薬を出すとか，一切治療しないとか機械的に対応するのではなく，一人ひとりの患者さんでどうするかを考えるのが総合診療医の腕の見せどころです．

2） 本症例での目標値の考え方

まず，本症例は冠動脈疾患の既往がないため，一次予防にあたります．さらに糖尿病，慢性腎臓病，非心原性脳梗塞，末梢動脈疾患といった追加のリスクもありませんでした．JAS 2017[2] の絶対リスク評価チャートでリスクを見積もると，52歳・男性・喫煙・収縮期血圧125/80 mmHgで，低HDLコレステロール（HDL-C）血症，冠動脈疾患の家族歴，耐糖能異常はなかったため，10年間での冠動脈疾患発症リスクは4.2％の中リスクと計算されます．そのため治療目標はLDL-C 140 mg/dL未満となります．

本症例はLDL-C 177 mg/dLとJAS 2017[2] の示す治療目標を超えていますが，薬物療法よりも禁煙と減量治療の優先順位の方が高いと判断しました．その内容を本人に話したところ自力で禁煙できそうとのことだったので，次は来年の健診でフォローすることにしました．もし禁煙がうまくいかず援助が必要な場合には，再度受診してもらうよう話をして終了しました．

 ここが総合診療のポイント　一次予防の患者さんでの治療目標
・一次予防ではどこまで下げればいいか絶対的な目標値はない

- JAS 2017[2]の吹田スコアを用いてリスクを見積もることで推奨される治療目標を参考とする
- 生活習慣改善で治療目標に達成しなくても，原則として薬物療法は行わない
- 高リスク患者やどうしても薬物療法を行いたいと希望する患者には，どのようなアウトカムを目的に治療するかを確認し，治療効果について話したうえでスタチンを開始してもよい
- 糖尿病患者ではLDL-C < 120 mg/dLを目標にスタチンを使用する

❸ 冠動脈疾患の既往がある二次予防の患者さん

症例②

72歳，男性．5年前の心筋梗塞により冠動脈ステント留置中．アトルバスタチン（リピトール®）10 mgを内服中でTC 164 mg/dL，LDL-C 84 mg/dL，HDL-C 56 mg/dL，TG 130 mg/dL．心血管系のリスクファクターには高齢，男性，高血圧があった．

1）治療目標を考えるためのエビデンス

　JAS 2017[2]では冠動脈疾患の既往がある場合には，二次予防として治療目標値を原則としてLDL-C 100 mg/dL未満（家族性高コレステロール血症，急性冠症候群，その他のハイリスク病態を有する患者では70 mg/dL未満）としています．その根拠は日本における観察研究[13]と心筋梗塞二次予防のRCTであるMUSASHI-AMI[14]です．観察研究の方は心筋梗塞後の患者の経過を3年間追跡したところ，観察中のLDL-Cが100 mg/dL未満の群が，100 mg/dL以上の群と比べて冠動脈疾患発症率が有意に少ないという結果でした．MUSASHI-AMIの方は2年間のスタチンの使用により心血管イベント発症率が11.4％から5.9％に有意に減少しましたが，そのときのLDL-Cの治療値は120 mg/dLと100 mg/dLでした．したがってLDL-Cは100 mg/dL未満とするのはよいとして，さらにどこまで下げればよいかは不明です．

　英国で二次予防患者でのプラセボを対照としたスタチン治療の効果を検討したHPS[15]というRCTでは，スタチン治療群で総死亡，冠動脈疾患，脳卒中などの心血管イベントがそれぞれRR 0.87（95%CI 0.81〜0.94）倍，0.73（95%CI 0.66〜0.85）倍，0.75（95%CI 0.66〜0.85）倍と有意に減少しました．**心血管イベントに対して前述の一次予防ではNNTが5年間で100人以上だったのに対し，HPSのような二次予防ではNNTは5年間で19人と大きく異なっており，治療効果の大きさがうかがえます．**同研究で治療前のLDL-Cが100 mg/dL未満の患者集団でも，スタチン治療群で有意に心血管イベントが減少しました．その群は追跡期間中に平均LDL-Cが70 mg/dLまで低下していました．これが，よりハイリスクの患者では70 mg/dL未満を目標とする根拠になっているのかもしれません．しかし，JAS 2017[2]では，「一次予防（低・中リスク）においてはLDL-C低下率20〜30％，二次予防においてはLDL-C低下率

50％も目標になり得る」とも書かれており，より複雑になっています．このように現時点ではLDL-Cをどこまで下げればよいかという疑問には答えが出ておらず，各国の主要な診療ガイドラインを見ると，**二次予防の場合には目標値を決めて治療するよりも，脂質の値にかかわらずスタチンの導入を勧める**ものがほとんどです．

2）本症例での目標値の考え方

本症例ではLDL-Cが84 mg/dLとすでに100 mg/dL未満で一見スタチンを終了できそうに見えましたが，冠動脈疾患の既往があるためLDL-Cの値に関係なくスタチンを継続することが二次予防のために重要と考えました．そのため特別な治療目標は設定せずに，副作用が出ない限りは現行治療を継続することにしました．患者さんにも，服薬を忘れないように注意を促しました．

> **ここが総合診療のポイント　二次予防の患者さんでの治療目標**
> ・二次予防ではLDL-Cの値によらず，全例でスタチンを導入する
> ・LDL-C 100 mg/dL未満を目標にする

その他の状況での治療目標についての考え方

1）高non-HDL-C血症

JAS 2017[2]では，新たにnon-HDL-Cをコントロール目標の1つと定めており，LDL-Cと同等の冠動脈疾患の発症や死亡の予測能があるとしています．一方脳卒中に関しては関連が結論できないとしています．そこで，まずLDL-Cの目標値を達成した後，non-HDL-Cの目標値を達成することが望ましいと明記されています．Non-HDL-Cのコントロール目標は，LDL-Cの目標に30 mg/dL加えた値です．

2）高中性脂肪血症

高中性脂肪（TG）血症は冠動脈疾患のリスクになることが報告されています[16]．JAS 2017[2]では日本での疫学調査でTG 150 mg/dL以上で冠動脈疾患が増加することから，治療目標値を150 mg/dL未満としています．しかし，**これまでに高TG血症を治療することで心血管イベントが減少したという研究はなく，実際に治療をすることが心血管イベント減少につながるかは不明**です．他国の診療ガイドラインでも具体的な治療目標などを設定しているものはほとんどなく，心血管イベント減少のためのメインターゲットとしては扱われていません．ですので，**原則としてTGは値によらず薬物療法の適応にはなりません．**

ただ，TGが500 mg/dL以上になると，頻度こそ少ないものの急性膵炎になるリスクが増えるという報告[17]があり，急性膵炎の既往がある場合は，500 mg/dL未満を治療目標にしてもよいかもしれません．

3）低HDL-C血症

　低HDL-C血症も冠動脈疾患のリスクになることが報告されています[18]が，高TG血症と同様に**HDL-Cが上昇することで心血管イベントが減少するというエビデンスは乏しいです**．JAS 2017[2]ではHDL-C 40 mg/dL以上を目標値としていますが，私たちは上記の理由からあえて治療目標に据える必要はないと考えます．

4）高齢者

　JAS 2017[2]では75歳以上の後期高齢者に関しては脂質低下治療による一次予防効果の意義が明らかではないとし，治療目標は設定されず，治療に関しては主治医の判断に任されています．そのほかの診療ガイドラインでも治療目標に関して明記しているものはなく，目標値は不明です．後期高齢者でスタチンの一次予防効果を検討したPROSPER研究[19]では，スタチン群で心血管イベント全体（冠動脈疾患，脳卒中）が有意に減少しましたが，総死亡に差はありませんでした．もう少し若い年代にまで対象を広げ，65歳以上を対象としたメタアナリシス[20]でも同様の結果でした．注意しなければならないのは，臨床研究に参加する高齢者は概して臨床現場の患者さんに比べ元気でアドヒアランスが高いため，結果をそのまま目の前の患者さんにあてはめにくいことです．

　また治療中止について，興味深いRCT[21]の結果が出ています．余命1カ月〜1年と判断されADLの下がってきた患者のスタチン治療を中止しても，継続する場合と60日間死亡率は変わらず，どちらの群も心血管イベント発症率は低く，中止した方がQOLが上がりコストが安くなるというものでした．60日という短い期間ですから死亡率や心血管イベント発症率に違いが出るわけはないだろうとも考えられますが，少なくとも悪い状況にすることはないのですから，余命を考えた場合に，積極的に中止を検討した方がいいことを示唆する研究結果です．

　高齢者の場合は個人差がきわめて大きいため，余命や併存疾患，ポリファーマシーの問題との兼ね合いなどから，若年者での目標をどこまで適用できるかを考えながら個別に目標を設定する必要があります．

おわりに

　本稿では脂質異常症の治療目標について，エビデンスを交えながら概説しました．詳細は本誌の編者が運営するサイトの「なんごろくー脂質異常症」[22]に書かれているので，そちらもご参照ください．冒頭でも述べましたが，脂質異常症の治療目標に明確な根拠はありません．絶対的なデータがない以上，目標設定に際しては患者さんの好みや経済状態，医療者・患者さんのおかれた環境，自分自身の経験を合わせて個別に考えなければなりません．「目の前の患者さんが幸せになるためには？」というアウトカムを追求して，総合診療医の得意技である「患者を診る，地域を診る，まるごと診る」を実践してもらえればと思います．

◆ 文　献

1) 「動脈硬化性疾患予防ガイドライン 2012 年版」（日本動脈硬化学会 / 編），日本動脈硬化学会，2012
2) 「動脈硬化性疾患予防ガイドライン 2017 年版」（日本動脈硬化学会 / 編），日本動脈硬化学会，2017
3) 南郷栄秀：診療ガイドラインの質を見極める．「G ノート別冊 Common Disease の診療ガイドライン」（横林賢一，他 / 編），pp307-314，羊土社，2017
4) European Association for Cardiovascular Prevention & Rehabilitation, et al：ESC Committee for Practice Guidelines (CPG) 2008-2010 and 2010-2012 Committees. ESC/EAS Guidelines for the management of dyslipidaemias: the Task Force for the management of dyslipidaemias of the European Society of Cardiology (ESC) and the European Atherosclerosis Society (EAS). Eur Heart J, Jul;32 (14):1769-818. doi: 10.1093/eurheartj/ehr158. Epub 2011 Jun 28, 2011
5) Stone NJ, et al：2013 ACC/AHA guideline on the treatment of blood cholesterol to reduce atherosclerotic cardiovascular risk in adults: a report of the American College of Cardiology/American Heart Association Task Force on Practice Guidelines. J Am Coll Cardiol, Jul 1;63 (25 Pt B):2889-934. doi: 10.1016/j.jacc.2013.11.002. Epub 2013 Nov 12. 2014
6) Stone NJ, et al：2013 ACC/AHA guideline on the treatment of blood cholesterol to reduce atherosclerotic cardiovascular risk in adults: a report of the American College of Cardiology/American Heart Association Task Force on Practice Guidelines. Circulation, 129：S1-45, 2014
7) Catapano AL, et al：2016 ESC/EAS Guidelines for the management of Dyslipidaemias. Eur heart J, 37：2999-3058, 2016
8) National Clinical Guideline Centre (UK)：Lipid modification: cardiovascular risk assessment and the modification of blood lipids for the primary and secondary prevention of cardiovascular disease. National Institute for Health and Care Excellence (UK), 2014
9) Chou R, et al：Statins for Prevention of Cardiovascular Disease in Adults: Evidence Report and Systematic Review for the US Preventive Services Task Force. JAMA, 316：2008-2024, 2016
10) Nakamura H, et al：Primary prevention of cardiovascular disease with pravastatin in Japan (MEGA Study): a prospective randomised controlled trial. lancet, 368：1155-1163, 2006
11) Sakurai M, et al：HbA1c and the risks for all-cause and cardiovascular mortality in the general Japanese population: NIPPON DATA90. Diabetes Care, 36：3759-3765, 2013
12) Costa J, et al：Efficacy of lipid lowering drug treatment for diabetic and non-diabetic patients: meta-analysis of randomised controlled trials. BMJ, 332：1115-1124, 2006
13) Naito R, et al：Appropriate Level of Low-Density LipoproteinCholesterol for Secondary Prevention of Coronary Artery Disease. J Atheroscler Thromb, 23：413-421, 2016
14) Sakamoto T, et al：Effects of early statin treatment on symptomatic heart failure and ischemic events after acute myocardial infarction in Japanese. Am J Cardiol, 97：1165-1171, 2006
15) Heart Protection Study Collaborative Group：MRC/BHF heart protection study of cholesterol lowering with simvastatin in 20,536 high-risk individuals: a randomised placebo-controlled trial. lancet, 360：7-22, 2002
16) Liu J, et al：Effects of blood triglycerides on cardiovascular and all-cause mortality: a systematic review and meta-analysis of 61 prospective studies. Lipids Health Dis, 12：159, 2013
17) Toskes PP：Hyperlipidemic pancreatitis. Gastroenterol Clin North Am, 19：783-791, 1990
18) Gordon DJ & Rifkind BM：High-density lipoprotein--the clinical implications of recent studies. N Engl J Med, 321：1311-1316, 1989
19) Shepherd J, et al：Pravastatin in elderly individuals at risk of vascular disease (PROSPER): a randomised controlled trial. lancet, 360：1623-1630, 2002
20) Savarese G, et al：Benefits of statins in elderly subjects without established cardiovascular disease: a meta-analysis. J Am Coll Cardiol, 62：2090-2099, 2013
21) Kutner JS, et al：Safety and benefit of discontinuing statin therapy in the setting of advanced, life-limiting illness: a randomized clinical trial. JAMA Intern Med, 175：691-700, 2015
22) 南郷栄秀：The SPELL. なんごろく－脂質異常症．
http://spell.umin.jp/nangoroku/nangoroku_dyslipidemia.html（2018 年 1 月閲覧）

第3章 薬物療法

7 脂質異常症の治療② スタチンの選び方・使い方

坂上美香，南郷栄秀

Point
- スタチンの種類の違いは力価の違い
- どのスタチンを選択するかは，現在のLDL-C値，治療目標値，各スタチンのLDL-C低下率を勘案して行う

Keyword LDL-C目標値　LDL-C目標低下率　横紋筋融解症

はじめに

　脂質異常症患者はとても多く，それに伴い多くの脂質異常症治療薬が販売されています．では，実際に皆さんが脂質異常症患者に薬を導入する場面に遭遇した場合，多くの薬剤のなかからどの薬剤を選択していますか．各薬剤はどのようにして使い分ければよいのでしょうか．

　本稿では日本動脈硬化学会の『動脈硬化性疾患予防ガイドライン 2017年版』（以下，JAS 2017）[1]，米国心臓病学会/米国心臓協会（ACC/AHA）の『成人動脈硬化性心血管リスク低減のための血清脂質治療における 2013 ACC/AHAガイドライン』（以下，ACC/AHA 2013）[2] や英国国立医療技術評価機構（NICE）の『脂質管理臨床ガイドライン』（以下，NICE 2014）[3] での内容もふまえながら，脂質異常症に対する薬物療法の基本となるスタチンの選び方・使い方について解説します．

症例

　55歳，男性．喫煙者であり，20歳から1日1箱吸っている．BMIは30 kg/m²．会社の健康診断で脂質異常症を指摘され来院した．持参した結果を見るとTC 234 mg/dL, HDL-C 48.2 mg/dL, LDL-C 167 mg/dL, TG 117 mg/dLだった．5年前に心筋梗塞を起こしてプラバスタチン（メバロチン®）錠 10 mg/日を服用していたが，その後コレステロールの値がよくなっていたので自己中断していた．現在，冠動脈疾患に対するアスピリン，クロピドグレル，β遮断薬に加えて，高血圧症に対してACE阻害薬，糖尿病に対してビグアナイド薬を内服している．患者さんは「コレステロールが高くなったのでやっぱり飲んだ方がいいでしょうか」と言う．どのスタチンをどれくらいの用量で開始すればよいか．

表1 ◆ 現在国内で販売されているスタチン

分類	商品名 (一般名)	製薬会社	薬価	後発品
スタンダードスタチン	メバロチン® (プラバスタチン)	第一三共	45.5円/5 mg, 84.8円/10 mg	有
	リポバス® (シンバスタチン)	MSD	102.2円/5 mg, 200.9円/10 mg, 410.9円/20 mg	有
	ローコール® (フルバスタチン)	ノバルティスファーマ	35.1円/10 mg, 62.3円/20 mg, 88.0円/30 mg	有
ストロングスタチン	リピトール® (アトルバスタチン)	アステラス製薬	51.8円/5 mg, 98.6円/10 mg	有
	リバロ (ピタバスタチン)	興和/興和創薬	58.7円/1 mg, 111.1円/2 mg, 207.6円/4 mg	有
ストロングスタチン (スーパースタチン)	クレストール® (ロスバスタチン)	塩野義製薬/アストラゼネカ	63.1円/2.5 mg, 121.3円/5 mg	有

❶ 各国の診療ガイドラインにおけるスタチンの位置づけ

　わが国のJAS 2017では，高LDLコレステロール（LDL-C）血症治療薬としてスタチンが推奨されています（推奨レベルA，エビデンスレベル1＋）．一方，米国のACC/AHA 2013ではスタチンは一次と二次予防のいずれにおいても動脈硬化性心血管疾患の発症リスクを有意に減少させ，またスタチン以外の薬剤によるリスク低下のエビデンスはないとされています．NICE 2014でも同様に，スタチンは脂質低下療法の第一選択薬として推奨されています．

　以上より，**脂質異常症の薬物療法ではスタチンがその中心的な役割を担っている**ことがわかります．

❷ スタチンの作用機序

　スタチンはコレステロール生合成の律速段階となるHMG-CoA還元酵素反応を阻害し，コレステロール合成を抑制します[4]．これによりLDL受容体の合成が促進され，血液中のLDL-Cの取り込みが促進されて血中濃度を低下させます[5]．さらに，超低密度リポタンパク質（VLDL）合成分泌が抑制され，中性脂肪（TG）の低下ももたらします[6,7]．

❸ わが国で承認されているスタチンの種類とその違い

　現在本邦で承認されているスタチンは表1の通りです．たくさんありますが，**違いはほぼ力価の違い（どれだけLDL-Cを下げるか）だけ**と考えてよいでしょう．誰が言い出したかわかりませんが，俗に，古くからあるスタンダードスタチンと，より新しくLDL-C低下作用の大きい

表2 ◆ ACC/AHA 2013で示されているスタチンの力価

高力価スタチン	中力価スタチン	低力価スタチン
平均LDL-C低下≧50％	平均LDL-C低下≧30％，＜50％	平均LDL-C低下＜30％
アトルバスタチン（40〜）80 mg ロスバスタチン20（40）mg	アトルバスタチン10（20）mg ロスバスタチン5（10）mg シンバスタチン20〜40 mg プラバスタチン40（80）mg ロスバスタチン40 mg フルバスタチンXL 80 mg フルバスタチン40 mg ピタバスタチン2〜4 mg	シンバスタチン10 mg プラバスタチン10〜20 mg ロスバスタチン20 mg フルバスタチン20〜40 mg ピタバスタチン1 mg

（文献2より引用）
※カッコ内はACC/AHA 2013で根拠としたRCTでは示されていない，または根拠が弱い一方で，FDAの認可する用量

ストロングスタチンの2つに分けられます．また，最も強力にLDL-Cを低下させるロスバスタチン（クレストール®）はスーパースタチンとも言われます．

ACC/AHA 2013にもスタチンの力価の表が掲載されています（表2）．これを見ると，大体どのような位置づけになっているのか理解できると思います．大体，スタンダードスタチン，ストロングスタチン，スーパースタチンに力価が分かれているのがわかりますね．

❹ スタチンの心血管疾患への効果

　2013年に発表された心血管疾患の一次予防に対するスタチン療法の効果を検証した18件5万例のRCTのコクランレビュー[8]では，心血管疾患の既往のない患者に対する心血管イベント抑制（一次予防）目的のスタチン使用は，心血管イベントをリスク比（以下，RR）0.75〔95％信頼区間（95％CI）0.7〜0.81〕，総死亡をRR 0.86（95％CI 0.79〜0.94）と有意に減らしました．一方，2012年に発表された心血管疾患再発予防におけるスタチン療法の効果を検証した11件4万例のRCTのメタアナリシス[9]では，心血管疾患の既往のある患者に対する心血管イベント抑制（二次予防）目的のスタチン使用は，心血管イベントをRR 0.82（95％CI 0.78〜0.85），総死亡をRR 0.79（95％CI 0.72〜0.87）とこちらも有意に減らしました．このスタチンの効果はベースラインリスクによって変化し，一般的には一次予防よりも二次予防の方で大きな効果が得られます．

　なお，慢性腎臓病（CKD）患者でもスタチンは心血管イベント，心血管死亡，総死亡を減らすとする2014年のコクランレビュー[10]がありますが，透析患者での効果を検討した2013年のコクランレビュー[11]ではそれらのすべてのアウトカムを減らせず，脳卒中に至っては有意差こそないもののRR 1.29（95％CI 0.96〜1.27）と増やす傾向があるという結果でした．したがって，**透析患者ではスタチンの導入は慎重にします**．

　スタチンが効果をもたらすメカニズムは完全にはわかっていません．スタチンによる冠動脈プラーク退縮には少なくとも6カ月はかかると考えられており，しかもすべての患者さんで退

縮するわけではありません．したがって，冠動脈プラークの安定化や血管内皮機能障害からの回復，血栓形成性の低下など，ほかの要因も効果に関係しているとされています．

❺ スタチンの心血管疾患以外への効果

スタチンは心血管イベントの予防以外にもさまざまな効果が検証されてきました．認知症や骨粗鬆症を改善するのではないかと言われたこともありましたが，現在では否定されています[12)13)]．一方で急性膵炎はRR 0.77（95％CI 0.62〜0.97）と有意に減らすことが示されています[14)]．

また以前から，長年にわたってコレステロールを下げ過ぎるとがんが増えるのではないかと言われてきました．確かに高齢者では年齢が10歳上がるごとにRR 1.14（95％CI 1.05〜1.23）とがん発症リスクが有意に増加するとしたメタ回帰分析の結果が2006年に出ています[15)]．しかし，2012年に発表された17万例のランダム化比較試験（RCT）のメタアナリシス[16)]の結果では，中央値4.9年間の追跡でRR 0.98（95％CI 0.92〜1.05）とスタチンによるがん発症リスクの増加は否定的とされています．さらに10年間の長期フォローを行った4S研究[17)]とWOSCOP研究[18)]，また11年間の長期フォローを行ったHPS研究[19)]でもスタチンによってがんが増えるという結果は認められず，結論として，**現時点ではスタチンによってがんのリスクが上がるということはない**と考えられています．

❻ スタチンの副作用と注意点

1）横紋筋融解症

スタチンの副作用としてよく知られているのは横紋筋融解症です．**入院を要する横紋筋融解症の発症率はアトルバスタチン（リピトール®），プラバスタチン（メバロチン®），シンバスタチン（リポバス®）を使用した場合で1万人年対0.44（95％CI 0.20〜0.84）であり**[20)]，これはおおよそ毎年2万人に1人発症する計算となります．上記3つの薬剤間での発症率に差はありませんでしたが，かつて販売されていたセリバスタチンは横紋筋融解症の発症率が高いとして販売中止になりました．そして，ロスバスタチンはほかのスタチンよりも腎障害の報告率が75倍高く，承認前臨床試験で致死的な横紋筋融解症が報告された唯一のスタチンです[21)]．つまり，力価が高いことは，副作用のリスクが高いことも示すわけです．さすがスーパースタチン，注意が必要です．

また，横紋筋融解症までいかなくても**筋肉痛や脱力などの筋症状が起こることがあり，通常はスタチン開始から数週間〜数カ月以内に起こります．**この場合は，血清クレアチンキナーゼ（血清CK）は上昇しないこともあります．筋肉痛の発症率は2〜11％とされているので比較的よく起こる症状です．発症するときには数日の経過で起こり，スタチンを中止すれば数日〜数週間で回復します．したがって，横紋筋融解症を早期発見する目的で外来のたびにスタチン服用患者にルーチンで血清CKをモニタリングすることは意味がないとされています．血清CKが

上昇しているときには，前日〜2日前に激しい運動をしたか，家や道端でしばらく倒れていたりしなかったかなど血清CKが上がる要因がないかをチェックするとともに，ビタミンD欠乏や甲状腺機能低下症がないかチェックします．ビタミンD欠乏や甲状腺機能低下症があると，横紋筋融解症を誘発しやすいとされています．

またスタチンは，フィブラート系薬，ニコチン酸系薬，シクロスポリン，エリスロマイシンなどと併用すると横紋筋融解症のリスクが上昇します．肝障害も起こりやすいです．

2）糖尿病・急性腎障害

横紋筋融解症のほか，重要な合併症としてスタチンの内服で糖尿病が増えるとの報告があります．2010年に発表された9万例のRCTのメタアナリシス[22]の結果では，スタチン使用でオッズ比（OR）1.09倍（95％CI 1.02〜1.17）糖尿病新規発症が増えるという結果でした．この研究ではスタチンの種類による違いはないとのことでしたが，2015年に行われた22万例のRCTのメタアナリシス[23]の結果では，高力価のスタチン治療が中力価のスタチン治療と比べOR 1.12倍（95％CI 1.04〜1.22）糖尿病新規発症を増やすという結果でした．また，CKDがみられない患者において，高力価スタチン服用者は低力価スタチン服用者に比べ急性腎障害の診断による入院率がRR 1.34倍（95％CI 1.25〜1.43）高かったとのメタアナリシスの報告[24]が2013年に出されました．このように**必要以上に力価の高いスタチンや過剰にスタチンを用いると害となる可能性があるため，必要最低限の力価のスタチンを選択するべきです**．

3）その他の注意点

薬剤や食品との相互作用についても注意が必要です．シンバスタチン，フルバスタチン（ローコール®），アトルバスタチン，ピタバスタチン（リバロ）は脂溶性薬剤であり，薬物代謝酵素チトクロームP450（CYP2C9またはCYP3A4）で代謝されますので，同じCYPで代謝される薬剤を併用すると相互作用で血中濃度が高くなるとされています．食品でも，例えば大量のグレープフルーツジュース摂取はCYP3A4を阻害することから，シンバスタチン，アトルバスタチンの血中濃度を高める可能性があります．また，シンバスタチン，フルバスタチン，ロスバスタチンはワルファリンの作用を強めることが知られています．ただ，これらの組み合わせは禁忌とされているわけではありません．使ってみて，コレステロールがあまり下がらない，あるいはINRが延びるようなことがあるならば，その時点で薬剤変更を検討すればよいと思います．

なお，催奇形性を疑う報告[25]があることから，**妊婦，あるいは妊娠の可能性のある女性ではスタチンは禁忌になっています**．また授乳中も避けるべきです．長期的な効果を期待する薬剤ですから，しばらく中止しても問題ないと思います．小児における安全性も確立していません．

7 診療の現場でのスタチンの使い方

1）リスク因子を抽出し，治療目標を決め，薬物療法を行うか検討する

JAS 2017，ACC/AHA 2013，NICE 2014の診療ガイドラインを比較すると，それぞれリス

ク評価と治療目標の決め方が異なります．また，いずれにしても提唱されている目標値には根拠がありません．本邦でのリスク評価は吹田スコアに従って行いますが，具体的な評価法は，1章6をご覧ください．

治療目標については，私たちはざっくりと以下のように考えます．

- 一次予防では原則として薬物療法はしない
- 二次予防では全例に薬物療法を行う．特に，LDL-C 100 mg/dL 未満を目標とする

治療目標の決め方の詳細は，3章6をご覧ください．

2）スタチン使用前の準備

LDL-C，血清CK，甲状腺刺激ホルモン（TSH）を測定し，尿検査をしておきます．甲状腺機能低下症がある場合には二次性脂質異常症の可能性もあるので，先に治療しておきます．また，筋肉痛がないことも確認しておきます．

3）使用するスタチンとその用量の選択

前述の通り，基本的には二次予防でのみ薬物療法を行い，その主軸はスタチンです．二次予防ではLDL-Cの値によらずスタチンを使用しますが，少なくともLDL-C＜100 mg/dLとなるように，現在の値から目標値に到達するために必要な力価のスタチンを選択します．表3には

表3 ◆ 二次予防におけるLDL-C治療前値に応じて選択すべきスタチンとその用量

LDL-C 治療前値	目標低下率	選ぶべきスタチンとその用量	LDL-C 治療後予測値
220 mg/dL	－55％	クレストール® 20 mg *	100 mg/dL
200 mg/dL	－50％	クレストール® 10 mg *	
180 mg/dL	－45％	クレストール® 5 mg	
170 mg/dL	－40％	リピトール® 10 mg / クレストール® 2.5 mg	
155 mg/dL	－35％	リピトール® 5 mg	
140 mg/dL	－30％		90 mg/dL
120 mg/dL	－15％		80 mg/dL
100 mg/dL	±0％		65 mg/dL
80 mg/dL	－		50 mg/dL
60 mg/dL	－		40 mg/dL

＊添付文書上の記載から，クレストール®は5 mg以下から開始しなければならない．
＊「目標低下率」は100 mg/dL未満を基準にしているが，実際にはリピトール® 5 mg以下の力価のスタチンにはしないので（最も弱くてリピトール® 5 mg），実際のLDL-C治療後予測値は目標低下率とは異なる値になる．
（文献26を参考に作成）

目標を達成するために選ぶべきスタチンとその用量をLDL-C低下率のデータから逆算したものがLDL-C治療前値別にまとめられています．ただし，食事療法の効果が期待できるときには，それを差し引いて薬剤の選択をするとよいでしょう．

スタチンを用いたこれまでの国内外の大規模臨床介入試験や横断調査研究の結果から，いずれのスタチンを選択しても長期の安全性には差がないことが明らかになっています．したがって，どれを選んでも構いませんが，表3の通り，アトルバスタチン（リピトール®）とロスバスタチン（クレストール®）の2つでカバー可能です．ちなみに，添付文書上の記載から，ロスバスタチンは5 mg/日以下から開始しなければなりませんので注意してください．治療前値が140 mg/dL未満だと治療後に100 mg/dLよりも下がってしまいますが，一律にアトルバスタチン5 mgを使用します．なお，腎障害がある場合は，アトルバスタチンかフルバスタチンが用量調節不要なので使い勝手がよいとされています．

4) 服薬時間

従来，コレステロールの生合成は主に夜間に起こるので，スタチンは夕食後に服用することが勧められていました．特に半減期の短いシンバスタチンなどは夕食後か寝る前に服用した方がLDL-C値の低下率が高いとされ，添付文書ではそのように推奨されています．ただ，夕方や夜に服用することが心血管イベントの発生率などに影響するかどうかまではわかっておらず，むしろアドヒアランス向上の方が重要とされるため，筆者らは現在では**基本的に朝に内服して**もらうようにしています．

5) 患者さんへの処方時の注意点

筋肉痛や脱力，横紋筋融解症が起こりうることを話し，**筋肉痛が起こった場合にはスタチンを中止し，特に尿が暗赤色〜コーラ色になった場合にはすぐに病院に来るように**話しておきます．

6) 治療効果判定とフォローのしかた

新規薬剤導入時は2週間後にフォローをします．LDL-C値（総コレステロール，TG，HDLコレステロールからの計算値）で治療効果判定を行うとともに，副作用のチェックも行いましょう．前述の通り定期的な血清CKの測定は不要です．状態が安定すれば，フォロー期間を1〜3カ月間隔に延ばしていっても構いません．

生活習慣の変化も相まって，服薬開始後にLDL-C値が下がり過ぎることがしばしばあります．必要以上のスタチン使用は横紋筋融解症などの副作用のリスクを負うことになるので，なるべく必要最低限の力価，投与量に抑えるべきです．そのため，受診のたびに筋肉痛，肝障害，腎障害が起こっていないか確認し，LDL-C値が下がりすぎているようであれば力価の低減を考えます．

7) 横紋筋融解症が起こったら

横紋筋融解症は，前述の通り**スタチン開始後数週間〜数カ月に起こることが多い**ので，その間は特に注意が必要です．その後でも，受診のたびに筋肉痛や脱力がないかどうかを聞きましょ

う．筋肉痛や脱力がある場合は採血して血清CKの上昇をチェックするべきです．**血清CKが基準範囲の上限の3倍以上あれば有意な上昇です．さらに血清クレアチニン（血清Cre）が0.5 mg/dL以上上昇していれば横紋筋融解症と診断します．**また，筋肉痛などの症状があれば，その時点で服薬を中止します．さらにビタミンD欠乏と甲状腺機能低下症の有無を採血で確認します．横紋筋融解症発症時は急性腎障害になっていますので，十分な補液を行って治療します．

症状が収まり，血清CKと血清Creが回復したら，スタチンの再開を検討します．より低力価のスタチンを使用すれば副作用を回避できる場合があります．プラバスタチンかフルバスタチンが横紋筋融解症の発症頻度が比較的低いので好まれます．

まとめると，次のようになります．

① 一次予防ではスタチンは使用しない
② 二次予防ではLDL-C値によって用いるスタチンの種類と用量を決定する
③ 副作用に注意してフォローする．ただしルーチンでの血清CKの採血は行わない

⑧ スタチン使用を迷う状況での対応

1）高LDL-C血症と高TG血症がある患者さん

LDL-CとTGがともに高値を示した場合でも，LDL-Cの管理をまず考えましょう．そしてスタチンによる治療から開始します．**高LDL-C血症と高TG血症が合併していても，スタチンとフィブラート系薬の併用は原則禁忌です．**横紋筋融解症の発症率が1万人年対5.98，おおよそ年間1,500人に1人と大幅に増えることが知られているためです[20]．

そもそも，TGは1,000 mg/dL以上の場合に限って治療するとNEJMの総説にも書かれています[27]．これ以上高い場合にも無治療とすることもあるようですが，膵炎などのリスクを考えて薬物療法を導入する際には，高TG血症単独だとしてもスタチンを選択します．フィブラート系薬は低リスクの患者ではむしろ死亡率が上がるという報告があります[28)29)]．

2）スタチン内服中の患者さんが脳梗塞を発症したら

脳梗塞を発症し嚥下機能が低下した患者さんでは，内服薬を継続するかどうか判断に悩むことがあります．しかし，脳梗塞を発症した患者では，発症前にスタチンを服用していた場合は内服中断により死亡率が上昇したとの報告がある[30]ので，経口摂取できない場合でも胃管を入れて注入し，スタチンを中断しないようにしましょう．

症例のその後・経過

今回の患者さんには，まず禁煙を勧めました．仕事はデスクワークで運動はほとんどせず，また仕事が忙しいため食事時間があまりとれずコンビニ食ばかりで食事内容が偏りがちとのこと．家では奥さまが主に調理をしているということでしたが，夜遅くに帰宅するために外食ですませてしまうことが多いようでした．そこで次回の外来に合わせて奥さまとともに栄養指導を受けてもらうこ

とを提案しました．また朝は比較的時間に余裕があるとのことで，出社時に1駅分歩いてもらうことにしました．

それに加えて，当院で再検したところLDL-C 171 mg/dLだったので，ロスバスタチン（クレストール®）錠2.5 mg/日を開始しました．スタチンの副作用についての情報提供も行いました．

その後は大きな副作用もなく，LDL-Cは110 mg/dL前後と目標に到達し，現在は2カ月おきの外来フォローをしています．タバコはまだ止める気になってくれませんが，奥さまのお弁当を持って通勤されており，ウォーキングの効果か体重も少し減ってきました．そろそろフォローの間隔を3カ月に延ばすことができそうです．

おわりに

本稿では脂質異常症の第一選択薬であるスタチンの選び方・使い方について解説しました．スタチンを処方する際には，併せて患者さんの生活習慣にも目を向け，無理のない範囲で改善を働きかけていくことが大事です．スタチンの選び方に関しては，「The SPELL」の「なんごろく－脂質異常症」[26)]にもまとめられていますので，併せてそちらもご覧ください．

◆ 文 献

1) 「動脈硬化性疾患予防ガイドライン 2017年版」（日本動脈硬化学会/編），日本動脈硬化学会，2017
2) Stone NJ, et al：2013 ACC/AHA guideline on the treatment of blood cholesterol to reduce atherosclerotic cardiovascular risk in adults：a report of the American College of Cardiology/American Heart Association Task Force on Practice Guidelines. Circulation, 129：S1-45, 2014
3) National Institute for Health and Clinical Excellence (NICE)：Lipid modification-Cardiovascular risk assessment and modification of blood lipids for primary and secondary prevention of cardiovascular disease. Clinical guideline CG181, 2014
4) Istvan ES & Deisenhofer J：Structural mechanism for statin inhibition of HMG-CoA reductase. Science, 292：1160-1164, 2001
5) Ness GC, et al：Inhibitors of cholesterol biosynthesis increase hepatic low-density lipoprotein receptor protein degradation. Arch Biochem Biophys, 325：242-248, 1996
6) Conde K, et al：Hypocholesterolemic actions of atorvastatin are associated with alterations on hepatic cholesterol metabolism and lipoprotein composition in the guinea pig. J Lipid Res, 37：2372-2382, 1996
7) Arad Y, et al：Lovastatin therapy reduces low density lipoprotein apoB levels in subjects with combined hyperlipidemia by reducing the production of apoB-containing lipoproteins：implications for the pathophysiology of apoB production. J Lipid Res, 31：567-582, 1990
8) Taylor F, et al：Statins for the primary prevention of cardiovascular disease. Cochrane Database Syst Rev, 1：CD004816, 2013
9) Gutierrez J, et al：Statin therapy in the prevention of recurrent cardiovascular events：a sex-based meta-analysis. Arch Intern Med, 172：909-919, 2012
10) Palmer SC, et al：HMG CoA reductase inhibitors (statins) for people with chronic kidney disease not requiring dialysis. Cochrane Database Syst Rev, 5：CD007784, 2014
11) Palmer SC, et al：HMG CoA reductase inhibitors (statins) for dialysis patients. Cochrane Database Syst Rev, 9：CD004289, 2013
12) Richardson K, et al：Statins and cognitive function：a systematic review. Ann Intern Med, 159：688-697, 2013
13) Bauer DC, et al：Use of statins and fracture：results of 4 prospective studies and cumulative meta-analysis of observational studies and controlled trials. Arch Intern Med, 164：146-152, 2004

14) Preiss D, et al : Lipid-modifying therapies and risk of pancreatitis : a meta-analysis. JAMA, 308 : 804-811, 2012
15) Bonovas S, et al : Statins and cancer risk : a literature-based meta-analysis and meta-regression analysis of 35 randomized controlled trials. J Clin Oncol, 24 : 4808-4817, 2006
16) Emberson JR, et al : Lack of effect of lowering LDL cholesterol on cancer : meta-analysis of individual data from 175,000 people in 27 randomised trials of statin therapy. PLoS One, 7 : e29849, 2012
17) Strandberg TE, et al : Mortality and incidence of cancer during 10-year follow-up of the Scandinavian Simvastatin Survival Study (4S). Lancet, 364 : 771-777, 2004
18) Ford I, et al : Long-term follow-up of the West of Scotland Coronary Prevention Study. N Engl J Med, 357 : 1477-1486, 2007
19) Bulbulia R, et al : Effects on 11-year mortality and morbidity of lowering LDL cholesterol with simvastatin for about 5 years in 20,536 high-risk individuals : a randomised controlled trial. Lancet, 378 : 2013-2020, 2011
20) Graham DJ, et al : Incidence of hospitalized rhabdomyolysis in patients treated with lipid-lowering drugs. JAMA, 292 : 2585-2590, 2004
21) Wolfe SM : Letter Renewing Call for Rosuvastatin (Crestor) Ban. Public Citizen.
https://www.citizen.org/our-work/health-and-safety/letter-renewing-call-rosuvastatin-crestor-ban（2018年1月閲覧）
22) Sattar N, et al : Statins and risk of incident diabetes : a collaborative meta-analysis of randomised statin trials. Lancet, 375 : 735-742, 2010
23) Swerdlow DI, et al : HMG-coenzyme A reductase inhibition, type 2 diabetes, and bodyweight : evidence from genetic analysis and randomised trials. Lancet, 385 : 351-361, 2015
24) Dormuth CR, et al : Use of high potency statins and rates of admission for acute kidney injury : multicenter, retrospective observational analysis of administrative databases. BMJ, 346 : f880, 2013
25) Edison RJ & Muenke M : Central nervous system and limb anomalies in case reports of first-trimester statin exposure. N Engl J Med, 350 : 1579-1582, 2004. Erratum in : N Engl J Med, 352 : 2759, 2005
26) 南郷栄秀：The SPELL なんごろく－脂質異常症
http://spell.umin.jp/nangoroku/nangoroku_dyslipidemia.html（2018年1月閲覧）
27) Brunzell JD : Clinical practice. Hypertriglyceridemia. N Engl J Med, 357 : 1009-1017, 2007
28) Holme I : Relation of coronary heart disease incidence and total mortality to plasma cholesterol reduction in randomised trials : use of meta-analysis. Br Heart J, 69 : S42-S47, 1993
29) Smith GD, et al : Cholesterol lowering and mortality : the importance of considering initial level of risk. BMJ, 306 : 1367-1373, 1993. Erratum in : BMJ, 306 : 1648, 1993
30) Blanco M, et al : Statin treatment withdrawal in ischemic stroke : a controlled randomized study. Neurology, 69 : 904-910, 2007

第3章 薬物療法

8 脂質異常症の治療③ スタチン以外の薬の使い方

日下伸明，南郷栄秀

Point
- 脂質異常症に対するスタチン以外の薬剤は基本的にメリットが大きくない
- 高TG血症を診断しても安易にフィブラート系薬剤を使用しない
- スタチンで効果不十分な家族性高コレステロール血症には，PCSK9阻害薬が有用である

Keyword フィブラート系薬剤　エゼチミブ　ニコチン酸　EPA　PCSK9阻害薬

はじめに

　脂質異常症に対する薬剤として，スタチン以外にもフィブラート系，エゼチミブ，ニコチン酸，EPA，そして新たに出てきたPCSK9阻害薬など多くの薬剤が存在します．スタチン以外の薬剤を考慮する場合として，高中性脂肪血症（以下，高TG血症）に対してのフィブラート系薬剤があげられます．スタチンはエビデンスが確立してきている一方で，そのほかの脂質異常症に対する薬剤の使用は医師によってもまちまちであるように思います．本稿ではスタチン以外の脂質異常症の治療薬について，高TG血症に対する考え方やマネジメントの方法もふまえて述べていきます．

症例

阿武良さん（仮名），55歳，男性．身長170 cm，体重80 kg，BMI 27.7．
血圧：140/88 mmHg，脈拍：66 bpm，生活歴：喫煙10本/日，飲酒 焼酎水割り3杯/日．
職業：警備員，内服歴：なし，既往歴：心筋梗塞なし，脳卒中なし．
空腹時検査：AST 30 IU/L，ALT 40 IU/L，T-Cho 190 mg/dL，TG 350 mg/dL，LDL-C 130 mg/dL，HDL-C 42 mg/dL，血糖 90 mg/dL．
受診理由：昨日TVを見ていたら，「コレステロールが高いと心筋梗塞になりやすいので，健診で異常が出たら必ず病院へ！」と言っていました．先日受けた健康診断では中性脂肪が高く，要治療と記載があったので受診しました．

1 高TG血症について

1) 高TG血症の発症原因

　高TG血症は病因により原発性と二次性に分けられます．原発性には家族性高コレステロール血症と特発性脂質異常症があり，いずれも家族歴の聴取が不可欠です．二次性に発症する原因としては，糖尿病，クッシング症候群，先端肥大症，褐色細胞腫，ネフローゼ症候群，甲状腺機能低下症，慢性腎不全などのほか，薬剤性（ステロイド，サイアザイド系利尿薬，β遮断薬，経口避妊薬，バルプロ酸など）があります[1]．さらに，過食や運動不足による肥満，アルコール過剰摂取など生活習慣によるものがあげられます．

2) TG上昇の臨床的意義

　高TG血症の診断基準は，**空腹時採血でTG 150 mg/dL以上**とされています．高TG血症そのものは無症状ですが，それによって生じうる合併症としては，急性膵炎，心血管疾患，脳血管疾患などがあげられます．

　TGの上昇により急性膵炎のリスクが上昇することが知られています．特にTG＞1,000 mg/dLの患者群の約5％，TG＞2,000 mg/dLの患者群の10～20％が急性膵炎のリスクがあると言われています[2]．逆に言えば**診断基準を超えていても，TG 500 mg/dLを超えないような高TG血症では急性膵炎を恐れる必要はありません**．

　一方，高TG血症が心血管イベントを増やす関連性が観察研究で指摘されており，最大10倍程度リスクが高くなるとされています[3][4]．しかし2009年に発表されたメタアナリシス[5]ではTGの心血管イベントのリスクは調整済みHR 0.99（95％ CI 0.94～1.05）と有意な関連は示されておらず，LDLコレステロール（LDL-C）やHDLコレステロール（HDL-C）ほどは心血管イベントとの関連は強くないとも言えます．脳血管疾患リスクに関してもTGの上昇との相関があるという報告[6]がある一方，先のメタアナリシス[5]ではやはり関連性が否定されています．つまり，**高TG血症と心血管疾患の関連性は何とも言えない**というのが現時点での結論です．

3) 高TG血症のマネジメント

　まず，病歴聴取の段階で家族歴や心血管疾患の遺伝歴（早期冠動脈疾患の有無や死亡も含めて）などを確認して**原発性の可能性や心血管疾患（ASCVD）のリスクの評価**をします（1章6参照）．同時に，上記にあげた**二次性の疾患群や薬剤歴，生活習慣の聴取**も重要です．

　次に検査結果については，TG以外のLDL-Cの上昇やHDL-Cの減少の程度を確認します．高LDL-C血症がある場合には食事・運動療法やスタチンの使用の必要性を判断します．TGは食事による影響も強く，食事療法で下がることも見込まれます．そして，TG自体の上昇の程度を確認します．**TG 1,000 mg/dLを超えるようであれば，薬剤を用いて下げることを考慮します．薬剤を使用する際はフィブラート系薬剤ではなくスタチンを選択します**（理由は後述）．「高TG血症をみたら機械的にフィブラート系薬剤をはじめる」という安易な対応は決してお勧めできません．

❷ フィブラート系薬剤
（ベザトール®SR，リピディル®，トライコア® など）

　日本動脈硬化学会の『動脈硬化性疾患予防ガイドライン2017年版』[7]（以下，JAS 2017）では，高TG血症を治療すべき理由として急性膵炎発症の可能性があげられています．2007年のNEJMの総説[8]でも高TG血症と急性膵炎のリスクは指摘されており，TG 1,000 mg/dL以上で急性膵炎の発症予防のためにTGを下げる治療の必要があると述べられています．

　脂質異常症治療薬のなかではTGを下げる効果は確かにフィブラート系薬剤が最も強いので，第一選択薬として考慮してもよいと思われます．ただし，2012年に発表された脂質異常症の治療と急性膵炎の予防に関するメタアナリシス[9]では，7件のRCTのメタアナリシスにおいて，フィブラート系薬剤の使用でRR 1.39（95％CI 1.00〜1.95，p＝0.053，I^2＝0）と逆に急性膵炎の発症が増える結果でした．

　一方，心血管イベントに関しては2014年にフィブラート系薬剤の効果を検討（20件，46,099人のシステマティックレビュー）した結果[10]が発表されており，非致死的心筋梗塞はOR 0.8（95％CI 0.74〜0.87）と有意に減少しましたが，総死亡や心血管死，脳卒中は減らさなかったという結果でした（表）．ほかに興味深いメタアナリシスもあり，フィブラート系薬剤の効果はリスクによって異なり，一次予防においては，冠動脈疾患は減少するものの死亡率がOR 1.20（95％CI 1.0〜1.45）と有意に増加するという結果[11]や，冠動脈疾患による死亡率が年率0.1％の低リスク群では治療によりかえって死亡率が上がるという結果[12]が示されています．つまりフィブラート系薬剤を使うことで心血管・冠動脈イベントは減らすことができても死亡率には影響せず，低リスクである一次予防ではかえって死亡率は上がってしまう可能性があります．

　フィブラート系薬剤の副作用として重要なのは，スタチンと同様で横紋筋融解症です．特にスタチンとの併用で増加すると言われています[13]．また，クレアチニンの上昇による入院がOR 2.4（95％CI 1.7〜3.3）倍増えるという後ろ向きコホート研究の結果[14]や，深部静脈血栓症がOR 1.58（95％CI 1.23〜2.02）倍増加するというシステマティックレビューの結果[15]があるので，注意が必要です．

表 ◆ フィブラート系薬剤とPCSK9阻害薬の効果

	LDL-C 低下	心血管疾患	心筋梗塞	脳卒中	総死亡	副作用
フィブラート系薬剤			**OR 0.80 (0.74〜0.87)** [10] 一次予防：**OR 1.20 (1.0〜1.45)** [11]	OR 1.01 (0.90〜1.13) [10]	OR 0.98 (0.89〜1.08) [10]	**急性膵炎 RR 1.39 (1.00〜1.95)** [9]
PCSK9阻害薬[28]	−53.86％ (−58.64〜−49.08)	**OR 0.86 (0.80〜0.92)**	**OR 0.77 (0.69〜0.85)**	**OR 0.76 (0.65〜0.89)**	OR 1.02 (0.91〜1.14)	OR 1.08 (1.04〜1.12)

カッコ内：95％CI
赤字：望ましい効果または望ましくない効果が有意なもの
（文献10，28を参考に作成）

上記を考慮すると，フィブラート系薬剤は積極的に優先的に使用する薬ではないだけでなく，むしろ急性膵炎リスクとなるTG≧1,000 mg/dLのような顕著な上昇でなければ使わない方がいいと考えられます．特にスタチンとの併用は避けるべきです．なお，妊娠中の女性にはスタチン同様フィブラート系薬剤も禁忌ですので注意が必要です．

❸ 小腸コレステロールトランスポーター阻害薬（エゼチミブ：ゼチーア®）

小腸近位の上皮細胞表面に高発現しているコレステロール吸収を担うトランスポータータンパク（NPC1L1）を選択的に阻害することで，胆汁性や食事性のコレステロールの吸収を阻害します．

エゼチミブはスタチンと組み合わせて使用するとLDL-Cを減少させ，心血管イベントの抑制が期待されています．しかし，慢性腎臓病におけるスタチンとエゼチミブの併用の効果を検証し冠動脈イベントを有意に減らしたとされるSHARP trial[16]は，実際には複雑な研究デザインで，実質的にはスタチンを継続した人と中止した人とを比較したものであり，エゼチミブの効果については結論が出せませんでした．

しかし，2015年1月，心血管イベント後の二次予防におけるエゼチミブ＋スタチン併用とスタチン単独とを比較したIMPROVE-IT[17]の結果が発表されました．併用群は単独群に比べて心血管イベントをHR 0.936（95％CI 0.89〜0.99），心筋梗塞をHR 0.87（95％CI 0.80〜0.95），脳梗塞をHR 0.86（95％CI 0.73〜1.00）と減少させましたが，心血管死と総死亡は減りませんでした．この結果を受けて米国糖尿病学会では，この研究には糖尿病患者が27％しか含まれていませんでしたが，2016年のPosition Statement[18]で，「中等度の強度のスタチン治療へのエゼチミブの追加は，中等度の強度のスタチン治療単独と比較して，付加的な心血管ベネフィットをもたらすことが示されており，LDL-C≧50 mg/dL（1.3 mmol/L）で最近急性冠症候群を起こした患者と高強度スタチン治療が認容できない患者で考慮するかもしれない」と，二次予防においてスタチンに追加する治療としてエゼチミブを推奨しています．ただ，1件のランダム化比較試験（RCT）の結果だけでこのような推奨を出すことは異例であり，この推奨を鵜呑みにするべきではありません．**まずはスタチンをしっかり使って，それでも心筋梗塞の既往のある患者でLDL-Cが100 mg/dL未満に抑えられない場合のみエゼチミブの使用を検討します．**

❹ ニコチン酸（ナイアシン：ユベラN®など）

脂肪細胞からの遊離脂肪酸を抑制することで，肝臓での超低比重リポタンパク（VLDL）産生抑制やリポタンパクリパーゼの活性亢進，マクロファージからのコレステロール逆転送亢進という作用機序により，TG低下，HDL-C上昇を促すと言われています．

心血管疾患の既往があり，低HDL-C，高TG血症でスタチン治療中の患者で徐放型ニコチン

酸製剤の効果を検証したAIM-HIGH trial[19]では，36カ月の治療でLDL-CとTGを減らしましたが，主要アウトカムである心血管死や非致死的な心筋梗塞，虚血性脳梗塞，入院を要する急性冠症候群は減らせなかったうえに，脳梗塞のリスクが上昇したために試験が中断されました．2014年に発表されたシステマティックレビュー[10]でも，スタチンへのニコチン酸追加は，総死亡，心血管死，心血管イベントを減らせないという結果でした．また副作用は，耐糖能異常や皮膚の紅潮，瘙痒，麻痺，嘔気があげられています．以上より，**副作用も考慮するとニコチン酸の使用は推奨されません．**

❺ 多価不飽和脂肪酸（EPA：エパデール® など）

EPAはω-3系多価不飽和脂肪酸（ω3系脂肪酸）に属しており，ニシン，サバなどの魚油に含まれています．肝臓でのVLDL合成を抑制し，TGを減少させ，わずかながらHDL-Cを増加させる効果をもちます．

ω3系脂肪酸の心血管イベント抑制効果を検証したRCTはいくつか発表されていますが，日本人を対象とした一次予防と二次予防のJELIS trial[20]，心筋梗塞後の患者を対象としたAlpha Omega Trial[21]，ハイリスク糖尿病患者を対象としたORIGIN trial[22]のいずれにおいても有効性は証明できませんでした．さらに2012年のシステマティックレビューでは，20件のRCTのメタアナリシス[23]で，ω3系脂肪酸は総死亡，心筋梗塞，脳卒中のいずれも減らすことができませんでした．したがって，**薬価も高いEPAを積極的に使用する理由はあまりありません．**

ちなみに，米国糖尿病学会のPosition Statement1[18]において，脂肪の多い魚（EPA/DHA）やナッツ（ALA）のようなω3系脂肪酸が多く含まれる食事を摂取することは心血管イベントの予防や治療として推奨されていますが，サプリメントとして摂取することが利益をもたらすことは証明されていません[24]．

❻ 陰イオン交換樹脂（クエストラン®，コレバイン®）

腸管内で胆汁酸を吸着し，胆汁酸の再吸収による腸管循環障害を阻害することにより，コレステロールから胆汁酸への異化を促進し，その結果としてLDL-Cを下げます．

心血管疾患のない脂質異常症患者に対するコレスチラミン（クエストラン®）の効果をみたRCT[25]では，複合心血管アウトカムを減少するという結果でしたが，心筋梗塞，死亡といった個々のアウトカムを減らす効果は証明できませんでした．

イオン交換樹脂であるため，副作用としては便秘，腹部膨満感といった消化器症状がみられ，さらにスタチン，ジギタリス製剤，ワルファリン，サイアザイド系利尿薬，甲状腺ホルモン製剤などを吸着させてしまうため，併用の際には注意が必要という問題があります．ただ，妊婦でも使用可能であるため，スタチンが使用できなくて，どうしても脂質低下療法を行いたい場合には使用する場合もあります．

❼ PCSK9阻害薬（レパーサ®）

前駆タンパク転換酵素サブチリシン/ケキシン9型（PCSK9）阻害薬はLDL受容体分解促進タンパク質であるPCSK9とLDL受容体の結合を阻害することでLDL受容体の分解を抑え，LDL-Cの肝細胞内への取り込みを促進する作用をもちます．国内ではエボロクマブ（レパーサ®皮下注）が2016年1月22日にはじめて製造販売承認されました．適応は「**家族性高コレステロール血症，高コレステロール血症．ただし，心血管イベントの発現リスクが高く，HMG-CoA還元酵素阻害剤で効果不十分な場合に限る**」であり，スタチンと併用したうえで，基本的に4週間に1回420 mgを皮下注射します．

2015年に発表されたシステマティックレビュー[26]では，PCSK9阻害薬はPCSK9阻害薬不使用（無治療またはエゼチミブ使用）と比較して総死亡をOR 0.45（95％CI 0.23〜0.86），心筋梗塞をOR 0.49（95％CI 0.26〜0.93）にするという効果でした．2016年2月にはネットワークメタアナリシス[27]も発表され，こちらも総死亡をOR 0.43（95％CI 0.22〜0.82）と有意に減らしましたが，一方で認知機能障害を増やす（OR 2.34, 95％CI 1.11〜4.93）という結果でした．そして2017年にはコクランレビュー[28]が発表されました．こちらは24週以上追跡した20件の67,237人のランダム化比較試験を検証し，LDL-Cを－53.86％（95％CI －58.64〜－49.08），心血管疾患をOR 0.86（95％CI 0.80〜0.92）倍に減らしましたが，総死亡はOR 1.02（95％CI 0.91〜1.14）で変わらず，副作用はOR 1.08（95％CI 1.04〜1.12）と有意に増加しました（**表**）．初期のメタアナリシスと比べて効果の大きさが小さくなっているのは長期間追跡した症例数の多い研究を集めたことにより，平均への回帰（症例数が少ないときには統合した効果推定値に極端な結果が出やすいが，症例が集積されると平均に近づく）が起こったものと考えられます．

まだ出たばかりの新薬ですから，どのような副作用があるか未知数です．**適応は家族性高コレステロール血症でスタチン治療が効果不十分なハイリスク症例**とかなり限定されています．**総合診療の場面で使用するようなことはめったにない**と思います．スタチン以来のハードアウトカムを改善させる薬剤だからと言って安易に飛びつかないのが総合診療の現場に求められるスタンスだと思います．

症例の経過・その後

阿武良さんに家族歴や遺伝歴なども確認しましたが，特にあてはまるものはありませんでした．普段の食生活ではラーメンや天婦羅などが好物で，職業上夜食も多い生活をしており，運動習慣は全くありませんでした．採血結果では，高TG血症の診断基準にはあてはまりますが，急性膵炎の発症リスクは高くなさそうであると判断しました．また，喫煙歴もあり，ASCVD riskを見積もると10year riskは13.2％，lifetime ASCDV riskは50％であることを説明しました．

まずは，禁煙を指導し，食生活や運動習慣の改善をお勧めしました．薬剤については，TGの値からも急性膵炎などの発症リスクからもフィブラート系薬剤の処方はしない方針としました．阿武良さんは，次回外来までに禁煙を頑張ってみること，夜食を止めること，奥さまとも相談して油分の多い食事を減らしてみると約束してくれました．次回外来（1カ月後）で再評価予定です．

おわりに

　脂質異常症の治療におけるスタチン以外の薬について解説してきました．詳細は「なんごろく－脂質異常症」[29]に書かれているのでそちらもご参照ください．

　スタチン以外の薬剤は積極的に使用する理由がほとんどありません．高TG血症を認めたとしても，基準値上限をわずかに超える程度では，フィブラート系薬剤も安易に使用するべきではありません．そして，そのほかの脂質異常症に対する薬剤も，脂質データは改善させてもイベント発症は抑えられないものばかりであり，有用ではありません．近年，心血管イベント抑制効果を示す新薬であるPCSK9阻害薬が出ましたが，適応は限られますので注意が必要です．

◆ 文　献

1) Rosenson RS：Approach to the patient with hypertriglyceridemia. UpToDate, 2016
2) Scherer J, et al：Issues in hypertriglyceridemic pancreatitis：an update. J Clin Gastroenterol, 48：195-203, 2014
3) Nordestgaard BG, et al：Nonfasting triglycerides and risk of myocardial infarction, ischemic heart disease, and death in men and women. JAMA, 298：299-308, 2007
4) Haim M, et al：Elevated serum triglyceride levels and long-term mortality in patients with coronary heart disease：the Bezafibrate Infarction Prevention (BIP) Registry. Circulation, 100：475-482, 1999
5) Di Angelantonio E, et al：Major lipids, apolipoproteins, and risk of vascular disease. JAMA, 302：1993-2000, 2009
6) Freiberg JJ, et al：Nonfasting triglycerides and risk of ischemic stroke in the general population. JAMA, 300：2142-2152, 2008
7) 「動脈硬化性疾患予防ガイドライン2017年版」（日本動脈硬化学会/編），日本動脈硬化学会，2017
8) Brunzell JD：Clinical practice. Hypertriglyceridemia. N Engl J Med, 357：1009-1017, 2007
9) Preiss D, et al：Lipid-modifying therapies and risk of pancreatitis：a meta-analysis. JAMA, 308：804-811, 2012
10) Keene D, et al：Effect on cardiovascular risk of high density lipoprotein targeted drug treatments niacin, fibrates, and CETP inhibitors：meta-analysis of randomised controlled trials including 117,411 patients. BMJ, 349：g4379, 2014
11) Holme I：Relation of coronary heart disease incidence and total mortality to plasma cholesterol reduction in randomised trials：use of meta-analysis. Br Heart J, 69：S42-S47, 1993
12) Smith GD, et al：Cholesterol lowering and mortality：the importance of considering initial level of risk. BMJ, 306：1367-1373, 1993
13) Law M & Rudnicka AR：Statin safety：a systematic review. Am J Cardiol, 97：52C-60C, 2006
14) Zhao YY, et al：New fibrate use and acute renal outcomes in elderly adults：a population-based study. Ann Intern Med, 156：560-569, 2012
15) Squizzato A, et al：Statins, fibrates, and venous thromboembolism：a meta-analysis. Eur Heart J, 31：1248-1256, 2010
16) Baigent C, et al：The effects of lowering LDL cholesterol with simvastatin plus ezetimibe in patients with chronic kidney disease (Study of Heart and Renal Protection)：a randomised placebo-controlled trial. Lancet, 377：2181-2192, 2011
17) Cannon CP, et al：Ezetimibe added to statin therapy after acute coronary syndromes. N Engl J Med, 372：2387-2397, 2015
18) American Diabetes Association：8. Cardiovascular Disease and Risk Management. Diabetes Care, 39：S60-71, 2016
19) Boden WE, et al：Niacin in patients with low HDL cholesterol levels receiving intensive statin

therapy. N Engl J Med, 365：2255-2267, 2011

20) Yokoyama M, et al：Effects of eicosapentaenoic acid on major coronary events in hypercholesterolaemic patients (JELIS)：a randomised open-label, blinded endpoint analysis. Lancet, 369：1090-1098, 2007

21) Kromhout D, et al：n-3 fatty acids and cardiovascular events after myocardial infarction. N Engl J Med, 363：2015-2026, 2010

22) Bosch J, et al：n-3 fatty acids and cardiovascular outcomes in patients with dysglycemia. N Engl J Med, 367：309-318, 2012

23) Rizos EC, et al：Association between omega-3 fatty acid supplementation and risk of major cardiovascular disease events：a systematic review and meta-analysis. JAMA, 308：1024-1033, 2012

24) Risk and Prevention Study Collaborative Group：n-3 fatty acids in patients with multiple cardiovascular risk factors. N Engl J Med, 368：1800-1808, 2013

25) The Lipid Research Clinics Coronary Primary Prevention Trial results. I. Reduction in incidence of coronary heart disease. JAMA, 251：351-364, 1984

26) Navarese EP, et al：Effects of Proprotein Convertase Subtilisin/Kexin Type 9 Antibodies in Adults With Hypercholesterolemia：A Systematic Review and Meta-analysis. Ann Intern Med, 163：40-51, 2015

27) Lipinski MJ, et al：The impact of proprotein convertase subtilisin-kexin type 9 serine protease inhibitors on lipid levels and outcomes in patients with primary hypercholesterolaemia：a network meta-analysis. Eur Heart J, 37：536-545, 2016

28) Schmidt AF, et al：PCSK9 monoclonal antibodies for the primary and secondary prevention of cardiovascular disease. Cochrane Database Syst Rev, 2017 Apr 28；4：CD011748. doi：10.1002/14651858.CD011748.pub2.

29) 南郷栄秀：The SPELL なんごろく－脂質異常症
http://spell.umin.jp/nangoroku/nangoroku_dyslipidemia.html（2017年12月閲覧）

第 4 章

診療場面別トピックス

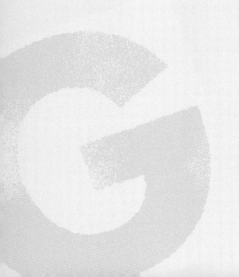

第4章　診療場面別トピックス

【救急外来】
1　救急外来での高血圧の診かた

千葉　大

> **Point**
> - 高血圧緊急症と高血圧切迫症を区別する
> - 急性の臓器障害を伴う高血圧緊急症は10人に1人以下しかいない
> - 原因疾患として大動脈解離，急性冠症候群，くも膜下出血を忘れない
> - 高血圧切迫症には落ち着いて対応し，安易な検査や処方を控える

Keyword　高血圧緊急症　高血圧切迫症

1　救急外来での高血圧

> **症例**
> 78歳，女性
> 主　訴：血圧が高い
> 高血圧，脂質異常症のため近医へ通院している．
> 当日18時頃，夕食の支度をしていて動揺性のめまいを自覚，横になりつつ血圧計で測定すると180/110 mmHgと著明高値だったため，自家用車にてERを受診した．
> 来院時，顔色は冴えないが自力歩行可能で会話も普通にできた．
> バイタルサイン：血圧178/110 mmHg，心拍数92/分，SpO$_2$ 97％，呼吸数20/分，体温36.5℃，GCS 15/JCS 0
> 眼振なし，耳鳴なし，血圧の左右差なし，胸部聴診は呼吸音清で心雑音なし，四肢に粗大な麻痺なし，振戦なし．
> 内服薬：アムロジピン1回5 mg 1日1回，アトルバスタチン1回5 mg 1日1回

　こうした症例は，皆さんもよく経験すると思います．どのように対処したらよいでしょうか．ところで，救急外来（以下，ER）を受診する患者さんの「血圧が高い」には2種類あります．

- ERを受診した患者の血圧が高い
- 高血圧を主訴にERを受診した

前者の場合，ほかに主訴があるでしょうから，そちらをキーワードに対応を考えるのがよいでしょう．主訴が軽微だった場合は，後者に準じた対応になることもあります．本稿では主に後者を対象に考察をしてみます．

1）本当に高血圧か？

　高血圧は代表的な慢性疾患ですが，血圧値自体は固定した値ではなく日々刻々と変化します．そのため，高血圧と診断するためには複雑な条件を整えたり[1]，24時間自由行動下血圧測定（ambulatory blood pressure monitoring：ABPM）を行ったり[2]，といった工夫で再現性を確認したり精度を高めたりする必要があります．

　しかし，一般市民の方にとっては測定した数値がすべてですから，たまたま測定した血圧値が高いと驚いてしまいます．くり返して測定される方も多いのですが，驚いた状態で何度も続けて測定するため，たいてい高い数値が続き，いよいよ不安を募らせて来院… というパターンを多く経験します．ERを受診した患者さんには，まず落ち着いていただく工夫が必要です．

2）高血圧緊急症と高血圧切迫症

　急性の高血圧をさす用語として，高血圧緊急症が有名ですが，実際は定義を厳密に満たす例は稀です．

> **高血圧緊急症と高血圧切迫症の定義**[3]
>
> ■ hypertensive emergency（高血圧緊急症）
> 　Hypertensive emergency exists when blood pressure reaches levels that are damaging organs. Hypertensive emergencies generally occur at blood pressure levels exceeding 180 systolic or 120 diastolic, but can occur at even lower levels in patients whose blood pressure had not been previously high.
>
> ■ hypertensive urgency（高血圧切迫症）
> 　Hypertensive urgency is a situation where the blood pressure is severely elevated〔180 or higher for your systolic pressure (top number) or 110 or higher for your diastolic pressure (bottom number)〕, with no associated organ damage.

　高血圧緊急症（hypertensive emergency）とは，単に血圧が異常に高いだけの状態ではなく，血圧の高度の上昇（多くは180/120 mmHg以上）によって脳，心臓，腎臓，大血管などに**急性の臓器障害が生じ進行している病態**[4]とされています．また，因果関係は考慮せずに，臓器障害を合併した血圧上昇をさす考え方もあるようです[5]．いずれの場合も，180/120 mmHgという数値は絶対的でなく，あくまで参考値です．

　一方で，高血圧切迫症（hypertensive urgency）という概念もあり，**血圧は著明に上昇しているが臓器障害を伴わないもの**[5]と定義されています．この場合，頭痛やめまいなどの症状はあってもよいようです．

そして，急速な血圧の上昇を hypertensive crisis, malignant hypertension と包括的に表現する文献もありますが，これに相当する日本語はありません．

hypertensive urgency の転帰や予後に関する最近の文献をみてみましょう．文献6は，高血圧を理由に診療所外来を受診した患者さんを前向きに集計したスイスの研究報告です．これによると，60％が無症候の単純な高血圧，31％がhypertensive urgencyに該当し，hypertensive emergency に相当する患者さんは9％だったそうです．また，入院は全体の6％にすぎませんでした．文献7は，5年間に米国のクリーブランドクリニックを受診してhypertensive urgencyと診断された外来患者5.8万人を母集団とした観察研究です．ER転送もしくは入院となった426人と，傾向マッチングされた852人の帰宅者について，1カ月後および6カ月後の転帰を比較しています．その結果，心血管イベントの発生率は同等で，6カ月後の血圧値も差がありませんでした．つまり，**hypertensive urgency に対する入院や集中治療の意義は非常に乏しい**といってよいでしょう．

❷ 診察と情報収集

本稿では，高血圧を理由にウォークインでERを受診する方を対象として想定していますが，その多くは，「（何かのきっかけで）血圧を測ったら高かった」というパターンだと思います．もし耐えがたい頭痛やひどいめまいがあれば，それを主訴として訴えるはずだからです．

もちろん「主訴：高血圧」の方も頭痛，めまい，体調不良などを訴えますが，多くは軽微ですし，何より関心の中心が血圧の数値（が高いこと）にある点が特徴的です．

とはいえ，主訴が何であれ診察の手順は同じですし，またできるだけ統一した対応が望ましいでしょう．頭痛のないくも膜下出血や胸痛のない急性冠症候群も，ERでは見逃せません．主訴に引きずられて最初から診察の手順を簡略化しないように注意しましょう．

1）バイタルをとる

どのような訴えであっても，まずはバイタルサインを確認しましょう．急性症状で受診するERでは鉄則です．

血圧はもちろんバイタルサインの筆頭ですが，正しく測定するためにも，可能な限り安楽な姿勢や服装になっていただきましょう．同時に，落ち着いていただくためにわれわれ医師もできるだけ落ち着いた態度で接します．

2）病歴を聴取する

上記に引き続き，血圧を測定しながら以下について質問します．
- ❶ 血圧を測定しようと思った契機（多くは何らかの身体症状）は何だったのか？
- ❷ そのイベント／身体症状は，突然発症だったか？
- ❸ そのイベント／身体症状は，今も持続しているか？
- ❹ このようなエピソード（血圧上昇とER受診）ははじめてか，以前もあったか？

これらに並行して，既往歴や内服薬なども確認します．この時点で高血圧緊急症を疑う要素があると判断したら，以下の処置をすみやかに実施してもよいでしょう．

- 酸素投与．流量は必要に応じて適宜調整
- モニター装着と12誘導心電図．両上肢での血圧測定も
- 生理食塩水で末梢ルート確保．同時に採血を済ませてもよい

3）検査を行う

ここまでで，バイタルサインや病歴などの基本的な情報が収集できました．この時点で何かしら異常があれば，頻度の高い緊急疾患を具体的に想定し，その鑑別に役立ちそうな検査を追加します．想定する疾患名としては，まず以下の3つをあげます．

- 大動脈解離
- 急性冠症候群
- 脳卒中，特にくも膜下出血

上記のいずれかの可能性を疑ったら，必要に応じて，これらを鑑別するための診察や検査を追加します．

- 神経脱落症状の有無，体位に依存しないめまいの有無
- 頭痛があれば，意識消失を含む詳しい経過や項部硬直の有無
- 胸痛・腰背部痛の有無，疼痛部位の移動，意識消失の有無，糖尿病の有無
- 採血（血算，腎機能，電解質，心筋逸脱酵素，血栓マーカーなど），検尿
- 胸部X線
- （スキルがあれば）心エコー検査

❸ 判断と対応

上記の診察や検査をもとに，高血圧が緊急疾患の表現かどうか判断します．別な言い方をすれば，臓器障害を伴うhypertensive emergencyか，臓器障害がないhypertensive urgencyか，を鑑別するとも言えます．

もしhypertensive emergencyもしくは「高血圧は結果」，つまり緊急治療を要する疾患に伴う高血圧である可能性が高いと判断したら，**疾患に応じた初期治療**を開始しながら該当の専門医をコールします．連絡がついたら，**降圧を含めた応急処置**についても指示をもらいましょう．施設ごとのルールもあるでしょうが，疾患によって降圧目標やペースも異なります．

一方でhypertensive urgencyもしくは「高血圧が原因」，つまり重篤な疾患はないが軽微なきっかけで上昇した血圧に驚いてERを受診したものと判断したら，むしろ**検査は最小限**に控え，時間をかけて経過観察します．いたずらに検査や他科コンサルトを重ねると患者さんの不

安が増強され，ER受診をくり返すようになってしまいます．

hypertensive urgencyに対して，ERでの急速な降圧治療は推奨されません．以前は即効型ジヒドロピリジン系カルシウム拮抗薬であるニフェジピンの舌下投与が行われていました．しかし，急激な降圧によって心筋梗塞が惹起されることが報告[8]されて以降，添付文書でも禁忌と記載され，舌下投与は行われなくなりました．そもそも，ニフェジピンを舌下投与しても口腔内での吸収はほとんどなく，腸管粘膜から吸収されることも指摘されています[9]．

hypertensive urgencyでは，患者さんに**丁寧に説明したうえで安静を保ち時間をかける**ことによる降圧を優先させましょう[10]．たいていの場合，このような対応だけで再測定した血圧は最初より下がっています．その経過をわかりやすく伝え，特に緊急の治療は必要ないことも説明しましょう．口には出さなくても，脳卒中や心筋梗塞ではないかと心配している方も多いので，「今は脳卒中を起こしていません．脳卒中の場合，手足が動かしにくかったり，呂律が回らなかったりという症状が出ます」などと具体的に説明した方がよいようです．また，血圧測定を執拗にくり返して不安を自ら増幅させてしまう方もいますが，そのような場合私は「血圧が高いから具合が悪くなる，というより，具合が悪いから血圧が高くなることもあるんです．くり返し測ってもよいことはありませんよ」と説明しています．

一般にhypertensive urgencyでERを受診する患者さんには不安を感じやすい方が多い印象ですが，ERですべて解決することはできません．あくまでも，翌日以降の外来（かかりつけ医）までの応急処置です．したがってERでは，**対症的なベンゾジアゼピン系薬を処方するべきではありません**．容易に依存症を形成しますし，かえって処方希望の受診を誘発しかねません．それは日中の外来で検討すべきことです．

もし定期的に通院する外来がない方なら，ER医が定期的な外来受診を勧め，可能なら通院先の斡旋もするとよいでしょう．そのとき，居住地や家庭事情など最初に収集した情報が役に立ちます．ERでは継続的な降圧治療のための降圧剤の開始は必要ありません．降圧薬の選択も，かかりつけ医に任せるのが総合的には得策と考えます．

症例の経過・その後

さて，冒頭の患者さんのその後ですが…

すみやかにベッドへ案内して安静臥位にさせた．病歴を聴取しながら診察を行ったが，特に緊急性を要する病態は認められなかった．

数年前にも同様のエピソードでERを受診したことがあり，そのときは「点滴してもらったらよくなった」らしく，「（今回も）前と同じです」と．

hypertensive urgencyと判断し，心配する状況ではないと伝えてそのままベッドで休んでもらった．30分後に診察すると，自覚症状は明らかに軽快して血圧も148/82 mmHgまで低下したため，帰宅を許可して翌日かかりつけ医を受診するよう指示した．点滴も採血も処方もしなかった．

◆ 文　献

1) 「高血圧治療ガイドライン2009」（日本高血圧学会高血圧治療ガイドライン作成委員会/編），ライフサイエンス出版，2009
　　▶ 全文がMindsに掲載されています．http://minds.jcqhc.or.jp/n/med/4/med0019/G0000180/0001
2) 島田和幸，他：24時間血圧計の使用（ABPM）基準に関するガイドライン．Jpn Circ J, 64 (Suppl. V)：1207-1248, 2000
3) American Heart Association「Hypertensive Crisis」：http://www.heart.org/HEARTORG/Conditions/HighBloodPressure/AboutHighBloodPressure/Hypertensive-Crisis_UCM_301782_Article.jsp
　　▶ 一般市民や患者さん向けにAHAが提供しているウェブサイトです．
4) Hypertensive crisis.「Kaplan's Clinical Hypertension (9th ed)」（Kaplan NM），pp311-324, Lippincott Williams & Wilkins, 2005
5) Mancia G, et al：2013 ESH/ESC Guidelines for the management of arterial hypertension：The Task Force for the management of arterial hypertension of the European Society of Hypertension (ESH) and of the European Society of Cardiology (ESC)．Hypertension, 31：1281-1357, 2013
6) Merlo C, et al：Management and outcome of severely elevated blood pressure in primary care A prospective observational study. Swiss Med Wkly, 142：w13507, 2012
7) Krishna K. Patel, et al: Characteristics and Outcomes of Patients Presenting With Hypertensive Urgency in the Office Setting. JAMA Intern Med. 2016; 176 (7)：981-988.
8) O'Mailia JJ, et al：Nifedipine-associated myocardial ischemia or infarction in the treatment of hypertensive urgencies. Ann Intern Med, 107：185-186, 1987
9) Grossman E, et al：Should a moratorium be placed on sublingual nifedipine capsules given for hypertensive emergencies and pseudoemergencies? JAMA, 276：1328-1331, 1996
10) Park SK, et al：Comparing the clinical efficacy of resting and antihypertensive medication in patients of hypertensive urgency: a randomized, control trial. J Hypertens, 35：1474-1470, 2017
　　▶ 安静にしていただけの効果をみた，小規模RCT．

第4章 診療場面別トピックス

救急外来

2 思いもよらない糖尿病緊急症
～救急外来での見つけ方と対応

入江 仁

Point
- 少しでも糖尿病緊急症を疑えば血糖値の確認を
- 治療とともに原因を追求することが重要
- DKAとHHSの違いを理解しよう

Keyword 糖尿病緊急症　低血糖症　糖尿病性ケトアシドーシス（DKA）　高血糖高浸透圧症（HHS）

はじめに

　低血糖症，糖尿病性ケトアシドーシス（diabetic ketoacidosis：DKA）や高血糖高浸透圧症（hyperglycemic hyperosmolar state：HHS）は糖尿病緊急症とも呼ばれ，文字通り急を要する病態です．それゆえ本病態を疑ってかかり，見つけ次第治療を開始し，並行して原因を検索するという救急的な診療が求められます．そんなときに視野が狭くなって「思いもよらない」目にあわないために，本稿がお役に立てば幸いです．

1 低血糖症

症例①

　75歳，女性．軽度の脳梗塞後遺症と糖尿病の既往があり施設に入所中．今朝から意識障害があるとして救急搬送された．来院時，Japan Coma Scale Ⅱ-30，GCS 8（E2V1M5），血圧 100/70 mmHg，脈拍 110回/分，呼吸回数 24回/分，体温 35.9℃．血糖測定を行ったところ「Low」と表示されたため，50％ブドウ糖液 40 mLを静脈注射（静注）した．すると血糖値は 90 mg/dLまで上昇したが意識状態に変化がない．

　低血糖症は遷延した場合，動物実験レベルでですが1〜5時間程度で不可逆的な脳機能障害を生じるおそれがあると言われており，迅速な対応が必要です．しかし症状は非特異的で，疑っていなければ「思いもよらなかった」診断になります．ときには脳卒中のような片麻痺を呈す

表1 ◆ 低血糖症を疑う症状

中枢神経症状	倦怠感，異常行動，意識障害，麻痺，痙攣
自律神経症状	動悸，振戦，不安感，発汗，蒼白

自律神経症状は患者本人が気づくきっかけになることが多く，中枢神経症状は他覚的に認識されることが多い．
（文献2を参考に作成）

ることもあり，**意識障害や片麻痺などの症状で来院された患者さんには，バイタルサインを確認後，まず血糖値を確認するのが基本**です[1]．低血糖症を疑う状況を表1に示します．

1）血糖測定

　低血糖症を疑った場合，救急外来では速さの観点からデキスター（耳たぶや指先での簡易血糖測定）や血液ガス分析装置を使用しての血糖測定が広く行われています．しかし，ICU入室中の患者さんでデキスターと検査室での血液（血漿糖）検査結果との間に±30 mg/dLの誤差が見られたとする報告があるほか[3]，救急外来で低血糖症患者さんのデキスターの測定値が血漿糖よりも100 mg/dL以上高く表示されたとする報告もあります[4]．血漿糖値をゴールデンスタンダードとして，動脈血液ガスとデキスターの測定値の精度を検証したシステマティックレビューでは，デキスターに比べ動脈血液ガスの方が高い精度であることが示されています．しかし，動脈血液ガスでの測定値も低血糖症の場合には約20％の症例で実際よりも高めに測定されたとしています[5]．迅速性という点でデキスターや血液ガスはとても有用ですが，これらの特性を考慮し，測定の際には必ず通常採血で血漿からの血糖測定も同時にオーダーして確認するようにしましょう．

　低血糖症は血糖値が70 mg/dL以下で疑いますが，上記のような検査上の測定エラーを生じる可能性や，症状が出現する血糖値に個人差があることから，70 mg/dL以上であっても疑わしければ後述のブドウ糖投与を検討します[2)6)]．

2）診断と治療（図1）

　低血糖症に対する血糖補正は診断的治療と言えます．血糖値の正常化とともに意識障害や片麻痺など最初から存在した症状が改善してはじめて低血糖症と診断できます．血糖値が正常化しても症状に変化がない場合には，低血糖症以外の原因を検索する必要があります．

　患者さんが経口摂取できないときの治療の第一選択はブドウ糖の静注であり，50％ブドウ糖液40 mL程度（小児では20％ブドウ糖液）を緩徐に静注することが一般的です．重篤な場合にはくり返しのブドウ糖投与が必要ですが，50％ブドウ糖液は浸透圧が高いため末梢血管から継続して使用することはできません．10％ブドウ糖液の点滴静注や中心静脈路からの高濃度ブドウ糖液投与が考慮されます．迅速な末梢血管確保が困難な場合にはグルカゴン1単位の筋肉注射を考慮します[6]．院外で症状が軽いうちに認識できればブドウ糖の経口摂取などで対応可能であるため，糖尿病患者や家族への教育が重要になります（表2）．

　なお，低血糖治療薬としてわが国では保険適用はありませんが，近年，スルホニル尿素薬

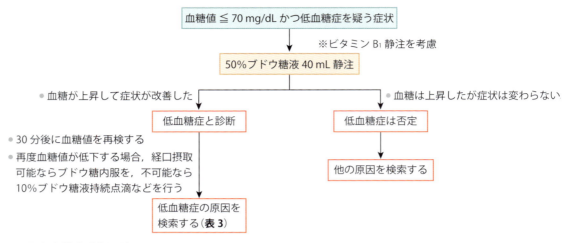

図1 ◆ 低血糖症診断の流れ

表2 ◆ 糖尿病患者・家族への低血糖に関する指導

患者への指導
● 低血糖症状出現時は自己血糖測定を行う
● 落ち着いて対処する
● 低血糖症状が起こりやすい状況を理解しておく
● 周囲の人に可能な限り糖尿病であることを伝えておく
● 外出時にはブドウ糖やジュースなどを持って行く
● 外出時には必ず糖尿病手帳を持参する

家族への指導
● 低血糖の症状を伝え対処法を説明する
● グルカゴン注射の手技を指導する

(文献7を参考に作成)

表3 ◆ 低血糖症の原因

● 糖尿病治療薬（インスリン，SU薬，速効型インスリン分泌促進薬など）
● その他の薬剤（シベンゾリン，インドメタシン，アンジオテンシン変換酵素阻害薬，β遮断薬，レボフロキサシンなど）
● アルコール
● 肝不全，腎不全，心不全
● 敗血症
● 飢餓
● ホルモン（コルチゾルなど）の過剰産生
● 腫瘍（インスリノーマなど）

(文献2を参考に作成)

（SU薬）による遷延性低血糖に対してオクトレオチド（サンドスタチン®）が有効とされています[8]．

　血糖値の上昇とともに症状が改善した場合には，低血糖症を生じた原因の検索が必要です（**表3**）．糖尿病患者の低血糖症は大半が糖尿病治療薬に由来するものですが，それらのなかでインスリンやSU薬によるものは，ブドウ糖投与により一時的に症状が改善しても再度悪化してくるため入院が必要なことが多いです．また原因として敗血症などの致死的疾患が隠れていることもあります．**血糖値が正常化して症状が改善しても，原因が明らかになるまでは帰宅させてはいけません．**

低血糖症にビタミン？

　低血糖症をきたした患者さんがアルコール依存症や栄養不良状態の場合にはビタミンB_1（チアミン）の投与も考慮します．これはブドウ糖代謝の際にビタミンB_1が消費されるため，ビタミンB_1が欠乏している患者さんではウェルニッケ脳症を誘発するおそれがあるからです．そのため，低血糖症の患者さんにビタミンB_1欠乏も疑った場合，ブドウ糖よりも先にビタミンB_1を投与すべきとされており，筆者もプロスルチアミン（アリナミン®など）100 mgを先に静注するようにしています．しかし，実際には投与順序については明確なエビデンスはありません[9]．少なくともビタミンB_1の用意に時間がかかるようであれば，そのためにブドウ糖投与を遅らせるべきではないでしょう．

救急隊による低血糖症治療について

　2014年の法改正により，わが国の救急救命士は従来の特定行為に加え，追加の認定を受けることで血糖測定と低血糖発作症例へのブドウ糖溶液の投与と，心肺機能停止前の重度傷病者に対する静脈路確保および輸液が医師の指示の下で行えるようになりました．これにより，病院到着前に救急隊がブドウ糖を投与して意識レベルが改善するなどの症例が報告されるようになってきました[10]．一方で，救急隊が低血糖症を疑ったものの，あらかじめ定められた基準値をわずかに超える血糖値だったためにブドウ糖投与が行えなかったという事例も報告されており[11]，今後のさらなる検証が待たれます．

症例①の経過・その後

　患者さんが入所している施設の職員に確認したところ，受診前日の午後からいつもより元気がなく，夕食は普段の半分程度の摂取量だった．一方，定期内服は通常通りしており，糖尿病治療薬はメトホルミン（メトグルコ®）のみで，ほかに低血糖を生じるおそれのある薬剤は内服していなかった．血液検査では白血球が15,000/μLと上昇しており，尿検査にて膿尿が指摘された．急性腎盂腎炎による敗血症から意識レベルの低下や低血糖を生じていたと考えられ，ICUへ入院となった．

❷ DKAとHHS

症例②

　20歳，男性．1型糖尿病でインスリン導入されている．昨日から嘔吐と水様性下痢が出現し，食事が摂れないとして独歩で救急外来を受診した．同居している家族に同じ症状の者がいたという．意識清明，血圧110/70 mmHg，脈拍96回/分（整），呼吸回数24回/分，体温38.0℃．看護師が血糖測定したところ240 mg/dLだった．患者は「水はどうにか飲める」という．

表4 ◆ DKAとHHSの診断基準（米国糖尿病学会）

	DKA			HHS
	軽症	中等症	重症	
血糖値（mg/dL）	＞250	＞250	＞250	＞600
pH	7.25〜7.30	7.00〜7.24	＜7.00	＞7.30
HCO_3^-（mEq/L）	15≦，＜18	10≦，＜15	＜10	＞18
尿ケトン	陽性	陽性	陽性	陰性（陽性の場合もあり）
血清浸透圧（mOsm/kg）	不定	不定	不定	＞320
アニオンギャップ	＞10	＞12	＞12	不定
意識状態	清明	傾眠	昏迷/昏睡	昏迷/昏睡

（文献13を参考に作成）

　DKAとHHSはどちらも高血糖をきたし，治療に用いる薬剤も同じであり，ときには2つの病態がオーバーラップすることもありますが，両者は異なる病態です．「DKAは東の横綱で，HHSは西の横綱」[1]という例えもありますが，両者の違いを理解して「思いもよらない」番狂わせにも対応できるようにしましょう．

1）疑うポイント

　DKAやHHSの患者さんのバイタルサインでは脱水などから頻脈や血圧低下といった異常がみられる場合があります．また，呼吸回数は忘れがちですが，Kussmaul呼吸はアシドーシスを迅速に認識できるため見逃さないようにしたいものです．

　DKAに特徴的な症状として嘔吐や腹痛などの消化器症状があり[12]，腹痛はびまん性の圧痛を伴うこともあります．一方で，後述する通り急性膵炎などを誘因としてDKAを発症することもあるため注意が必要です．HHSでは意識障害や痙攣，片麻痺などの神経症状をきたすことが知られており，低血糖のときのように脳卒中と間違われることがあります．しかし，脱水や凝固異常により実際に脳梗塞を合併している場合もあるため鑑別が必要です．

　低血糖症ではまず血糖を補正することで他疾患を除外できました．しかしDKAやHHSは治療に時間を要するため，急性腹症や脳卒中が疑われた場合には初期評価としてCTスキャンなどを含めた積極的な評価も行うべきでしょう．

2）診断

　DKAとHHSの診断基準に確立されたものはありません．参考に米国糖尿病学会が提唱する基準を表4に示します．ただし，経口摂取不良，大酒家，妊婦，SGLT-2阻害薬内服中などの場合，血糖値が250 mg/dL以下でもケトアシドーシスを呈し，DKAとしての治療が必要なことがあります（euglycemic DKA）[14]．また，尿定性検査で検出できないケトン体（βヒドロキシ酪酸）が陽性のDKAや，食事量が低下していたためにケトン体陽性となるHHSもあるため，総合的な判断が求められます．

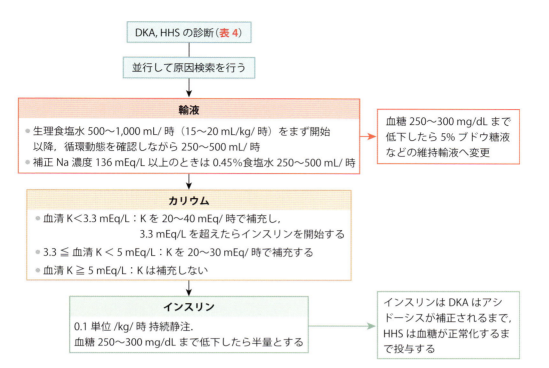

図2 ◆ DKAとHHSの診断と治療の流れ

3) 治療（図2）

　　DKAやHHSの治療についての骨子は日本糖尿病学会の診療ガイドラインで確認できます[6]．ここでは特に気をつけたい点をあげてみたいと思います．

a) 適切な輸液

　　HHSでは総輸液量が数リットルを超えることもありますが，DKAでは脱水が軽度なこともあります．漫然と急速大量輸液を行えば肺水腫や脳浮腫などの合併症を生じるおそれがあり注意が必要です．治療に用いる輸液は生理食塩水が基本ですが，高ナトリウム血症を伴う場合は0.45％食塩水とします．ただし血清ナトリウム濃度の実測数値は高血糖症の場合，見かけ上低くなってしまうため，以下の式で補正して判断する必要があります[15]．

- 血糖 400 mg/dL 未満のとき：
  補正Na濃度（mEq/L）＝実測Na（mEq/L）＋0.016×〔血糖（mg/dL）－100〕
- 血糖 400 mg/dL 以上のとき：
  補正Na濃度（mEq/L）＝実測Na（mEq/L）＋0.024×〔血糖（mg/dL）－100〕

b) 低カリウム血症の予防

　　脱水やアシドーシスの影響で実際よりも血清カリウム値は高い値を示します．一方で治療の中心となる輸液やインスリンは血清カリウム値を低下させるため，低カリウム血症とそれに伴

表5 ◆ インスリン持続静注を皮下注射へ切り替える目安

DKA	血糖値≦200 mg/dLで，かつ以下のうち2つ以上を満たす場合 ・HCO_3^- ≧15 mEq/L ・静脈血液ガスpH＞7.3 ・アニオンギャップ≦12 mEq/L
HHS	血清浸透圧および意識状態が正常化した場合

（文献13を参考に作成）

う致死性不整脈などの合併症には十分な注意が必要です．治療開始前から必ず血清カリウム値を測定し，値に応じてカリウムを補充したりインスリン投与を保留したりすることを考慮します[13]．

c）インスリンの使い方

　血清カリウム値を確認したらインスリンを持続静注で開始します．以前はまず速効型インスリン0.1 U/kgをワンショット静注することが勧められていました．しかし近年ではその有益性が疑問視されており[16]，小児の患者さんでは推奨されていないほか，成人についてもはじめから持続静注することを勧める文献がみられます[17]．

　インスリン治療の目的は血糖コントロールですが，DKAでは同時にケトン体を陰性化させてアシドーシスを是正し，アニオンギャップを正常化させる目的もあります．そのため血糖にかかわらずアシドーシスが改善するまではインスリン持続静注を継続する必要があります（表5）．なお，DKAの治療として炭酸水素ナトリウム（メイロン®）によるアシドーシスの是正が有効であるとする報告はありません．そのため米国糖尿病学会はpH 6.9未満の場合にのみ炭酸水素ナトリウムの投与を考慮するとし，日本糖尿病学会はアシドーシスの補正は原則行わないとしています．

d）定期的な再評価

　治療中は血糖を1時間ごとに，電解質を2時間ごとにモニターし，適宜，症状や身体所見を再評価します．pHや血糖，電解質，腎機能の評価はもちろん重要ですが，最初に神経所見や腹部所見がみられていた場合にはそれらが改善してきているかも確認します．改善がみられなければ背景にほかの疾患が隠れているおそれがあります．なお，頻回な再評価をいつまで行うか明確な基準はありません．1つの目安として米国糖尿病学会が提唱するインスリンを持続静注から皮下注射へ切り替える時期は参考になるかもしれません（表5）．

📞 **血液ガス分析は動脈で？　静脈で？**

　血液ガス分析のうちpHとHCO_3^-の2つは動脈血と静脈血とでよく相関することが知られており，動脈血のpHは静脈血より0.03高く，HCO_3^-は1.03 mmo/L低いと言われています[18]．DKAやHHSでは頻回に採血することになるため，痛みや合併症の観点から動脈穿刺は最小限にする必要があります．動脈ラインを採るのも一案ですが，静脈血液ガス分析も活用したいですね．

表6 ◆ DKAやHHSの原因

● 感染症（敗血症を含む）	● 重症の外傷や熱傷
● 糖尿病治療のコンプライアンス不良や中断	● 熱中症
● 急性心筋梗塞	● 甲状腺機能亢進症
● 脳血管障害	● 妊娠
● 肺塞栓症	● 腎不全
● 腸間膜動脈塞栓症	● アルコール
● 急性膵炎	● 薬剤（ステロイド，利尿薬，β遮断薬，Ca遮断薬，抗精神病薬，交感神経作動薬　など）
● 消化管出血	

（文献15を参考に作成）

e）原因検索の重要性

　DKAやHHSではその病態に至った原因を検索することが治療と同じくらい重要です．主な原因は表6の通りで，DKAについては1型糖尿病の治療中断などインスリンの絶対的欠乏状態が，HHSについては感染症が多いとされますが，急性心筋梗塞など緊急度の高い病態も含まれるなど多岐にわたります．また，近年ではSGLT-2阻害薬がDKA（特にeuglycemic DKA）の原因薬剤になる可能性が報告されており注意が必要です[14) 19) 20)]．

　DKAやHHSの患者さんでこれらすべての原因を検索することは現実的ではなく，実際には患者さんの症状や身体所見から疑われる原因を検討してくことになります．筆者は原因がはっきりしない場合，全身状態を把握するための一般的なスクリーニング検査に加え，敗血症を想定したワークアップ（血液，尿，その他必要と考えられる培養，感染源検索のための画像検査など）をルーチンとしています．

f）予防

　DKAやHHSの多くは，患者さんの医療機関へのアクセスをよくし，適切な患者教育を行うことで予防できると言われています[13)]．また，経済的な理由から治療を中断してしまうことはDKAなどを発症するリスクの1つとされています[21)]．救急外来では介入することが難しい領域ですが，例えば軽度の胃腸炎と診断して患者さんに帰宅していただく際，シックデイの対応について理解しているかを確認したり，定期通院先でフォローを受けられるように手配したりするだけでHHSなどの合併を防げるかもしれません．また，普段の診療所や一般外来で定期フォローしている患者さんについては看護師さんやケアマネジャーさんなどとも情報を共有し，糖尿病の治療について家族を含めて理解しているか，患者さんの異変に気づける家族はいるか，経済的に定期通院が負担となっていないかなどを確認する必要があります．

> **症例②の経過・その後**
> 　身体診察の際に1回ずつの呼吸が大きいことに気づいた．静脈血液ガス分析でアニオンギャップの開大した代謝性アシドーシスを認め，尿定性検査でケトン体が陽性だった．糖尿病性ケトアシドーシスと診断し，緊急入院となった．

おわりに

「胸痛がないのに急性心筋梗塞だった」,「元気そうなのに敗血症だった」….糖尿病緊急症だけでなく,救急外来で糖尿病にまつわる「思いもよらない」ことは数えきれません.一方でそれにいち早く気づけると,患者さんのためになるだけでなく,担当した医師にも達成感が生まれます.本稿を機に救急の現場にやりがいを感じていただければ望外の喜びです.

◆ 文 献

1) 『研修医当直御法度第6版ピットフォールとエッセンシャルズ(寺沢秀一,他/著),三輪書店,2016
2) Cryer PE, et al:Evaluation and management of adult hypoglycemic disorders: an Endocrine Society Clinical Practice Guideline. J Clin Endocrinol Metab, 94:709-728, 2009
3) Hoedemaekers CW, et al:Accuracy of bedside glucose measurement from three glucometers in critically ill patients. Crit Care Med, 36:3062-3066, 2008
4) Penchala S, et al:Beware of undetected hypoglycaemia. Emerg Med J, 27:334, 2010
5) Inoue S, et al:Accuracy of blood-glucose measurements using glucose meters and arterial blood gas analyzers in critically ill adult patients:systematic review. Crit Care, 17:R48, 2013
6) 『糖尿病診療ガイドライン2016』(日本糖尿病学会/編), pp449-472, 南江堂, 2016
   ▶ 以下で閲覧できます(要パスワード)
   http://www.fa.kyorin.co.jp/jds/uploads/GL2016-20.pdf(2018年1月閲覧)
7) 天野由梨:低血糖への対応のポイント.月刊ナーシング, 32:52-55, 2012
8) Dougherty PP & Klein-Schwartz W:Octreotide's role in the management of sulfonylurea-induced hypoglycemia. J Med Toxicol, 6:199-206, 2010
9) Schabelman E & Kuo D:Glucose before thiamine for Wernicke encephalopathy:a literature review. J Emerg Med, 42:488-494, 2012
10) 藤田康雄,多治見公高:秋田県における救急救命士による低血糖症例に対する病院前ブドウ糖溶液投与及び心肺機能停止前静脈路確保と輸液の導入と6カ月間の検証.日臨救急医会誌, 19:592-597, 2016
11) 田中拓道,他:病院前ブドウ糖投与プロトコールの適応とならなかった低血糖の2例.日臨救急医会誌, 19:741-744, 2016
12) Umpierrez G & Freire AX:Abdominal pain in patients with hyperglycemic crises. J Crit Care, 17:63-67, 2002
13) Kitabchi AE, et al:Hyperglycemic crises in adult patients with diabetes. Diabetes Care, 32:1335-1343, 2009
14) Modi A, et al:Euglycemic diabetic ketoacidosis: A Review. Curr Diabetes Rev, 13:315-321, 2017
15) Corwell B, et al:Current diagnosis and treatment of hyperglycemic emergencies. Emerg Med Clin North Am, 32:437-452, 2014
16) Goyal N, et al:Utility of initial bolus insulin in the treatment of diabetic ketoacidosis. J Emerg Med, 38:422-427, 2010
17) Van Ness-Otunnu R & Hack JB:Hyperglycemic crisis. J Emerg Med, 45:797-805, 2013
18) Bloom BM, et al:The role of venous blood gas in the emergency department: a systematic review and meta-analysis. Eur J Emerg Med, 2:81-88, 2014
19) FDA Drug Safety Communication: FDA warns that SGLT2 inhibitors for diabetes may result in a serious condition of too much acid in the blood
    https://www.fda.gov/downloads/Drugs/DrugSafety/UCM446954.pdf
20) SGLT2阻害薬の適正使用に関する委員会:SGLT2阻害薬の適正使用に関するRecommendation, 2016
    http://www.fa.kyorin.co.jp/jds/uploads/recommendation_SGLT2.pdf
21) Usher-Smith JA, et al:Factors associated with the presence of diabetic ketoacidosis at diagnosis of diabetes in children and young adults:a systematic review. BMJ. 343:d4092, 2011

第4章　診療場面別トピックス

病棟
3　周術期の血圧管理を任されたら？

佐々木純久

Point
- 基本は，現行の降圧療法を手術直前まで続けよう！
- 二次性高血圧が隠れていないか，再確認しよう！
- 術後の高血圧の評価，管理について知ろう！

Keyword　周術期管理　血圧管理

はじめに

　ある程度の規模の病院になると，手術が必要な患者さんの術前，術後の血圧管理を総合診療医に任されることがあります．あるいは，自分の担当する患者さんが外科的手術の必要な病気と診断される場面もあります．こういったメインのプロブレムでない，手術に向けた血圧や血糖のコントロールも，臓器別専門医でない総合診療医の腕の見せ所です．いつ依頼されてもいいように，普段からしっかり準備をしておきましょう．

症例

　高血圧症，2型糖尿病，脂質異常症で外来かかりつけの68歳男性．
　定期受診の際の血液検査でHb 6.2 g/dLの貧血を認め，上部消化管内視鏡検査で胃がんが見つかりました．入院し赤血球輸血と鉄剤投与を行い，Hb 9.8 g/dLまで改善したので外科の先生に相談したところ，手術は2週間後の予定との返事をいただきました．術前に血圧のコントロールをしてほしいと外科の先生からお願いされました．現在の降圧薬の処方内容は以下の通りで，血圧は140〜160/80〜100 mmHgと比較的安定しています．
　【処方】
　①アムロジピン（アムロジン®OD錠）　　　1回5 mg 1日1回（朝食後）
　②トリクロルメチアジド（フルイトラン®錠）1回1 mg 1日1回（朝食後）

① なぜ血圧コントロールが必要か

　全身麻酔を伴う手術では，交感神経系の賦活化により血圧が20〜30 mmHg，脈拍が15〜20 bpmそれぞれ上昇することが知られています．未治療の高血圧患者では，場合によっては血圧が90 mmHg，脈拍が40 bpmも上昇することもあります[1]．術後30日までに心血管イベントで亡くなった患者さんの症例対照研究では，対照群と比較し高血圧症の既往があった患者さんが4倍多かったとの研究もあります[2]．また，高血圧症の既往のある患者さんでは，術中の血圧変動が大きく，それによって心筋虚血を誘発しやすいとされています[3]．

　米国循環器学会/米国心臓学会（ACC/AHA）[4]では，コントロール不良の高血圧は周術期の心血管イベントの小さなリスクファクターとしてあげられています．日本の「高血圧治療ガイドライン2014」（以下，JSH 2014）[5]でも，「手術日当日朝の内服を含め，周術期を通じた経口または経静脈的降圧薬の継続的使用により，血圧コントロールを図る」と記載されています．したがって，術前に血圧が高い患者さんは，手術に向けて血圧コントロールを行う必要があります．

② 血圧が高かったら手術を延期した方がいいか

　JSH 2014では，術前の降圧目標について具体的な記載がありません．実際，収縮期血圧についてはどの程度の値を目標にすべきか結論が出ていません．一方，拡張期血圧については，110 mmHg未満であれば周術期リスクは上がらないという報告があります[6]．また，血圧コントロールを行うために手術を延期することによって，心血管イベントが起こるリスクが減るかどうかはよくわかっていません[7]．ただ，うっ血性心不全や慢性腎臓病などといった高血圧による臓器障害が起こっているような場合は，周術期に心血管イベントが起こるリスクが有意に高くなる[8]ので注意が必要です．

　待機的手術の場合は，**140/90 mmHg未満にコントロールされているか確認**します．理想的には，140/90 mmHg未満に下げた状態を数カ月保ってから手術をする方がいいですが，それより高くても，**180/110 mmHgを超えていなければ手術を延期する必要はありません**[9]．術前に140/90 mmHg未満をめざしてコントロールすればよいです．**180/110 mmHgを超えていたら手術を延期するべき**ですので，執刀医に相談してください．緊急に手術が必要で延期ができない場合は，静注薬を用いて急いで降圧します．

③ 術前の血圧管理を依頼されたら，まず二次性高血圧を除外する

　周術期の血圧管理において，基本的には本態性高血圧と二次性高血圧の違いはありません．コントロール不良の高血圧や電解質異常がある場合に，過去に二次性高血圧の精査が行われていないならば，この機会に精査を検討します．**特に褐色細胞腫が存在すると術中死亡率が高い**ことで知られており，目的とする手術に先立って褐色細胞腫の手術を行うことが必要になります．

具体的な二次性高血圧の鑑別手順については，1章1を参照してください．

具体的な血圧管理の方法

ほとんどの症例で，**普段から服用している降圧薬は手術当日まで継続した方がよいと考えられています**．特に，**β遮断薬や交感神経抑制薬のクロニジンといった薬は，急に中止することでリバウンドして血圧が上昇してしまう現象が起こりえます**．本症例のような消化器がんの患者さんであっても，通過障害がなく通常通り経口摂取が可能であれば，そのまま経口降圧薬を継続することが勧められます．手術当日朝も少量の水で内服してもらえばよいでしょう．

以下に，一般的に使用される降圧薬の周術期に関連する留意事項を記載します．

1）利尿薬

低カリウム血症による筋弛緩，不整脈，麻痺性イレウスのリスクがあるので，体内水分量と併せて電解質の確認を行います．

2）ACE阻害薬，ARB

RA系を阻害する機序により，術中・術後に低血圧が遷延するリスクがあり，手術当日朝まででなく前日夕までの内服にとどめた方がよいとの研究結果[10]もありますが，現時点では特に中止しなければならないと言えるだけの根拠にはなっていません．普段の血圧レベルが低めであれば，当日朝の服薬は中止して構いません．

3）カルシウム拮抗薬

血小板凝集阻害によると思われる術後出血の報告[11]もありますが，内服することの方がメリットが大きいと考えられます．

4）β遮断薬

β遮断薬は術中の心筋虚血発生を減らすと言われており[12]，突然の中止によって血圧上昇のリスクがあります．基本的に**β遮断薬はこれまで服薬していたものを継続してください**．術前に新たにβ遮断薬を開始するべきかどうかは結論が出ていません．冠動脈疾患の既往がある患者さんやハイリスク患者では死亡率が下がったという研究[13)14)]がありますが，近年その臨床試験の信憑性への疑念が明らかになりました[15]．そのため，2014年8月の米国循環器学会/米国心臓学会（ACC/AHA）と欧州心臓病学会/欧州麻酔学会（ESC/ESA）の診療ガイドライン改訂[16)17)]では中・高リスク患者にβ遮断薬の使用を開始することは妥当である可能性がある，とトーンダウンしています．また，一方で$β_1$選択性の高いメトプロロール（セロケン®）で周術期脳卒中の発症率が4.2倍になったという観察研究もあり[18]，術前のβ遮断薬投与を控えた方がよいと主張する専門家もいます．β遮断薬ごとの薬理作用の差もあり，効果が異なる可能性も指摘されています．β遮断薬は降圧薬としても第一選択から外れるなど，評価が変わっており，今後の研究も注意してみていく必要があります．

❺ 術後の血圧の管理

術後に2時間程度一過性に血圧が上がる場合もあれば[19]，高血圧だった患者さんが一時的に正常血圧に保たれることもあります[20]．術前に高血圧が存在することは，術後高血圧の最も重要なリスクファクターになります．それ以外にも，術後は，疼痛やせん妄，低酸素血症，高二酸化炭素血症，低酸素血症，溢水，膀胱充満など血圧が高くなるさまざまな要因が生じます（表1）．術後の高血圧がみられたら，まずこれらを除外します．**継続的に血圧が180/110 mmHgを超える場合には新たに薬物療法を加えます．**

内服が不可能な場合は，内服ができるようになるまで静注薬で代用します．基本的な考え方としては術前に用いていたものと同じクラスの降圧薬を使えばよいのですが，利尿薬には降圧利尿薬の静注薬がなく，ACE阻害薬とARBにも静注薬がなく，β遮断薬には海外でよく用いられるlabetarololやesmololが日本にはなく，また唯一の静注薬であるプロプラノロール（インデラル®）も持続静注の適応がないので，カルシウム拮抗薬であるニカルジピン（ペルジピン®）ないしはジルチアゼム（ヘルベッサー®）を使用します．ニカルジピンとジルチアゼムの使い方は，以下の通りです．

- **ニカルジピン（表2）**
  ペルジピン®注射液10 mg 5バイアル（1 γ＝体重×0.06 mL/時），シリンジポンプを用いて0.5 γで開始．
  開始時に0.5 γ先送りしてから持続点滴を開始する．
  15分ごとに血圧測定し，収縮期血圧140 mmHg未満を目標に0.5 γずつ増量していく．

- **ジルチアゼム（表3）**
  ヘルベッサー®注射用50　3バイアル＋生食50 mL（1 γ＝体重×0.02 mL/時），シリンジポンプを用いて3 γで開始．
  開始時に3 γ先送りしてから持続点滴を開始する．
  15分ごとに血圧測定し，収縮期血圧140 mmHg未満を目標に3 γずつ増量していく．

表1 ◆ 術後の血圧上昇の原因

● 疼痛
● せん妄
● 低酸素血症
● 高二酸化炭素血症
● 低酸素血症
● 溢水
● 膀胱充満

表2 ◆ ペルジピン® 注射液10 mgの使用量（mL/時）

体重(kg)	投与量（γ）									
	0.5	1	1.5	2	2.5	3	3.5	4	4.5	5
30	0.9	1.8	2.7	3.6	4.5	5.4	6.3	7.2	8.1	9.0
40	1.2	2.4	3.6	4.8	6.0	7.2	8.4	9.6	10.8	12.0
50	1.5	3.0	4.5	6.0	7.5	9.0	10.5	12.0	13.5	15.0
60	1.8	3.6	5.4	7.2	9.0	10.8	12.6	14.4	16.2	18.0
70	2.1	4.2	6.3	8.4	10.5	12.6	14.7	16.8	18.9	21.0
80	2.4	4.8	7.2	9.6	12.0	14.4	16.8	19.2	21.6	24.0

γ＝μg/kg/分

表3 ◆ ヘルベッサー® 注射用50の使用量（mL/時）

体重(kg)	投与量（γ）						
	3	6	9	12	15	18	21
30	1.8	3.6	5.4	7.2	9.0	10.8	12.6
40	2.4	4.8	7.2	9.6	12.0	14.4	16.8
50	3.0	6.0	9.0	12.0	15.0	18.0	21.0
60	3.6	7.2	10.8	14.4	18.0	21.6	25.2
70	4.2	8.4	12.6	16.8	21.0	25.2	29.4
80	4.8	9.6	14.4	19.2	24.0	28.8	33.6

γ＝μg/kg/分

症例の経過・その後

　手術までの2週間，内服の降圧薬2剤を継続し，手術日当日の朝まで内服してもらいました．特に合併症なく手術は終了しました．術後，1回だけせん妄によると思われる高血圧がありましたが，その後は血圧は比較的安定し，経口摂取の再開とともにまずはアムロジピン1回5 mg 1日1回から再開しました．今後も外来フォローを続ける予定です．

おわりに

　周術期の血圧管理について，概観しました．こうして見てみると，それほど難しくはないという印象をもってもらえたと思います．食わず嫌いにならず，他科の医師から信頼してもらえるような総合診療医をめざしてください．

◆ 文　献

1） Wolfsthal SD：Is blood pressure control necessary before surgery? Med Clin North Am, 77：349–

363, 1993
2) Howell SJ, et al : Hypertension, admission blood pressure and perioperative cardiovascular risk. Anaesthesia, 51 : 1000-1004, 1996
3) Prys-Rroberts C : Anaesthesia and hypertension. Br J Anaesth, 56 : 711-724, 1984
4) Eagle KA, et al : ACC/AHA guideline update for perioperative cardiovascular evaluation for noncardiac surgery— executive summary a report of the American College of Cardiology/American Heart Association Task Force on Practice Guidelines (Committee to Update the 1996 Guidelines on Perioperative Cardiovascular Evaluation for Noncardiac Surgery). Circulation, 105 : 1257-1267, 2002
5)「高血圧治療ガイドライン2014」（日本高血圧学会高血圧治療ガイドライン作成委員会／編），ライフサイエンス出版，2014
6) Goldman L & Caldera DL : Risks of general anesthesia and elective operation in the hypertensive patient. Anesthesiology, 50 : 285-292, 1979
7) Casadei B & Abuzeid H : Is there a strong rationale for deferring elective surgery in patients with poorly controlled hypertension? J Hypertens, 23 : 19-22, 2005
8) Goldman L, et al : Multifactorial index of cardiac risk in noncardiac surgical procedures. N Engl J Med, 297 : 845-850, 1977
9) Fleisher LA, et al : ACC/AHA Task Force on Practice Guidelines (Writing Committee to Revise the 2002 Guidelines on Perioperative Cardiovascular Evaluation for Noncardiac Surgery). Circulation, 116 : e418-499, 2007
10) Coriat P, et al : Influence of chronic angiotensin-converting enzyme inhibition on anesthesia induction. Anesthesiology, 81 : 299-307, 1994
11) Zuccala G, et al : Use of calcium antagonists and need for perioperative transfusion in older patients with hip fracture : observational study. BMJ, 314 : 643-644, 1997
12) Stone JG, et al : Myocardial ischemia in untreated hypertensive patients : effect of a single small oral dose of a beta-adrenergic blocking agent. Anesthesiology, 68 : 495-500, 1988
13) Mangano DT, et al : Effect of atenolol on mortality and cardiovascular morbidity after noncardiac surgery. Multicenter Study of Perioperative Ischemia Research Group. N Engl J Med, 335 : 1713-1720, 1996
14) Poldermans D, et al : The effect of bisoprolol on perioperative mortality and myocardial infarction in high-risk patients undergoing vascular surgery. Dutch Echocardiographic Cardiac Risk Evaluation Applying Stress Echocardiography Study Group. N Engl J Med, 341 : 1789-1794, 1999
15) Chopara V, et al : Perioperative mischief : the price of academic misconduct. Am J Med, 125 : 935-955, 2012
16) Fleisher LA, et al : 2014 ACC/AHA Guideline on perioperative cardiovascular evaluateon and management of patients undergoing non cardiac surgery. Circulation, 130 : e278-333, 2014
17) Kristensen SD, et al : 2014 ESC/ESA Guidelines on non-cardiac surgery : cardiovascular assessment and management. Eur Heart J, 35 : 2382-2431, 2014
18) Mashour GA, et al : Perioperative metoprolol and risk of stroke after noncardiac surgery. Anesthesiology, 119 : 1340-1346, 2013
19) Gal TJ & Cooperman LH. Hypertension in the immediate postoperative period. Br J Anaesth, 47 : 70-74, 1975
20) Treatment of hypertension : Drug therapy.「Kaplan's Clinical Hypertension, 9th ed」(Kaplan, NM), p290, Lippincott, Williams & Wilkins, 2006

第4章　診療場面別トピックス

病棟
4

もう迷わない！
入院中のスマートな血糖管理

南郷栄秀

> **Point**
> - 入院診療と外来診療の血糖コントロールは分けて考えましょう
> - なるべく血糖が乱高下しないように注意しましょう
> - 入院中の経口血糖降下薬の中止と再開，インスリンの用量調整を患者さんの状態に合わせて行いましょう

Keyword　経口血糖降下薬　インスリン　スライディングスケール（SSI）

はじめに

　入院中の血糖は，感染症や周術期の病態，食事の影響などにより普段の状況と変わります．時々刻々変わる病状に合わせて血糖コントロールをするのは，総合診療医の腕の見せどころです．ここでは病棟での緊急を要しない場合の血糖管理の方法について解説します．日本糖尿病学会の診療ガイドライン[1]には入院中の血糖コントロールについての記載はありません．本稿は原則として米国糖尿病学会（American Diabetic Association：ADA）の指針「Standards of Medical Care in Diabetes – 2018」[2]の推奨に沿って，当院の状況に合わせて改変した方法を紹介します．

> **症例**
> 虚血性腸炎で入院した72歳男性．15年来の糖尿病で，普段の血糖コントロールはメトホルミン（メトグルコ®）1,000 mg/日 内服中でHbA1c 7.5％と良好．

この患者さんの入院中の血糖コントロールはどうすればいいでしょうか．

1　入院した全患者で行うこと

1）入院時

　糖尿病は大変ありふれた疾患ですので，**すべての入院患者で糖尿病を合併していないか，入院時に必ずチェックしましょう**．糖尿病患者で入院前の3カ月以内にHbA1cが測定されていな

い場合には，入院時に検査します．糖尿病でない患者さんでも，肥満，体重減少，糖尿病の家族歴があるなど，糖尿病リスクの高い場合や高血糖（空腹時血糖値が140 mg/dL以上，随時血糖値が180 mg/dL以上）の場合には，HbA1cを測定します．また，入院前には糖尿病と診断されていなかった患者さんでも，入院の原因になった疾患やその治療（ステロイド，血管収縮薬，栄養剤や点滴など）をきっかけに糖尿病が顕在化することがあります．HbA1cは1〜2カ月前の過去の血糖を反映するため，これらの患者さんでは，HbA1cは上昇していませんので，**すべての患者さんで入院時に血糖値を測定する**ことがとても重要です．病院や検査会社によっては血糖値を測定するスピッツが生化学検査のスピッツとは別になっているため，面倒くさがって血糖値の測定を省くのを見かけますが，感心しません．

また，常用薬も確認します．糖尿病治療薬を使用している場合は，それが適切かどうか評価します．

2) 入院後

糖尿病患者が入院したら，血糖を毎食前と就寝前の4検します．これは感染症などによる急性疾患そのものと，その治療による血糖の変動を監視し，高血糖，低血糖に迅速に対処するために必要です．絶食中の患者さんでも，食前に相当する時間と就寝前に4検します．

入院して糖尿病を合併していることが判明したら，入院の主目的が何であれ，退院までに糖尿病についてのマネージメントの計画を立てましょう．特に，**忙しい外来診療では合併症検索や血糖コントロール以外の併存治療が適切ではなくなっていることがあるので，入院は糖尿病関連の状態をしっかり見直す絶好の機会になります．**

かつては病棟で血糖簡易測定器を用いて測定した血糖値に応じて速効型インスリンを皮下注射するスライディングスケール（sliding scale insulin：SSI）が広く行われていましたが，血糖値が乱高下してしまうため，現在はADAの指針[2]を含めて，**スライディングスケールは用いない**ように強く推奨されています．SSIを用いるとしても治療開始3日程度に留めるようにしましょう．強化インスリン療法が，SSIによる血糖コントロールと比較して低血糖を増やさずに，より厳格に血糖コントロールしたというRABBIT-2 trial[3]のプロトコール（著者が運営するwebサイト The SPELL[4]に載せてあります）を用いるのも一法ですが，本稿ではもう少し簡便な方法をご紹介します．

❷ 集中治療患者での血糖管理（図1）

集中治療患者では，高血糖の患者さんは血糖が正常な患者さんよりも死亡率が高くなるというコホート研究の結果[5][6]があります．ところが，内科集中治療患者を対象とした研究では，血糖コントロールにより死亡率が軽減したという報告はありません．内科ICU患者1,200人を対象としたLeuven medical trial[7]では，血糖値80〜110 mg/dLの厳格コントロールを血糖値180〜200 mg/dLの従来コントロールと比較したところ，院内死亡率は下げませんでしたが，ICU在室期間，入院期間，人工換気期間，急性腎障害を減らし，逆に低血糖を増やしまし

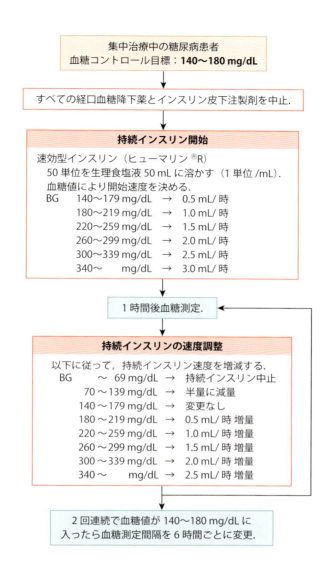

図1 ◆ 集中治療を要する糖尿病患者の血糖管理
BG：blood glucose（血糖値）

た．また内科ICU患者と外科ICU患者を対象としたNICE-SUGAR trial[8]でも，血糖値81〜108 mg/dLの厳格コントロールは血糖値180 mg/dL未満の従来コントロールと比較し，90日死亡率のオッズ比が1.14（95％ CI 1.02〜1.28）倍高く，血糖値＜40 mg/dLの重度低血糖が多いという結果でした．ただし，患者さんによっては低血糖を起こさないことを条件に，より厳格な110〜140 mg/dLを目標としてもよいともされています．

以上をふまえて，ADAの推奨[2]では，**集中治療患者で血糖値が180 mg/dLを超えている場合にはインスリン治療が必要とし，血糖管理の目標を140〜180 mg/dLに設定して治療を開始する**とされています．

具体的な方法としては，インスリンの持続点滴を行います．さまざまなプロトコール[9)〜11)]が存在しますが，どれでも構いません．院内でプロトコールがある場合には，それに従いましょう．

院内プロトコールがない場合，最も簡単な方法は図1の通りです．まず生理食塩液に速効型インスリンを溶かして，1単位/mLの溶液をつくり，血糖値によって開始する速度を決めます．1時間ごとに血糖値を測定し，速度の増減をします．2回連続で血糖値が管理目標である140〜180 mg/dLに入ったら，血糖測定間隔を6時間ごとに変更します．

❸ 集中治療を要しない患者さんでの血糖管理

集中治療を要しない患者さんでは，至適な血糖コントロールを検討したランダム化比較試験（以下，RCT）が存在しないので，臨床経験に基づいたコンセンサスで目標設定をしています[12)]．ADAの推奨[2)]を原則として，絶食中の患者さんの場合の血糖値の目標は140〜180 mg/dLに，また食事を食べる患者さんでは空腹時血糖値が100〜140 mg/dL，随時血糖値が180 mg/dL未満にします．

1）絶食中の患者さんの場合（図2）

絶食中の患者さんの場合は，入院前に使用していた**経口血糖降下薬**をいったん中止します．そして，使用する点滴すべてに点滴中の糖を解消する速効型インスリン（糖10 gにつき1単位）を混注します．例えば，ソリタ®-T3号輸液（500 mL）にはブドウ糖が21.5 g入っているので，ヒューマリン®Rを2単位混注します．

入院前にインスリンを使っていた患者さんでは，1日2回の混合製剤やBOT（basal supported oral therapy）などを行っていた患者さんも含めて，強化インスリン療法（1日3回超速効型＋1日1回持効型）に切り替えます．食事を摂取していないのですから本来食事による変動はないはずです．したがって，**なるべく基礎インスリン（持効型インスリン）を増やして，修正インスリン（超速効型インスリン）の単位数が少なくなるように調整します**．最終的に基礎インスリンのみで，修正インスリンがなくなっても構いません．

もともとインスリンを使用していなかった患者さんでは，まず修正インスリンを打ち，必要に応じて基礎インスリンを開始します．基礎インスリンの単位数を増やしていって修正インスリンが減量，中止できればそれでも構いません．イメージとしては，日中は測定した血糖値に応じてSSIを速攻型インスリンで打ち，基礎インスリンは定時打ちとして日中の血糖のレベルに応じて増量していく．そして早期に修正インスリンは打たずに基礎インスリンのみの1回打ちをめざす，という具合です．

絶食中のインスリン使用においては，2〜4単位というわずかな単位数の増減で血糖値が大きく変化して低血糖が起きやすいので，特に注意してください．

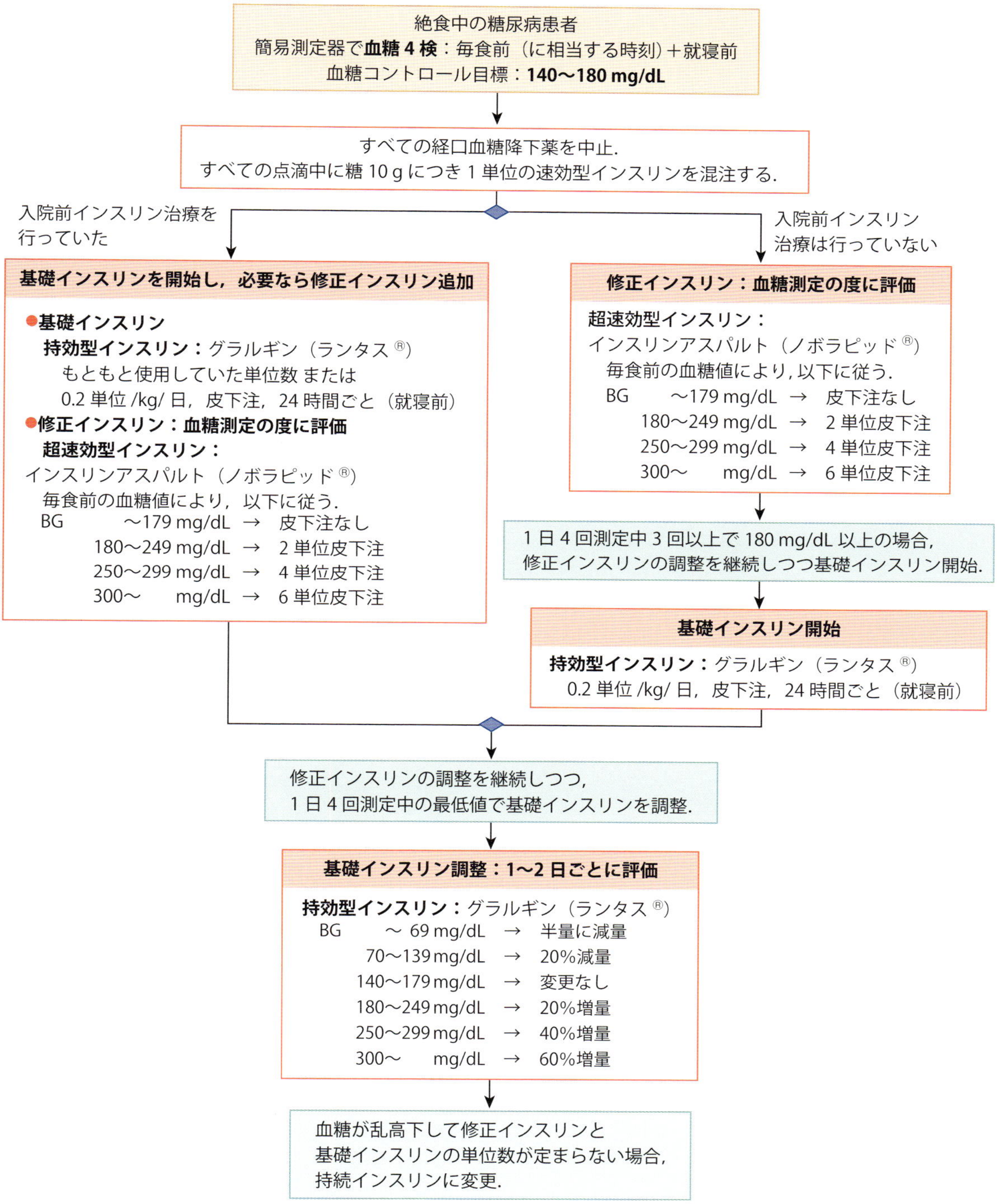

```
┌─────────────────────────────────────────────┐
│ 絶食中の糖尿病患者                          │
│ 簡易測定器で血糖4検：毎食前（に相当する時刻）＋就寝前 │
│ 血糖コントロール目標：140〜180 mg/dL        │
└─────────────────────────────────────────────┘
                    ↓
┌─────────────────────────────────────────────┐
│ すべての経口血糖降下薬を中止．              │
│ すべての点滴中に糖10gにつき1単位の速効型インスリンを混注する． │
└─────────────────────────────────────────────┘
```

入院前インスリン治療を行っていた ／ 入院前インスリン治療は行っていない

基礎インスリンを開始し，必要なら修正インスリン追加

- **基礎インスリン**
  持効型インスリン：グラルギン（ランタス®）
  もともと使用していた単位数 または
  0.2単位/kg/日，皮下注，24時間ごと（就寝前）
- **修正インスリン：血糖測定の度に評価**
  超速効型インスリン：
  インスリンアスパルト（ノボラピッド®）
  毎食前の血糖値により，以下に従う．
  BG 　　　 〜179 mg/dL → 皮下注なし
  　　　 180〜249 mg/dL → 2単位皮下注
  　　　 250〜299 mg/dL → 4単位皮下注
  　　　 300〜　 mg/dL → 6単位皮下注

修正インスリン：血糖測定の度に評価

超速効型インスリン：
インスリンアスパルト（ノボラピッド®）
毎食前の血糖値により，以下に従う．
BG 　　　 〜179 mg/dL → 皮下注なし
　　　 180〜249 mg/dL → 2単位皮下注
　　　 250〜299 mg/dL → 4単位皮下注
　　　 300〜　 mg/dL → 6単位皮下注

1日4回測定中3回以上で180 mg/dL以上の場合，修正インスリンの調整を継続しつつ基礎インスリン開始．

基礎インスリン開始

持効型インスリン：グラルギン（ランタス®）
0.2単位/kg/日，皮下注，24時間ごと（就寝前）

修正インスリンの調整を継続しつつ，1日4回測定中の最低値で基礎インスリンを調整．

基礎インスリン調整：1〜2日ごとに評価

持効型インスリン：グラルギン（ランタス®）
BG 　　　 〜 69 mg/dL → 半量に減量
　　　 70〜139 mg/dL → 20％減量
　　　 140〜179 mg/dL → 変更なし
　　　 180〜249 mg/dL → 20％増量
　　　 250〜299 mg/dL → 40％増量
　　　 300〜　 mg/dL → 60％増量

血糖が乱高下して修正インスリンと基礎インスリンの単位数が定まらない場合，持続インスリンに変更．

図2◆絶食中の場合の糖尿病入院患者の血糖管理
BG：blood glucose（血糖値）．持効型インスリングラルギンの皮下注はいずれの時間帯でもよい．

2）食事摂取中の患者さんの場合（図3）

　食事摂取中の患者さんでは，**空腹時血糖値を100〜140 mg/dLに，随時血糖値を140〜180 mg/dLになるように調節します**．糖尿病の病歴が長い患者さんなど，普段は高めの血糖コントロールをしている患者さんでも，入院中はより厳格にコントロールします．

　もともとの血糖コントロールがよければそのままの治療を継続しますが，感染症や急性腎障害の発症などによる新たな腎障害や明らかな脱水がある場合は，乳酸アシドーシスの発生を避けるために，改善するまでいったんメトホルミンを中止します．また，入院食による食事摂取量の是正（＝強制的に食事療法が行われている）で血糖値が低下するおそれがある場合には，インスリン分泌を促進する薬剤（スルホニル尿素薬，グリニド）とインスリン単位数をそれぞれ25〜50％減量します．

　食事摂取中の患者さんの血糖管理を内服薬の増減で行っても構わないのですが，血糖値の変化に反映されるまでに数日を要するので，感染症などすみやかに血糖の調整をしたい状況では一時的にインスリンを併用した方がうまくいきます．超速効型インスリンを修正インスリンとして用いて是正しますが，それだけではいわゆるSSIなので，朝食前血糖値が140 mg/dL以上となるようであれば，持効型インスリンを基礎インスリンとして加えます．

　一方，血糖が低値（空腹時血糖値100 mg以下，随時血糖値140 mg/dL以下）となる場合は，低血糖に対して対処をしたうえで，インスリンや内服薬を減量します．低血糖発作に対する処置は，院内で共通のプロトコールをつくっておきましょう．これにより，誰でも素早く対処することが可能になります．

　感染症などの急性疾患でいったん血糖を厳しくコントロールした後は，退院前に元の目標に戻すのを忘れないようにしましょう．

④ 周術期の患者さんでの血糖管理（図4）

　周術期においても，2012年に発表された12件1,403人のRCTのコクランレビュー[13]では，厳格な血糖コントロールが死亡率，合併症発症率，入院期間を減らすなどの効果は証明されていません．UpToDate®[14]では，NICE-SUGAR trial[8]の結果を受けて，**周術期の血糖コントロールの目標は，絶食中の入院患者の血糖コントロールと同様の140〜180 mg/dLとしています**．

　待機的手術の場合には，可能な限りHbA1c 7.0 mg/dL未満にします．HbA1c 8.0 mg/dL以上のコントロール不良患者では，手術日の1週間前に入院して，強化インスリン療法を開始します．コントロール良好の糖尿病患者では，経口血糖降下薬やインスリンを手術日前日までは継続し，当日朝の内服・注射は中止します．ICU管理が不要な糖尿病患者では，毎食前にSSIを用いて超速効型インスリンを皮下注します．

　ICU管理が必要，もしくはもともとの血糖コントロールが不良な糖尿病患者では，強化インスリン療法を開始し，食事再開してもとの薬剤を再開するまで継続します．

　重症例，消化管手術などで術後輸液管理が必要な場合は，入院後いったん強化インスリン療

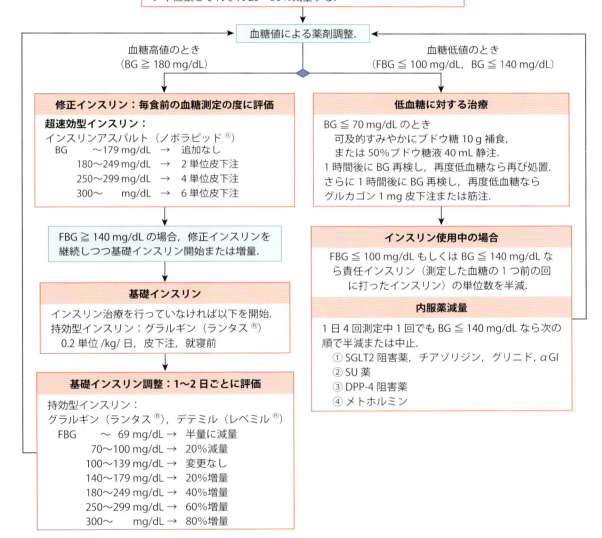

図3 ◆ 食事摂取中の場合の糖尿病入院患者の血糖管理
BG：blood glucose（血糖値），FBG：fasting blood glucose〔空腹時血糖値（朝食前血糖値）〕，
SU薬：スルホニル尿素薬，αGI：α-グルコシダーゼ阻害薬

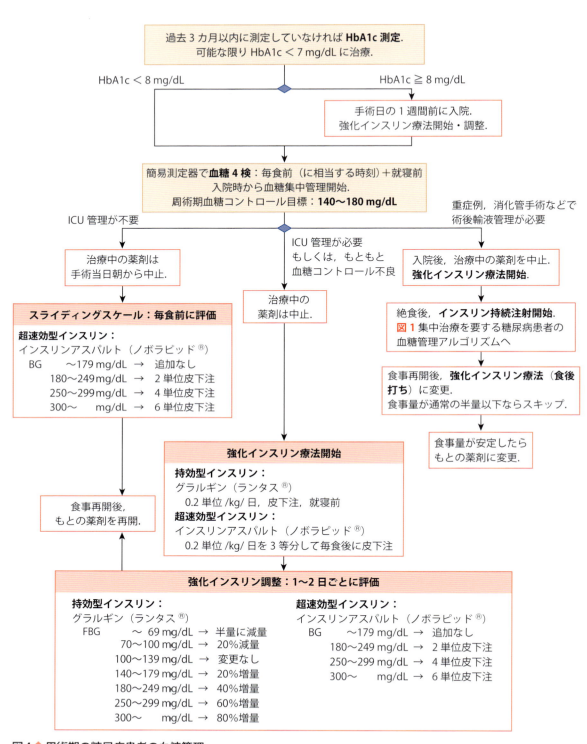

図4 ◆ 周術期の糖尿病患者の血糖管理
BG：blood glucose（血糖値），FBG：fasting blood glucose〔空腹時血糖値（朝食前血糖値）〕

法を行い，絶食後にインスリン持続注射を開始します．術後，食事を再開したら強化インスリン療法を行いますが，食事量が不安定なので，超速効型インスリンは食後打ちにして，食事量が半量以下の場合にはスキップします．食事量が安定したら，もとの薬剤に変更します．

症例の経過・その後

入院後，絶食としたので，メトホルミンは中止しました．血糖4検をしたところ，SSIにかかって超速効型インスリンを度々打つ状態だったため，インスリングラルギン（ランタス®）を10単位就寝前に打つようにしました．第3病日には腹痛も治まり，第5病日から食事を再開したので，グラルギンを中止し，メトホルミンを再開しました．血糖も安定していたため，第8病日に退院しました．

おわりに

入院中の血糖コントロールの具体的な方法について，理解することができたでしょうか．これで，他科から入院中の血糖コントロールを依頼されてもバッチリですね．誌面の都合上情報を凝縮していますが，詳しい情報はThe SPELL[4]に記載してありますので，よろしければご覧ください．病棟での血糖コントロールは日常的に行うものです．入院診療のメインプロブレムとなることは少ないですが，それだけに，なるべくシンプルに，エレガントにこなしたいものです．原則はそれほど難しくありません．ぜひ，実際にやってみてください！

◆ 文 献

1) 「糖尿病診療ガイドライン2016」（日本糖尿病学会/編），南江堂，2016
2) American Diabetes Association：(14) Diabetes Care in the Hospital: Standards of Medical Care in Diabetes-2018. Diabetes Care, 41：S144-S151, 2018
3) Umpierrez GE, et al：Randomized study of basal-bolus insulin therapy in the inpatient management of patients with type 2 diabetes (RABBIT 2 trial). Diabetes Care, 30：2181-2186, 2007
4) 南郷栄秀：The SPELL．なんごろく－糖尿病．
   http://spell.umin.jp/nangoroku/nangoroku_diabetes.html
5) Krinsley JS：Association between hyperglycemia and increased hospital mortality in a heterogeneous population of critically ill patients. Mayo Clin Proc, 78：1471-1478, 2003
6) Falciglia M, et al：Hyperglycemia-related mortality in critically ill patients varies with admission diagnosis. Crit Care Med, 37：3001-3009, 2009
7) Van den Berghe G, et al：Intensive insulin therapy in the medical ICU. N Engl J Med, 354：449-461, 2006
8) Finfer S, et al：Intensive versus conventional glucose control in critically ill patients. N Engl J Med, 360：1283-1297, 2009
9) Inzucchi SE：Clinical practice. Management of hyperglycemia in the hospital setting. N Engl J Med, 355：1903-1911, 2006
10) Krinsley JS：Effect of an intensive glucose management protocol on the mortality of critically ill adult patients. Mayo Clin Proc, 79：992-1000, 2004
11) St. Luke's-Roosevelt Hospital Center：Hyperglycemia protocol in intensive care units. NY Cardiology Critical Pathways.
    http://cardiologypathways.org/hyperglycemia.htm
12) Umpierrez GE, et al：Management of hyperglycemia in hospitalized patients in non-critical care setting: an endocrine society clinical practice guideline. J Clin Endocrinol Metab, 97：16-38, 2012
13) Buchleitner AM, et al：Perioperative glycaemic control for diabetic patients undergoing surgery. Cochrane Database Syst Rev, 9：CD007315, 2012
14) Khan NA, et al：Perioperative management of blood glucose in adults with diabetes mellitus. UpToDate, 2014

第4章 診療場面別トピックス

外来・在宅

5 家庭での血圧管理のしかた

福井　謙

Point
- 家庭で血圧管理をするのは患者さん自身．意識を高めてもらうため，情報を提供しよう
- 家庭血圧の測定は，家庭での血圧管理のファーストステップ．家庭血圧に詳しくなろう
- ライフサイクルを考慮したり，周囲を巻き込むことで，患者さんに行動に移してもらおう

Keyword　家庭血圧　ライフサイクル　家族　スタッフ　地域

はじめに

　本稿で私たちは家庭での血圧管理のしかたを勉強しますが，実際に家庭で血圧管理をするのは"患者さん自身"です．しかしながら普段の外来診療で高血圧患者さんと接していると，あまり治療に積極的でない患者さんもいます．そういった患者さんに家庭で血圧管理をお願いするのは時に難しく感じます．それでもあきらめず高血圧患者さんが家庭で血圧を管理できるようになるために，私たちはどのようなことに注意して指導すればよいか，まずは最初のステップから考えていきたいと思います．

症例

55歳，男性．山本さん（仮名）
1年前に会社の健康診断で高血圧を指摘されてから診療所に定期通院している．
既往歴：特になし
健診歴：会社の健康診断を毎年受けており高血圧以外の異常はない
家族歴：父親が高血圧
嗜　好：喫煙なし，機会飲酒あり
身体所見：BMI 26．血圧 145/90 mmHg．その他特記すべき所見なし
FIFE[※1]に対する回答：感情「通院するのは面倒だ」
　　　　　　　　　　　解釈「症状もないので気にしていない」
　　　　　　　　　　　影響「日常生活には何も影響していない」
　　　　　　　　　　　期待「何も期待していない」

※1　FIFE：患者の病気に対するFeeling, Idea, Function, Expectationを話してもらうための4つの質問

> 医師　　　：山本さん，前回血圧が高くなっていたので家で血圧測ってもらうことにしていましたがどうでしたか？
> 山本さん：あ，血圧計買ってなかったな．いいよ先生，ここで測るし…
> 医師　　　：まぁそうですけどねぇ…

① 治療に積極的でないのは患者さんの責任？

　高血圧患者さんは表1などの理由から治療に対する意識が低く，そのためか服薬の中断や，診察に来ること自体を止めてしまう場合も多いようです[2]．確かにそれは自分を患者におき換えても何かわかる気がしますよね．

　しかし診療が忙しく，また自分の調子が悪いときなどはそういった患者さんへの共感を忘れて，「この患者さんの高血圧に対する意識が低く治療がうまくいかないのは，私の責任ではなく意思決定をした患者さんの責任だ」と考えてしまうことがあります．しかし，治療を途中で中断する患者さんの多くは十分な情報をもとに意思決定をしていないと言われています[2]．十分な情報を提供していないのは私たちの問題ですから，私たちにも責任があります．

② 家庭血圧に詳しくなろう

　では家庭での血圧管理に関して私たちはどのような情報を提供するべきでしょうか？
　本稿では，家庭血圧とその他の情報に分けてまとめました．今回は特に家庭血圧について詳しく解説しますので，患者さんへの説明に役立ててください．

表1 ◆ 高血圧治療に対するアドヒアランスを下げる要因

患者や病気に関する要因
● 症状がない
● 慢性の状態
● 高血圧が治るわけではない
● 治療を止めてもすぐに悪影響はない
● 社会的な孤立
● 家庭環境の悪化
● 精神的に病んでしまう
治療に関する要因
● 長期の治療になる
● 治療が複雑になることもある
● 治療費の問題
● 薬の副作用の問題
● さまざまな生活習慣を変えていかなければならない
● ある一定期間のコースを経て治療が終わるというわけではない
● 診察までの待ち時間が長い

（文献1を参考に作成）

1）家庭血圧について
a）家庭での血圧管理のファーストステップ

- 家庭血圧は診察室血圧と比べて予後予測能が優れていた[3]
- 家庭血圧を測定することでよりすみやかに降圧目標が達成できた[4]
- 治療参加率を高めた[5]
- 服薬アドヒアランスを改善させた[6]
- 家庭血圧測定のアドヒアランスが高かった対象では運動・食事に対するアドヒアランスも高かった[7]

など，家庭での血圧測定には数多くのメリットが報告されています．また白衣高血圧，白衣現象（効果）[※2]，仮面高血圧の診断にも有用です．

つまり患者さんが家庭血圧を測ってくれるようになれば，家庭で血圧管理をする最初のステップになるかもしれません．手帳に記録して持ってきてくれればしめたものです．無料の血圧手帳を患者さんに渡しておくと，記録率が上がります．

b）血圧計や測定方法について知ろう

血圧手帳を渡す際，私たちは，血圧計の種類や特徴，血圧の測り方などの情報を提供できるとよいかと思います．

家庭での血圧測定装置については，現在，上腕か手首にカフを巻くタイプが主流です．**できるだけ測定誤差を小さくするために上腕血圧計が勧められています**[8] が，血圧計の値段は2千円〜3万円ほどとさまざまで，家族の誰かがすでに持っている場合もあります[9] ので，**すでに使える血圧計がある場合は，改めて買い直す必要はありません**．手首にカフを巻くタイプのものは，測定中のカフの位置が心臓の高さになるように脇を締めてもらいましょう（力んではいけません）．測定値に不安があれば診察室に血圧計を持ってきてもらい，聴診での血圧との差が5 mmHg以内であれば適正に測定されていると判断できます[8]．

血圧の測定環境・条件・回数・評価に関しては，表2を参考にしてください．測定するごとに方法が異なると血圧の測定値に差が生じることがわかっているので，できれば表2に示した通りに指導できるとよいと思います．患者さんに説明するときは，日本高血圧学会の一般向け「高血圧治療ガイドライン」解説冊子[11] などをプリントアウトして，見せながら説明してもよいでしょう．日本高血圧学会の高血圧治療ガイドライン2014（JSH2014）では，「1日2回朝晩の測定で，1機会に原則2回の測定とし，平均値をその機会の血圧値として用いる」というように定めています．

1機会の血圧の測定回数については，特に1回目の血圧値と2回目以降の値の落差が大きく，回数を増やすごとに平均値の変動が小さくなり，ほとんど変わらなくなるまでには4〜6回以上の測定が必要という研究結果があります（図）[12]．この論文では結論として5回以上測定した平均値を用いるように推奨していますが，さすがに現実的ではありませんし，真面目で神経

※2 白衣高血圧は未治療患者における定義で，高血圧治療中の場合は白衣現象（効果）と呼ぶ

表2 ◆ 血圧の測定環境・条件・回数・評価

測定環境	測定条件	測定回数	評価
●静かな部屋で ●適当な室温で ●背もたれ付きの椅子で ●足を組まずに ●会話をせずに ●測る前にタバコ，酒，カフェインは避ける ●カフは心臓の高さで ●厚着をせずに	●起床後1時間以内 ●排尿後に ●薬を飲まずに ●朝食前 ●1，2分安静にして ●夜は就寝前に	●1日2回（朝1回でも可） ●1機会の測定は2〜3回 ●安定していれば毎日測らなくてもよい ●不安定なら毎日測りましょう	●複数回測定した場合は平均* ●135/85 mmHg以上なら高血圧 ●125/80 mmHg以上で135/85 mmHg未満なら正常高値血圧 ●125/80 mmHg未満なら正常血圧

＊初回の血圧値が著しく高い場合は，最低値をとるようにする
（文献8，10を参考に作成）

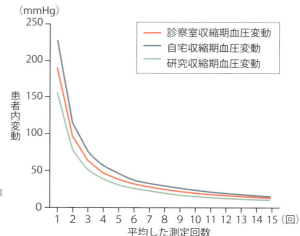

図 ◆ 収縮期血圧の患者内変動と測定回数
診察室収縮期血圧変動：診察室で看護師が自動血圧計で測定
自宅収縮期血圧変動　：自宅で自動血圧計で測定し，電話回線を通じて自動転送
研究収縮期血圧変動　：研究施設内で自動血圧計で測定
（文献12より引用）

質な傾向にある日本人は，かえって測定するごとに不安になって血圧値が上昇してしまうかもしれません．そのため，1機会3回程度測定するのがよいという考え方もあります．また平均値ではなくて，低い方の値を採用して記録してもらってもよいでしょう．これは1回目の測定値がほかよりも著しく高くなってしまうことが多いため，平均値では1回目の値に引きずられて高めに出てしまうおそれがあるからです．血圧値は見かけ上高い値が出ることは多くても，低い値が出ることはそれほど多くない印象です．患者さんによっては1回目の血圧値が2回目以降とさほど変わらないですが，そのような場合は1機会1回測定だけでもよいでしょう．

朝と晩の血圧値にあまり違いがない場合には，朝1回の測定だけでもよいと思います．しかしどのような状況であっても，測定された血圧はその患者さんの血圧です．ですから朝早く起きてパンをかじりながら血圧を測る患者さんの血圧値や，夜の晩酌が生きがいの患者さんが測った就寝前の血圧値が参考にならないということではありません．あくまで患者さんが血圧を測り血圧手帳につけて持ってきてくれたことに感謝して，その内容を検討することが医師−患者

関係の向上や治療戦略につながるかと思います．

2）その他

a）一過性の血圧上昇の対応

一過性の血圧上昇で不安になり夜間の救急を頻回に受診する患者さんや救急車を要請してしまう患者さんがいます．頭痛や呼吸困難など臓器症状を伴う急な血圧の上昇は救急を受診するように勧め，臓器症状がなく血圧のみが急に高くなった場合は，診療時間内にかかりつけ医を受診するようにあらかじめ説明しておきましょう．そうでないと，救急外来の無用な受診が増えてしまいます．

b）日常生活で気をつけること

日常生活で注意すべきことも説明しておきましょう．表3にその一例を示します．

c）家庭で患者さん自身に注意してもらうべき降圧薬の副作用

降圧薬によって副作用が現れることもあります．患者さんの服薬している降圧薬の副作用を説明しておきましょう（表4）．

d）受診間隔

正常血圧であれば2年に一度，正常高値血圧であれば1年に一度，Ⅰ度高血圧[※3]であれば2カ月以内に再検査，Ⅱ度高血圧であれば1カ月以内に精密検査，Ⅲ度高血圧であればできるだけ早く精密検査をします[13]．また感冒など別の主訴で受診した場合でも血圧を測定し，参考にしましょう．

表3 ◆ 血圧管理における日常生活での注意点の説明

- 冬季には暖房に配慮してください．トイレや浴室，脱衣所の寒さは要注意です
- ストレス管理は高血圧にも影響します
- 入浴は熱すぎない風呂に5〜10分ほど，冷水浴やサウナは避けるべきです
- 便秘に伴う排便のいきみは血圧を上げるので，普段から便秘予防をしましょう
- 高血圧があるからといって性生活の制限はありません

（文献10を参考に作成）

表4 ◆ 主な降圧薬の副作用の説明

サイアザイド系利尿薬	尿の回数が少し増えるかもしれませんが心配はありません
ACE阻害薬	咳が出ることがありますので，あまりひどい場合は相談してください
カルシウム拮抗薬	頭痛やほてり，むくみが出る可能性がありますが心配ありません
β遮断薬	めまいや立ちくらみが出た場合はすぐに教えてください

※3　Ⅰ度高血圧：収縮期血圧140〜159 mmHgまたは拡張期血圧90〜99 mmHg
　　Ⅱ度高血圧：収縮期血圧160〜179 mmHgまたは拡張期血圧100〜109 mmHg
　　Ⅲ度高血圧：収縮期血圧180 mmHg以上，または拡張期血圧110 mmHg以上

❸ さまざまな情報，資源を利用する

　ここまで家庭での血圧管理を指導するために必要な情報をまとめてみましたが，いくら情報を提供しても，患者さんが聞いた話をそのまま行動に移してくれるとは限りません．また短い診療時間内にさまざまな情報を提供することは現実的ではありません．そんなときのアイディア[13]をいくつか紹介します．

1）患者さんのライフサイクルを予測する

　年齢，性別などによってその患者さんがどういったライフサイクルのなかにいるかを自分なりに予測してみましょう．

　働き盛りの中年男性が家庭血圧を測らないのは，朝の出勤が早く，夜も疲れてすぐ寝てしまうからかもしれません．中年の女性の血圧がいっこうに下がらないのは，認知症の親の介護をしてストレスがたまっているからかもしれません．このような予測をして，「仕事は忙しいですか？」などの質問から患者さんの生活を知り，共感することで患者さんに合った管理計画を立てることができるかもしれません．

2）家族を巻き込む

　家族を巻き込むことができれば，患者さんは変化を起こすために必要なサポートを無理なく受けることができます．例えば，食事をつくる奥さんに患者さんの状態などを説明することは家庭で食事管理のサポートを受けられるきっかけになります．こうした家族ぐるみの指導は家族の絆を深め，また高血圧患者さんの子どもが将来高血圧になることを予防するかもしれません．夫婦で受診した際や，子どもの風邪で妻が付き添ったときなどが巻き込むよい機会だと思います．

3）スタッフを巻き込む

　看護師さんなどとチームをつくり，生活指導は看護師さんに依頼するなど役割分担をすると効果的です．高血圧患者さんで血圧手帳をつけている人の割合が増えるようにチームで生活指導の質改善のプロジェクトを計画するのも1つだと思います[14]．

4）地域を巻き込む

　患者さんが血圧を測るのは，病院と家だけとは限りません．仕事場やスポーツジム，ドラッグストアなどに置いてある血圧計を利用している患者さんもいます．そういった患者さんにはとりあえずその記録をつけてもらうところからはじめてもよいと思います．また機会があれば，地域の講話会などを企画して血圧管理のお話をしてもよいでしょう．

症例の経過・その後

後日，たまたま山本さんの奥さんが感冒でクリニックを受診した．その際，山本さんの血圧につ

いて聞いてみると「血圧が高いから塩分控えめの食事にしているのに，大丈夫だと言ってわざわざ塩を足して食べるんですよ」という話を聞いた．その話を山本さんにすると，「俺はジムで運動もしているから健康には自信があるし，ジムで血圧を測るとそんなに高くない」という話が聞けた．

医師は「もしかすると今まで健康に自信があった分，高血圧であることを認めたくないのではないか．そうだよな，もし自分が山本さんだったらショックかもな…」と少し山本さんに共感することができた．そこで血圧計を購入してもらう提案はしばらく控えて，ジムで測った血圧を記録してもらうようにお願いすると，了承してくれた．

また奥さんが積極的に食事管理をしていることがわかったので，今後折を見て看護師さんから奥さんに栄養指導をしてもらうことにした．

おわりに

「医師と意見が対立した状態だと，患者さんは処方された薬も飲まないし，生活習慣の改善もしない」[13]とあるように，高血圧患者さんに家庭での血圧管理をお願いするにしても，患者さんのことをよく知り，できるだけ多くの情報を提供して，さまざまな資源を利用する必要があるなど多くの課題があることがわかります．私も日々の勉強を重ね，継続外来のなかで少しずつ実践していこうと思います．

◆ 文　献

1) Kaplan NM：patient adherence and the treatment of hypertension. UpToDate, 2013
2) 「Textbook of FAMILY MEDICINE 3rd Edition」(McWinney IR & Frecman T), Oxford university press, 2009
3) Mancia G, et al：Long-term risk of ambulatory blood pressure. Hypertension, 47：846-853, 2006
4) Verberk WJ, et al：Home Versus Office Measurement, Reduction of Unnecessary Treatment Study Investigators. Hypertension, 50：1019-1025, 2007
5) Hozawa A, et al：Benefit of home blood pressure measurement after a finding of high blood pressure at a community screening. Hypertension, 24：1265-1271, 2006
6) Ogedegbe G & Schoenthaler A：A systematic review of the effects of home blood pressure monitoring on medication adherence. J Clin Hypertens, 8：174-180, 2006
7) Saito I, et al：Use of home blood pressure monitoring and exercise, diet and medication compliance in Japan. Clin Exp Hypertens, 32：210-213, 2010
8) 「家庭血圧測定の指針」(日本高血圧学会学術委員会家庭血圧部会/編), ライフサイエンス出版, 2011
9) 小原 拓：わが国における家庭血圧測定の現状．血圧, 13：103-110, 2006
10) 「高血圧治療ガイドライン2014」(日本高血圧学会高血圧治療ガイドライン作成委員会/編), ライフサイエンス出版, 2014
11) 日本高血圧学会「高血圧の話：一般向け『高血圧治療ガイドライン』解説冊子」：https://www.jpnsh.jp/data/jsh2014/jsh2014_gen.pdf
12) Powers BJ, et al：Measuring blood pressure for decision making and quality reporting: where and how many measures? Ann Intern Med, 154：781-788, 2011
13) 「Text book of family medicine」(Soultz JW), McGRAW-HILL, 2001
14) DynaMed：hypertension；quality improvement

第4章 診療場面別トピックス

外来・在宅
6 診療所外来，在宅での糖尿病管理のコツ

太田 浩

Point
- 診療所，地域の限られたリソースのなかで多職種連携や医療の質の改善活動を行う
- 年齢，併存疾患，ADL，生活背景によって，血糖目標値や薬剤を見直していく
- 生涯学習を行うとともに，日々の診療を振り返り，見直していく

Keyword 医療の質の改善　　多職種連携　　在宅医療　　高齢者の血糖目標値

はじめに

　診療所に勤務する家庭医，総合診療医は，グループプラクティスもみられますが，ソロプラクティスが多いと言えます．また診療所では，医師，看護師，事務の少数勤務が多く，病院と違って管理栄養士がいるケースは少ない現状です．診療所で総合診療医が診察する疾患は多岐にわたり，当然ながら，糖尿病ばかり診ているわけでもありません．日々の糖尿病診療を見直していくこと，限られたリソースのなかで多職種連携を行っていくことが重要です．

1 診療所での医療の質の改善活動と多職種連携

症例①
　74歳，男性．6年前から糖尿病でA診療所（当院）に通院中．通院開始時にB眼科を受診．A診療所外来受診時に，「眼科では合併症について何か言われていますか？」と聞いたところ，「眼科ははじめの2回しか行っていない」という返事だった．てっきり眼科通院を続けていると思い込んでいた．尿アルブミン検査，下肢の診察は定期的に行っていたが，眼科診察は，自分の診療所で行えないため，チェックが甘くなっていた．そういえば，眼科の確認をほかの患者さんで行っているかなぁ….

1）多職種での医療の質の改善活動

　糖尿病診療で管理すべき項目は多岐にわたります．そのようななかで医師ごとに診療のくせや漏れもあるかもしれません．同じ患者さんを継続的に診ていると気づかないこともあります．

課題を発見したときに，医療の質の改善活動を行うのも1つの方法です．

医療の質の改善活動は，医師1人で行うよりもチームで行う方が効果的です．課題は実現可能であり，結果が診療に影響を与えるものがよいでしょう．そして，その指標は測定可能なもの（HbA1cの値，眼科受診率など）で，自分やチームの関心が高いものが望ましいです．課題を設定したら，PDCAサイクル[1]などのツールを用いて改善していくとよいでしょう．

糖尿病の診療の質の改善活動において，48のクラスターランダム化比較試験と94のランダム化比較試験のメタアナリシス[2]があります．これによるとHbA1cを0.37％（95％CI 0.28-0.45）改善し，降圧薬の内服RR 1.17（1.01-1.37），網膜症のスクリーニングRR 1.22（1.13-1.32），腎機能のスクリーニングRR 1.28（1.13-1.44），足の異常のスクリーニングRR 1.27（1.16-1.39）で有意差のある改善が認められました．しかし，スタチンの内服RR 1.12（0.99-1.28），血圧のコントロールの達成RR 1.01（0.96-1.07），禁煙の成功RR 1.13（0.99-1.29）では有意差のある改善が認められませんでした．HbA1cの改善を診療の質の改善活動の種類別に見てみると，セルフマネージメントの推進（自己血糖測定器の使用，血糖測定結果をもとにインスリン量を調節するシステム，個別化された目標や計画の設定など）や多職種チームの連携，各職種の役割の広大，ケースマネージメントの改善などの効果が高くなっていました．逆に，医師個人への教育やリマインダー機能，auditとフィードバックは効果が低くなっていました．

> **PDCAサイクルとは**
>
> 医療に限らず業務の質の改善に広く用いられている手法です．計画（Plan），実行（Do），評価（Check），改善（Act）のプロセスを実施します．Actを次のPlanにつなげていくことで，このプロセスをくり返し，業務の質を改善していきます．
>
>
>
> P：目標を設定し，介入計画をたてる
> D：計画を実行する
> C：介入結果を測定，評価，分析する
> A：測定結果から計画を見直す

症例①（つづき）

眼科受診していない患者さんがほかにもいるかもしれないことを看護師に相談した．眼合併症の予防，早期発見の重要性を共有し，まず現状を把握するために，糖尿病患者全員のカルテを見直し，過去1年間に眼科を受診している記録があるかを確認した．過去1年間の眼科受診率は63％であった．医師，看護師で協力して，眼科受診を勧めていく方針とした．眼科の最終受診日を看護師が再度患者さんに確認し，カルテに記載．1年以上経過している場合は，看護師，医師から眼科受診を勧めた．その結果，半年後には受診率83％となった．

2）診療所や地域での多職種連携，専門医との連携

診療所外来での糖尿病診療の多職種連携というと，「忙しい外来，少ない職員で行うのは難し

表 ◆ 看護師，医師で協力して行える合併症チェックの方法

- 合併症チェックリストを作成し，患者さんの誕生日や診療所で決めた時期にチェックする
- プロブレムリストの糖尿病の欄に合併症チェック年月日を記載する
- 電子カルテにアラート機能があれば利用する
- 「糖尿病連携手帳」（公益社団法人糖尿病協会／編）に合併症チェックの日付，所見の記載欄があるので，記入し利用する

い」という意見が出ることもあります．また，前述の通り管理栄養士のいない診療所がほとんどです．そのような状況で診療所や地域での連携について考えてみましょう．例えば，**外来で看護師が数分で患者さんに聞くことができるチェックリストを作成するのも1つの方法**です．前述のように合併症チェックの漏れがないか，医師・看護師で確認するのも工夫の1つです．表に例を示します．また，診療所では，看護師が採血や血圧測定をします．そのときに雑談をすることで看護師，患者がお互いを知るようになり，雑談を通して，生活習慣・服薬状況の確認，アドバイスが行われることも多いです．

糖尿病初診時やインスリン外来導入では説明事項が多く，その理解の確認も必要です．医師からの説明の後，看護師が詳しい説明を追加したり，次回再診で理解を確認したりすることは重要です．管理栄養士との連携も重要です．栄養指導目的で，病院へ紹介してもいいし，保健センターなど，地域に管理栄養士がいる場合は，そこへ患者さんに行ってもらってもいいでしょう．管理栄養士には，患者さんの高血圧，脂質代謝異常症などの併存疾患の有無，食事，飲酒，仕事や生活の特徴を伝えるとともに，特に指導してほしいこと，知りたいことも伝えるといいです．また指導内容を文書にしてもらうと外来で役立ちます．調剤薬局の薬剤師とは，直接連絡をとらないことが多いかもしれませんが，薬剤師に内服方法，インスリンの量や回数，飲み忘れの有無，シックデイルールを理解しているかなどを確認してもらうようにすると心強いです．糖尿病の初診の指導，インスリン導入は，診療所外来でも可能ですが，1型糖尿病が疑われるときはもちろん専門医の紹介が必要ですし，尿ケトン陽性，ケトアシドーシスが疑われるときは入院が必要です．それ以外でも，高齢などの理由で，外来の指導では理解が難しいと思われるケースでは専門医と連携し，入院でじっくり指導を行うことを検討するとよいでしょう．

3）年齢・併存疾患に応じた治療薬の中止・変更

診療所では，長年，糖尿病で通院する患者さんも多くいます．HbA1c値が安定していると薬を変更しないことも多いのではないでしょうか．患者さんと継続的にかかわるなかで，いつの間にか，75歳，80歳になっていたり，Cr値は大きく変わらなくとも年齢とともにeGFRが低下していたりする場合もあります．年齢，腎機能，併存疾患に応じて，血糖の目標値の変更（後述），薬剤の中止・変更が必要であり，定期的に薬剤を見直す必要があります．

スルホニル尿素薬は，肝臓で代謝され，腎臓から排泄されます．重篤な腎機能障害，肝機能障害では禁忌です．高齢者も慎重投与です．高齢者や腎機能障害のある患者さんでは遷延性低血糖のリスクがあるため，定期的に見直すことで必要に応じて使用の中止や減量，または，慎重投与とするのが望ましいでしょう．

またビグアナイド薬では頻度は高くありませんが乳酸アシドーシスが報告されています．ほ

とんどが添付文書で慎重投与，禁忌となっている事項に違反した事例であり，日本糖尿病学会は「メトホルミンの適正使用に関するRecommendation」を発表しています．**eGFRが30（mL/分/1.73 m^2）未満の場合は禁忌，30〜45の場合は慎重投与**です．Crが正常値でも腎機能が低下していることもあるので，eGFRで考えます．脱水，シックデイ，過度のアルコール摂取などでは患者さんへの注意，指導が必要です．**高度の心血管，肺機能障害，外科手術前後，重度の肝機能障害では禁忌**です．**高齢者は慎重投与**であり，75歳以上の高齢者では特に慎重な投与が必要です[3]．

なお，血清Cr値測定の採血の間隔は，医師ごとに異なるのが現状です．1つの推奨を示すのは難しいですが，米国糖尿病学会（American Diabetes Association：ADA）の発表した「Standards of medical care in Diabetes-2017」のComprehensive Medical Evaluation and Assessment of Comorbiditiesの項では，血清Cr値の測定，eGFRの計算は年1回でよいとされています[4]．少なくとも受診ごとの測定は必要ないと思われます．

❷ 在宅医療，介護サービスでの血糖管理と多職種連携

症例②

80歳，男性．15年前から2型糖尿病でA診療所に通院していた．日本酒が好きで毎日3合飲んでいた．初診時のHbA1cは6％台だったが，2年前から7〜8％台となっていた．

家で転倒し，息子に連れられてA診療所を受診した．息子が，「ここ10日くらいふらふらして，よく転んでいる」と言っていたため，C総合病院を紹介すると，アルコール性小脳萎縮症の診断だった．息子と二人暮らしで，日中は1人で過ごしている．1日中ベッドにいることが増え，転倒も多く，訪問看護，訪問介護を開始した．訪問看護師と約束し，断酒できたが，下肢の小脳失調が続いており，ほとんど動かない生活のため，HbA1cは9％台になった．口渇，多飲，多尿，体重減少はない．着替えは自分で行うが，2日に1回の頻度．食事は自力摂取する．2本杖で歩行は不安定で，尿失禁してしまうこともある．入浴は，浴室の手すりを使用する．家事は行えず，外出はできない．

1）在宅医療，介護サービスを利用する患者さんの血糖目標値

患者さんごとに個別の血糖目標値を設定することが推奨されています（詳細は3章3参照）．患者さんの特徴，好み，ニーズ，価値観をふまえて，血糖目標値を設定する必要があります．在宅医療，介護サービスを受けている患者さんは，さまざまな要因で，**厳しい血糖コントロールが不要だったり，低血糖の危険を伴ったりする場合も多い**です．**図**に血糖目標値に影響を与える因子を示します．この図は，虚弱高齢者の血糖コントロールを視覚的に捉えるのに役立ちます．日本糖尿病学会と日本老年医学会の合同委員会が2016年5月に発表した高齢者糖尿病の血糖コントロール目標では，認知機能・ADLに基づき，目標値が設定されています（3章3の図参照）．高齢者において，HbA1cの目標値を緩やかにすることが示されていますが，下限値は，低血糖を起こしうる薬剤を使用している場合にのみ設定されています．The European Diabetes Working Party for Older Peopleは70歳以上の高齢者の治療のためのガイドラインを発表しており，重大な合併症のない患者さんでは7〜7.5％，虚弱な患者さんでは7.6％〜

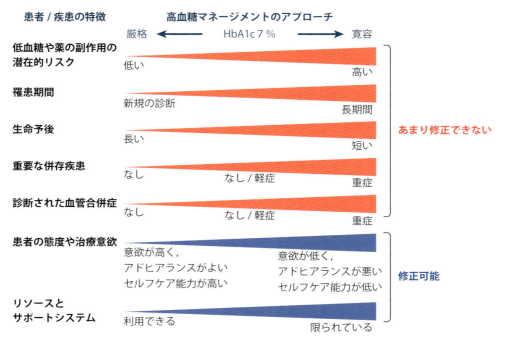

図 ◆ 最適なHbA1cを決定する患者と疾患の要因
(文献5を参考に作成)

8.5％をHbA1cの目標値としています[6]．使用薬剤にかかわらず下限値が設定されています．低血糖やそれによる転倒の危険もあるため，血糖値を下げすぎないことも重要です．

また，自立して生活できず介護が必要な，施設で暮らす糖尿病の高齢者の前向きコホート研究では，平均80歳の患者さんを2年間追跡したところ，HbA1c 8〜9％が最もADL低下と死亡が少ないという結果でした[7]．

2）在宅医療での多職種連携

在宅医療の患者さんや施設入所者では，特に低血糖を避け，安全かつ簡便な方法で血糖コントロールを行うことが重要です．虚弱高齢者の場合は，緩やかなHbA1cの目標値とし，食事療法も緩やかに行うことが多いですが，そのためには患者さんごとの医療チームで，糖尿病管理の目標を共有することが必要です．訪問看護師は，インスリンを使用する場合は，本人や介護者の手技の確認，SMBG測定を行います．在宅医療を受ける患者さんでは，インスリンやSMBG測定を自分で行えない場合もあり，介護者の手間や負担も大きいです．その負担が大きいときや，低血糖のリスクが増すときは，インスリン使用を控える場合もあります．ただし，1型糖尿病や，2型糖尿病で口渇・多飲多尿・体重減少・ケトアシドーシスなどの異常高血糖のリスクがあるときは，インスリンが不可欠です．インスリンが不可欠で本人や家族がインスリンを打つことができていない場合，42時間効く持効型インスリンのデグルデクを訪問看護師に2日に1回打ってもらい，低血糖を起こさない程度の緩やかなコントロールをめざすことも可能です．残薬やシックデイルールの理解の確認，そして，これらを守ることができるか認知機

能を評価することも重要です．薬剤師による残薬の確認も重要です．ケアマネジャーは，患者の生活・介護のサポートを通じて，糖尿病治療に重要な役割を果たします．訪問介護士が家事援助として，食事をつくる場合もあります．食事療法を積極的に行いたい場合は，管理栄養士の指導や配食サービスによるカロリー制限食の利用も検討するといいでしょう．

症例②の経過・その後

糖尿病罹患期間15年で，アルコール性小脳萎縮症も合併しており，ADL，IADLも低下，日中独居であるためHbA1cを寛容なコントロール値にする方針としたが，HbA1c 9％台であり，はじめは医師自身も血糖コントロールに迷いがあった．上記のコホート研究の結果をもとに，内服治療で8％台をめざす方針を患者さん，家族，訪問看護師，ケアマネジャーと共有した．しかしその後HbA1cが10％台となり，インスリンをBOTで導入することも頭をよぎった．患者さんに話すと，インスリンを希望せず，息子も朝早くから夜遅くまで仕事があり，家族の協力を得るのが難しい状況であった．訪問看護師も患者さん本人では手技や低血糖に不安があるという意見であった．そのため，今後さらにHbA1cが上がり，口渇，多飲多尿，体重減少，ケトアシドーシスなどの異常高血糖になれば，訪問看護師のサポートのもとインスリンを再度検討する方針とした．その後訪問看護師は，服薬管理の声かけを行い，ADL低下の防止や運動のため訪問リハビリも導入．その結果，HbA1cは8％後半まで改善した．

おわりに

診療所勤務の医師にとって特に重要なことは，生涯学習と自分の診療を振り返り，改善していくことです．今回取り上げた，眼科受診率の向上を目標とした医療の質の改善や，年齢に合わせた薬剤選択は基本的なことかもしれません．ただ，診療所外来で同じ患者さんと継続的にかかわると，ときに，盲点になることがあります．診療所外来，訪問診療で診る患者さんは多種多様です．症例②の血糖コントロール目標値やインスリン導入の有無については，1つの正解はなく，不確実な状況のなかで，1つ1つ判断していく必要があります．

◆ 文 献

1) Schwarz M, et al：A team approach to quality improvement. Fam Pract Manag, 6：25-30, 1999
2) Tricco AC, et al：Effectiveness of quality improvement strategies on the management of diabetes：a systematic review and meta-analysis. Lancet, 379：2252-2261, 2012
3) 日本糖尿病学会：「メトホルミンの適正使用に関するRecommendation」2016年5月12日改訂 http://www.jds.or.jp/modules/important/index.php?page=article&storyid=20
4) American Diabetes Association：3. Comprehensive Medical Evaluation and Assessment of Comorbidities, Diabetes Care, 40：S25-32, 2017
5) American Diabetes Association：6. Glycemic Targets, Diabetes Care, 40：S48-56, 2017
6) Sinclair AJ, et al：European Diabetes Working Party for Older People. European Diabetes Working Party for Older People 2011 clinical guidelines for type 2 diabetes mellitus：Executive summary. Diabetes Metab, 37 (Suppl.3)：S27-S38, 2011
7) Yau CK, et al：Glycosylated hemoglobin and functional decline in community-dwelling nursing home-eligible elderly adults with diabetes mellitus. J Am Geriatr Soc, 60：1215-1221, 2012

第4章 診療場面別トピックス

外来・在宅
7 高齢者などの複雑症例に対する家庭医療からのアプローチ

重島祐介

Point
- 「なんとなく大変そうだ」を言語化しましょう
- コントロールの難しい慢性疾患の患者には生物心理社会モデルでアプローチしましょう
- 複雑な症例には多職種で協働しましょう

Keyword　生物心理社会モデル　　患者中心の医療の方法　　家族志向のケア　　家族図

はじめに

　動脈硬化性疾患の診療，これは代表的な慢性疾患の診療です．慢性疾患の診療は患者さんにとっては治療が生活の一部であるということ．例えば高血圧症での外来通院は，生活の一コマです．細菌性肺炎で入院治療をするのとは違います．入院は非日常の世界です．だから患者さんは点滴で動きが制限されることにも我慢します．それほど美味しくもないし，好きなものが食べられない食事にも耐えられます．

　しかし動脈硬化性疾患の治療はそうではありません．これは一時的に我慢すればいいわけではなく，生涯続くものです．糖尿病や高血圧症が「治った」という言い方はあまりしません．状態が良くなっても「コントロールが良い」というだけです．そして動脈硬化性疾患は基本的に無自覚・無症状のことが多いにもかかわらず，その治療は食事・運動を始めとして薬物療法以外にも治療介入は幅広く，患者さんの生活へ与える影響は大きいのです．

　診療ガイドライン通りに生活指導をしたり，合併症の管理をしたり，処方計画を組立てたりしてもうまくいかなかった経験はありませんか？それはこれらの疾患の治療が患者さんの生活にあまりに強く結びついていて診療に影響を及ぼす要素が多すぎるから，というのが理由の一つでしょう．

　そして疾患マネジメントを難しくしているもう一つの理由は，これらの疾患は多くの場合，並存しているということです．動脈硬化性疾患同士が並存していることも多いですし，それらと別の慢性疾患，例えば骨粗鬆症や慢性心不全，変形性膝関節症などとの並存も多いです．

　本稿では，一筋縄ではいかないような複雑な高齢者のケースを通して，患者さんの生活や社会背景を考慮しながら，どうすれば患者さんにとってのより良い人生を支えるような診療をで

きるのか，考えていきたいと思います．

> **症例**
>
> 転居に伴う転医で，紹介状を持参して来院された80歳女性．プロブレムリストには糖尿病，高血圧症，脂質異常症，軽度認知機能障害，変形性膝関節症があがっている．
>
> 紹介状によれば，50歳前後からの糖尿病で，2年前からインスリン自己注射が開始となっている．1カ月前のHbA1cは9.2％．インスリン注射の手技にはやや不安があるとの記載がある．
>
> 現在は長男と孫との3人暮らしで，ADLは自立のようである．
>
> 処方薬：エナラプリルマレイン酸塩5 mg 1回1錠 1日1回朝食後，アムロジピン5 mg 1回1錠 1日1回朝食後，ピタバスタチンCa錠1 mg 1回1錠 1日1回朝食後，トレシーバ®皮下注射 1日16単位，ジャヌビア®錠50 mg 1回1錠 1日1回朝食後
>
> 診察時にコレステロール値を測定：総コレステロール200 mg/dL，HDLコレステロール（HDL-C）46 mg/dL，LDLコレステロール（LDL-C）108 mg/dL，中性脂肪228 mg/dL

❶ 複雑な背景をもつ患者さんへのアプローチ

糖尿病でインスリン療法中の高齢女性が紹介状を持って1人で来院されました．

そして疾患も糖尿病だけではありません．複数の疾患により多剤内服となっています．またインスリンの手技にも問題がありそうな記載も…．なんとなく大変そうだなと，人によってはネガティブな感情をもってしまうかもしれません．

1）「なんとなく大変そうだ」を言語化する

そのように考えてしまうのは，その「なんとなく」をどう表現すればいいかわからないからではないでしょうか．下記のように言語化できると随分心構えが違います．

そしてこの症例はcomplicated～complexな問題だろうと思われます．

> **ここが総合診療のポイント！** プライマリ・ケアの対象をコンテンツではなく構造で分類する
>
> Strumbergらは，その複雑性から臨床問題を以下のように分類することを提唱しました[1]．
> - **simple** な問題：アルゴリズムやプロトコールで対応可能．
> - **complicated** な問題：相互に影響関係のあるいくつかのsimpleな問題の組合わせ．プロトコールはないが，一般化可能な対応のコツはある．
> - **complex** な問題：個別性の高い要因が多く影響．一般化可能な対応を絞り込むことが困難．
> - **chaotic** な問題：問題群がコントロール不可能な問題を多く含み，危機的状況に陥りつつあり今後の展開を予測することができない．

> simple/complicatedな問題は「**問題解決**」が，complex/chaoticな問題は「**安定化**」がゴールとなります．

　このようなcomplicated〜complexな患者さんの場合，おそらく単純に食事や運動の指導，薬剤調整をしてもうまくいかないのではと考えます．

　とはいえ，1カ月前のHbA1cは9.2％ですから年齢的にはそれほど悪いコントロールというほどでもありません．初診時にも評価をしてみましょう．するとHbA1c 10.2％．期待は甘かったようです．

2) 全体像を把握する

　さて，このような患者さんにはどのようにアプローチすれば効果的な介入になるのでしょうか．そのためにも，なぜ，そう単純にはいかなそうだと思えるのか，考えてみましょう．

- この患者さんはそもそもきちんと内服および自己注射ができているのだろうか？
- この患者さんには食事療法や運動療法ができるのだろうか？

　これらは糖尿病コントロールに直接かかわることです．ですから，これらに問題があれば，単純な教科書的アプローチでは対応が不十分であることは明白です．

　そして，それ以外の背景情報も重要です．例えば，

- この患者さんは疾患のことをどれくらい理解しているのだろうか？
- この患者さんは普段どのような生活をしているのだろうか？
- この患者さんの家族は患者さんの病状をわかっているのか，協力的なのか？

　いろいろなことが気になってくるでしょう．このようなケースでは，一度網羅的に全体像を把握する必要があります．

a) CGAによる評価

　それには，特に高齢者であれば**CGA**（comprehensive geriatric assessment：高齢者総合機能評価）が有用です．CGAではベースラインの評価として，生活機能の評価・認知機能の評価・社会的支援の評価をします．それによって上述のような疑問の答えを見つけることができるでしょう．

　CGAの詳細は成書に譲りますが，その結果，表のようなことがわかりました．

b) 家族図による評価

　また家族背景も非常に重要です．これには家族図を記載するとよいでしょう（図）．

表◆CGAによる今回の患者さんの評価

生活機能の評価	ADL	D（Dressing：着替え）：自立
		E（Eating：食事する）：自立
		A（Ambulating：移動・歩行）：室内つたい歩き・屋外杖歩行
		T（Toileting：排泄）：自立
		H（Hygiene：衛生，主に入浴）：自立
	iADL	S（Shopping：買い物）：自立
		H（Housework：掃除洗濯などの家事）：自立
		A（Accounting：金銭管理）：自立
		F（Food preparation：炊事）：簡単な調理はする
		T（Transport：電車・バスなどを利用した外出）：バスに乗って大型スーパーに行く
認知機能の評価	MMSE	18点 　遅延再生と時間の見当識で減点
	HDS-R	20点
社会的支援	介護度	要支援1，介護保険のサービス利用なし
その他，生活の様子		生活は日中独居．昼食は近所の大型スーパーに行って外食することが多い．朝食と夕食は自炊．定期的に運動する習慣はない．間食はそれほど食べない

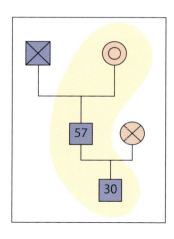

図◆今回の患者さんの家族図
夫とは10年前に死別．長男57歳と孫（男性）30歳との3人暮らし．
長男：長男も妻とは癌で死別．会社員で朝7時頃家を出て，21〜22時頃帰宅．
孫：独身．会社員で7時頃家を出て，19〜20時頃帰宅．

 ここが総合診療のポイント！　家族図を描く[2]

- 家族図は複数世代が盛り込まれた家族関係図のことであり，多様な関係の有り様が一目でわかるようになっている．
- できれば，患者さんから話を聞きながら描くとよい．目の前で正確な家族図を書き示すことは信頼関係を深めるのに大いに役立つ．
- 家族図によって自身の家族を俯瞰することで，新たな気づきが生まれる場合もある．

c）多職種での評価

さて，こうしていろいろな情報が集まってきました．しかしCGAをはじめとするこれらの情

報収集は1回の外来診療ですべて網羅するということではありません．何回か受診するなかで情報が揃ってくるというイメージです．そして，これをすべて医師1人でやる必要もないのです．看護師やリハビリスタッフなど多職種でかかわるべきでしょう．それがcomplicated～complexな問題に対応する際のコツでもあります．

今回はインスリンの注射手技にやや不安があるため，看護師に手技のチェックと指導をしてもらいましたが，現在のインスリン量を皮下注射することはなんとかできているようです．

また三大合併症についても理解しているか聞いてみましたが，一つもあげることはできませんでした．

症例（つづき）

1カ月後，2回目の診察．
前回と変わらず1人で受診．体調に大きな変化はないようだ．
血圧 122/76 mmHg，脈拍 85 bmp.
本日もHbA1cを測定すると，11.3％．処方内容の変更はまだ行っていなかった．

3）家族へのアプローチ　～家族カンファレンス～

糖尿病のコントロールはさらに悪化しています．どのように対応したらよいでしょうか．

内因性インスリン分泌能の評価や悪性腫瘍の検索なども重要ですが，並行して日常生活について掘り下げていく必要もあります．何しろ，まだ情報源は本人のみです．ここは家族に来てもらい話を聞くのがよいでしょう．本人と家族の認識が違うことはよくありますし，家族の協力体制や生活状況も聞きたいところです．家族カンファレンスをしましょう．

家族カンファレンスは，問題とその解決に家族がどのように関わっているかを理解するための家族アセスメントを行ったり，症状について家族から情報を入手したり，家族と情報を共有し相互に同意できる治療計画を立てたりする場合に必要となります．以下の5つがその一般原則です[2]．

① 家族とラポールを形成する．② 到達可能な面談の目標を設定する．③ 参加者一人一人が話し合うように促進する．医学的な情報を提供する．④ 家族が提供できる家族力，家族資源，家族支援を同定する．⑤ 家族があなたと協力できるような計画を立てる[3]．

2回目の診察から2週間後，長男さんに外来に来てもらうことができました．今回は家族カンファレンスと言っても結局長男さん1人との面談になり，以下のようなことがわかりました．

- 日常生活は自立しており，長男と孫の分の食事も作っている．
- しかし，長男や孫は結局食べないことも多く，それを本人が食べてしまうようだ．
- お菓子なども人数分買ってくるが，長男や孫が食べない分を1人で食べてしまう．
- 家族は個々の部屋で過ごすことが昔から多い．かかわりは少ない．
- 長男は朝出勤し，帰宅は21時近く．本人はすでに寝ていることが多い．長男は自分ができることはあまりないのではと考えている．
- 新潟の親戚から米がたくさん送られてくるため，常に米はある．

なるほど，長男さんとの話からは食生活に改善の余地がありそうです．

ただ本人に話をして改善を促すだけではなかなか変わらないのが現実です．実際，初診時にも看護師から食生活についてのアドバイスはしたのですが，HbA1cは上昇してしまったのでした．家族の協力もほしいところです．

しかし話を聞く限りでは，家族の関係性は悪いわけではありませんがお互いに干渉しない生活スタイルで長年過ごしてきており，協力的な家族という印象はそれほど受けませんでした．とはいえ全く無関心というわけでもなく，丁寧に説明をすればわかってくれそうです．以下の点を提案しました．

- 長男や孫の分まで食事を作らないでいいと伝える，あるいは作ってもらう曜日を決めるなどして本人が余計に食べてしまうのを防ぐ．
- 置き手紙などでコミュケーションを図る．「今日は食事いらない」など．
- お菓子に名札をつける，自分の部屋に持っていってしまう，など．
- 1日1回は糖尿病食の宅配を頼む（これで食事量の目安がわかる）．
- 親戚に米を送らないようにお願いする．
- デイサービスを利用する（そこで昼食を食べる）．

さて，今回は幸いにも協力的な家族だったのでよかったですが，必ずしもそうではありません．そもそも独居の場合もあります．

このような場合は，公的な介護・医療サービスに頼るのが一つの手です．

例えばデイサービスや宅配の食事の利用を増やせば，食事内容をある程度コントロールできるでしょう．インスリンの手技ができなくなった場合でも毎日診療所に来てもらい看護師が皮下注射をするという例もあります．

またインフォーマルなつながりにも目を向けましょう．遠くの家族よりも近くのご近所さんの方が協力的なことだってあります．

背景を知ることでその人のもつさまざまな資源を活用することができます．

4）病いの経験を明らかにする

ここで忘れてはならないのは，患者さん自身が自らの病気をどのように考えているかです．

生物学的な診断プロセスで明らかになる「**疾患＝disease**」に対して，患者自身による現在の症状や問題の定義を「**病い＝illness**」と言いますが，その病いの意味を明らかにすることは慢性疾患のケアをするうえで非常に重要です．なぜなら冒頭でお話ししたように慢性疾患は生活の一部だからです．その病いの物語を踏まえたうえでのアプローチだからこそ，目の前の患者さんにとっての適切なケアに結びつくのです．

「FIFE」を聞くことで患者さんの病いの経験を明らかにすることができます．

 ここが総合診療のポイント　FIFE

患者にとっての病いの意味は以下の4つの次元により構成されます．

- F（feelings）：患者は自分の健康問題についてどういう感情をもっているか，あるいは感じているか．特にどのような不安を抱いているか．
- I（ideas）：患者は自分の健康問題を何に由来していると考えているか．その原因，今後の見通しをどう考えているか．
- F（function）：患者の健康問題は，日々の生活，ADLなどの日常生活動作，あるいは仕事などにどのような影響を及ぼしているか．
- E（expectations）：患者は医師あるいは医療者，施設に何を期待しているのか，何を求めて来院したのか．

> 患者さんに話を聞くと，糖尿病は食べすぎと遺伝だから仕方がないと思っていて，今の内服や自己注射ならもう慣れたし気になってはいない．これ以上数値が悪くなるのは嫌だけど，病気の詳しいことはよくわからないし，あまり関心はなく先生にお任せ．でも，もう歳だし好きな食べ物を我慢したくないし薬も増やしたくないと思っている．

このような患者さんの想いも踏まえ，前述の提案のなかから，置き手紙のコミュニケーションで食事の作りすぎを防ぐことや，デイサービスを利用してそこで昼食を食べることを実行することになりました．

❷ 家庭医療の臨床的方法

もうお気づきかもしれませんが，ここまでの一連の診療には，家庭医療の理論に基づいた診療の枠組みが用いられています．「**生物心理社会モデル**」・「**患者中心の医療の方法**」・「**家族志向のケア**」と呼ばれるものがそれです．これら一つ一つについての詳細は成書をお読みいただきたいですが，基本となる考え方は「生物心理社会モデル」です．これは，1977年にEngelが生物医学モデルに対比する疾患モデルとして提唱したもので，人間の疾患（disease）あるいは病い（illness）を病因 → 疾患という直線的な因果関係ではなく，生物，心理，社会的な要因のシステムとして捉えようという提言です[4]．

糖尿病であれば，細胞レベルではインスリン分泌などの問題として記述ができるし，個人レベルでは自覚症状，あるいは糖尿病による生活の変化やそれに伴う心理的な葛藤という観点からも記述することができます．また家族というレベルでは，家族の果たす役割という視点もあります．そして各階層レベルは相互に影響し合うフィードバックシステムを形成しているので，例えば家族役割の変化が血中グルコースにも影響しうるのです．

つまり，糖尿病のコントロールにはさまざまな要素が複雑に影響し合っており，薬だけを調整してもなかなかうまくはいかない，という言わば当たり前のことを言っています．これは何も糖尿病に限ったことではなく，そのほかの動脈硬化性疾患ひいては慢性疾患全体にも言えることではないかと思います．

「患者中心の医療の方法」は生物心理社会モデルを，臨床現場で実践できる方法論として練り

上げられたもので，今回とりあげたFIFEや患者背景を探ること（これはCGAを用いて行いました）は，その構成要素です．

またそもそも糖尿病のコントロールがその人の健康観にどのように影響しているのかという見方も必要です．要は，医師はHbA1cを適切な値にすることが必要だと思っていても，患者さんがそう思っているとは限らないということです．特に高齢者ではよく聞かれる，多少糖尿病コントロールが悪くなったとしてもそう長くない残りの人生は好きなものを食べて暮らしたい，という思いも無視できないということです．

これが患者中心の医療の方法の肝である，「共通基盤の形成」です．これは医師と患者の間で**「何が問題なのか」**，**「診療の目標やゴールは何か」**，**「そのゴールに到達するためにお互いがどんな役割を果たすのか」**の3点について合意形成をすることで，診療はこの合意形成をめざして行われます．そのためには家族関係を始めとした患者さんの背景や文脈を知らなければなりませんし，対話が必要です．そしてそれを多職種が協働して行うことでより厚みのあるケアに繋がるのだと思います．

症例の経過・その後

その後1カ月ごとの外来受診を続けてもらいましたが，2カ月後のHbA1cは10.8％でやや改善していました．本人もいたって元気に過ごしておられ，デイサービスも楽しんでいるようです．

しかし，さらに2カ月後のHbA1cは11.9％と悪化．長男さんと受診され，どうやら服薬管理ができなくなっているようでした…．

やはりまだまだ山あり谷ありのようです．

おわりに

糖尿病や高血圧症など多疾患並存のやや複雑な高齢者のケースに対して，家庭医療の理論を用いてアプローチしました．今回は高齢者を例にあげましたが，年齢には関係なく，小児の気管支喘息でコントロールが不良の場合などにも同様の考え方ができます．

Biomedicalな視点に家庭医療のアプローチが加わることで診療の幅が広がり，どんな患者さんが来ても臆することなく対応できるようになるのではないかと思います．

◆ 文 献

1) Martin C, Sturmberg P：General practice ― chaos, complexity and innovation. Med J Aust, 183：106-109, 2005
2) 「対人援助職のための家族理解入門　家族の構造理論を活かす」（団 士郎/著），中央法規，2013
3) 「家族志向のプライマリ・ケア」（松下 明/訳），丸善出版，2012
4) 「新・総合診療医学―家庭医療学編 第2版」（藤沼康樹/編），カイ書林，2015

第4章 診療場面別トピックス

小児・思春期

8 小児・思春期の高血圧をどう診る？

岡田唯男，小橋孝介

Point

- 小児・思春期の血圧異常値は成人と基準が異なる．また年齢，性別，身長により異なる．正確な測定には適切なマンシェットが必要．単発の異常値はその後の血圧との相関も高くなく，高血圧の診断は慎重に
- 高血圧の基準は日本と欧米とで異なっている．治療を行う場合はその基準値以下まで下げる
- そもそもスクリーニングとしての血圧測定が必要か，一次性高血圧の治療の意義があるかどうかは結論が出ていない．各自でスタンスを決めなければならない．むしろそれよりも意義が高いと認められている肥満のスクリーニングや喫煙への介入を先に考慮するべきである

Keyword
小児　思春期　スクリーニング

はじめに

　総合診療の臨床のなかで小児や思春期の子どもを日常的に診ている方なら，身長，体重（乳児の場合は頭囲）といった身体計測，体温や脈拍といったバイタルサインは計測していると思いますが，その一環として肥満度を計算したり，血圧を計測している方は少ないのではないでしょうか．実際に血圧を計測したとしても，きちんとその評価がなされているでしょうか．まだエビデンスの乏しい領域ではありますが，小児・思春期の高血圧をめぐる諸問題を意識しつつ，どうマネージメントすべきなのか，いつ血圧を測るべきなのか，を本稿では論じたいと思います．

> **症例**
> 12歳のヒロ君（男児）．高血圧でかかりつけの祖父に連れられて，診療所に来院．
> 「家の自動血圧計を触りたいと言ったので，試しに血圧を測ってみたら，何度測っても140/85 mmHgくらいで…．これって高血圧ですよね？」

表1 ◆ 小児・思春期の高血圧判定基準（mmHg）

		血圧（mmHg）	
		収縮期血圧	拡張期血圧
幼児		≧120	≧70
小学校	低学年	≧130	≧80
	高学年	≧135	≧80
中学校	男子	≧140	≧85
	女子	≧135	≧80
高等学校		≧140	≧85

（文献1を参考に作成）

1 小児・思春期の高血圧（定義，疫学）

　わが国における小児・思春期高血圧の基準は，日本高血圧学会の高血圧治療ガイドライン2014（JSH2014）[1]に，健診時の判定基準が示されています（表1）．米国，欧州の診療ガイドライン[2)3)]では年齢，性別，身長別に聴診で計測された血圧をもとにパーセンタイルを用いた基準が示されており，正常血圧，血圧上昇（elevated blood pressure※），stageⅠ高血圧，stageⅡ高血圧の4段階におのおの定義されています．これら小児・思春期高血圧の基準は，成人の高血圧基準のように心血管イベントによる死亡などをエンドポイントとした多くの臨床研究の結果をもとにそのカットオフ値が決められているのではなく，大規模な集団の血圧測定結果の95パーセンタイルを基準とし，そこから外れるものとしています．表1に示されたJSH2014の基準値は日本における過去の報告で示されている年齢，性別血圧平均から，幼児，小学校低学年，同高学年，中学校，高等学校と区切りのよい数字で示したものです．日本高血圧学会の高血圧治療ガイドライン2009（JSH2009）では年齢（学年）別の大規模な集団の血圧測定結果の95パーセンタイルを基準とした基準値（表2）も示されています[4)]が，この値と表1の基準とは年齢によっては20 mmHg近く乖離する場合もあり，JSH2014では「対象患者が増える」ことを理由に，意図的に不採用として，削除されています（本稿では、表1の基準が海外と同様に95パーセンタイルの基準を使用した場合と比べて，ゆるめの基準にされていることを示すためにあえて，提示しました）．

　児の身長が年齢の標準的な値から大きく外れる場合は異常血圧の基準値も併せて調整する必要があります．つまり，米国の血圧値分布データでは同じ10歳の男子でも身長が10パーセンタイル（132.7 cm）の児と90パーセンタイル（150.1 cm）の児とでは，高血圧のカットオフである血圧分布の95パーセンタイルの収縮期血圧は，それぞれ113 mmHgと120 mmHgとなり[3)]，その児の測定血圧が本当に高血圧の基準（95パーセンタイル以上）を満たすかどうか，厳密に判断するには，年齢，性別と身長によって決定される高血圧の基準（95パーセンタイル以上）値の対照表と比べる必要があるということです（そのため，米国，欧州の診療ガイドラインにはカットオフ値の表が全年齢，性別，身長ごとに用意されています[2)3)]）．

※　血圧上昇：prehypertentionという表現は廃止されました[3)]．

表2 ◆ 小児性別・学年別の高血圧基準値（mmHg）

学年		男子		女子	
		収縮期	拡張期	収縮期	拡張期
小学校	1年	107	60	108	60
	2年	112	63	108	60
	3年	114	62	111	61
	4年	116	63	121	66
	5年	117	63	119	66
	6年	119	63	119	65
中学校	1年	125	66	126	68
	2年	130	66	126	68
	3年	136	68	128	70

（文献4より引用）

表3 ◆ さらなる評価が必要な血圧基準値（mmHg）

年齢	男子		女子	
	収縮期	拡張期	収縮期	拡張期
1	98	52	98	54
2	100	55	101	58
3	101	58	102	60
4	102	60	103	62
5	103	63	104	64
6	105	66	105	67
7	106	68	106	68
8	107	69	107	69
9	107	70	108	71
10	108	72	109	72
11	110	74	111	74
12	113	75	114	75
≧13	120	80	120	80

高血圧の診断のためのカットオフではないことに注意
（文献3より引用）

そのため，改訂された米国の診療ガイドライン[3]では，単純化されたカットオフの表（表3）が用意されています．この表は，各年齢と性別における5パーセンタイルの身長の児の血圧分布90パーセンタイルの値を提示しており，それを超えていなければ，99％以上の陰性的中率で高血圧の可能性を除外できることから，「高血圧かどうかを検討する必要性のある児」を拾うための表として提案されています（そこで引っかかった場合はその児の実際の身長に基づく血圧の95パーセンタイル値で再評価が必要です）[3]．

ここでは，日本の高血圧基準の設定が欧米とは異なる考え方で決められていること，数値にかなりずれがあること，また，欧米の診療ガイドラインにおける，正確な高血圧の判断は年齢，性別と，身長から導き出されるカットオフ値に基づいて行うことを確認してください．

なお，米国では，13歳以上は130/80 mmHg以上，欧州では，16歳以上は140/90 mmHg以上で一律に高血圧と定義しています．

高血圧の有病率はわが国においては1985年のデータをもとに，小中学生で0.1～1％，高校生で約3％と言われています[5]．最近のレビューでも地域における真の有病率は得られておらず，今後の課題であると述べられています[6]．

❷ 小児，思春期の子どもの血圧測定法

自動血圧計で血圧高値の基準を満たす場合，**必ず聴診で再計測を行います**．小児，思春期の子どもの血圧を計測するにあたり，**適切なサイズのマンシェットを選択すること**が大切で，3歳以上6歳未満は7 cm幅，6歳以上9歳未満は9 cm幅，9歳以上は13 cm幅（成人用）のも

のを使用します．小学校高学年なら成人用のマンシェットを使用すると考えていいと思います．ただし，正確には年齢より上腕周囲長や体格に合わせた方がよく，ゴム囊の幅が上腕周囲長の40％を超え，長さが上腕周囲を80％以上取り囲むものを選びます．日本の診療ガイドラインでは，血圧値は3回続けて測定し，再現性の点から原則として3回目の値を採用する[1]とされており，診断確定は，成人と同様，診断は「**少なくとも2回以上の異なる機会における診察室血圧値**」に基づいて行います．米国の診療ガイドラインでは，1回目の測定が高ければ，続けて2回追加で測定し，3回の平均を取って判断し，3回連続の外来で高血圧の基準を満たすようなら家庭血圧の測定を開始，紹介を考慮とされています（血圧高値，stage2の高血圧の場合はこの限りではありません）[3]．

特に小児，思春期の場合は初回測定時の血圧と1カ月後の血圧，もしくは24時間血圧測定との相関がそれほど高くなく（陽性的中率が低い）[7]，診断の確定には慎重さが必要です．したがって，単回の血圧異常は「血圧高値」であり，高血圧ではありません．

症例の経過①

ヒロ君の血圧を診察室にある水銀血圧計で聴診法により3回再検したところ，3回目の血圧も142/86 mmHgとやはり血圧高値を認めました．そうこうしているうちに，「体重50 kg，身長140 cm」といつも小児の受診時には待合で計測している身体計測結果を付箋にメモして看護師が持ってきてくれました．肥満度判定曲線をつけてみると，50％です．その1週間後の再診でも血圧が高く，高血圧と診断されました．

❸ 小児・思春期の高血圧を診断したら

小児・思春期の高血圧は，成人と同様，基礎疾患のない一次性高血圧と何らかの基礎疾患をもつ二次性高血圧に分けられます．より低年齢では二次性の可能性が高く，特に未就学児では二次性高血圧を強く疑って診察を行う必要があります（**12歳未満では70～85％が二次性**，思春期に入る頃には逆に85～95％が一次性）[7]．

二次性高血圧のなかでは，腎実質性疾患（糸球体疾患，腎低形成・無形成，瘢痕腎，溶血性尿毒症症候群など）による腎性高血圧が6割程度と最も頻度が高く，ついで腎血管性（大動脈縮窄症，神経線維腫症1型による症候性など）によるものが続きます[7]～[9]（表4）．

❹ 医療面接・診察のポイント

二次性高血圧の鑑別とともに，一次性高血圧にかかわる**出生歴**や生活習慣などを忘れずに聴取することがポイントです（表5）．

小児・思春期高血圧発症の危険因子として関連が認められているものとして，肥満（強い相関），低出生体重，母乳栄養の欠如，男性，人種（黒人，ヒスパニック系），高血圧の家族歴などがあります[7]．

表4 ◆ 小児・思春期二次性高血圧の原因疾患（割合）

腎性高血圧（60%）	内分泌性高血圧（10%）
糸球体疾患	糖尿病
ネフローゼ症候群	先天性副腎皮質過形成
腎盂腎炎	褐色細胞腫
逆流性腎症（瘢痕腎）	Cushing症候群
多発性嚢胞腎	甲状腺機能亢進症
溶血性尿毒症症候群	副甲状腺機能亢進症
水腎症	高カルシウム血症　など
先天奇形	**その他**
Wilm's 腫瘍	薬剤性（ステロイドなど）
腎外傷	神経性（頭蓋内圧亢進症など）
腎低形成・無形成　など	心因性
腎血管性高血圧（10%）	その他（神経芽細胞腫，結節性硬化症，重金属中毒，急性疼痛など）
線維筋性異形成	
神経線維腫症1型	
血管炎	
腎静脈血栓症	
大動脈縮窄症	
腎静脈瘻　など	

症例の経過②

医療面接では，特に症状はありませんでした．既往歴は特になく，周産期に異常ありませんでした．家族歴では，祖父に高血圧があります．生活習慣は，運動が嫌いで，学校から帰宅後は食事と風呂の時間以外は，スナック菓子を食べながら，テレビを見ているかゲームをやっているとのことでした．身体所見では，肥満を認めますが，その他異常所見を認めませんでした．

祖父は「これは高血圧なのか？ 子どもでも高血圧なら治療が必要なんだろう？ このままほっとくとまずいんだろう？」と心配そうに聞いてきました．

⑤ 必要な検査

小児・思春期の高血圧において見逃してはならない二次性高血圧の鑑別に必要な項目とともに，併存する標的臓器のスクリーニングを行います（表6）．また，高血圧に肥満を合併した場合，脂質異常症や糖尿病が併存している場合があり（メタボリックシンドローム），併せて評価が必要です．

表5 ◆ 小児・思春期高血圧 医療面接・身体所見のポイント

家族歴
高血圧
心血管疾患
糖尿病
脂質異常症
肥満
遺伝性腎疾患（多発性嚢胞腎）
遺伝性内分泌疾患（褐色細胞腫，糖質コルチコイド反応性アルドステロン症，多発性内分泌腫2型，von Hippel-Lindau 病）

周産期・出生・生育歴
出生体重，在胎週数，羊水過少症の有無，低酸素症，母乳育児の有無と期間など

既往歴
高血圧
尿路感染症を含む腎尿路系疾患
心疾患，内分泌・代謝疾患（糖尿病を含む），神経疾患
成長の遅れ

二次性高血圧を示唆する症状
排尿障害，口渇・多尿，夜尿，血尿
浮腫，体重減少，体重増加不良（failure to thrive）
動悸，多汗，発熱，顔色不良，紅潮
四肢冷感，間欠性跛行
男性化徴候，原発性無月経，男性偽半陰陽

標的臓器障害を示唆する症状
頭痛，鼻出血，めまい，視覚障害
顔面神経麻痺，けいれん，脳卒中
呼吸困難

生活歴
睡眠：いびき，無呼吸，日中の傾眠傾向
リスク因子：運動，食生活，（喫煙，飲酒）
内服薬
妊娠の有無

	所見	原因
バイタルサイン	頻脈	甲状腺機能亢進症 褐色細胞腫 神経芽細胞腫
	下肢脈圧狭小化，もしくは下肢血圧＜上肢血圧	大動脈縮窄
目	網膜変化	重度高血圧（二次性高血圧を強く疑う）
耳・鼻・のど	扁桃肥大	睡眠時無呼吸，いびき
身長/体重	成長の遅れ	慢性腎不全
	肥満	一次性高血圧
	中心性肥満	Cushing 症候群
頭頸部	満月様顔貌	Cushing 症候群
	妖精様顔貌	Williams 症候群
	翼状頸	Turner 症候群
	甲状腺肥大	甲状腺機能亢進症
皮膚	皮膚色不良 潮紅 発汗	褐色細胞腫
	にきび 多毛 皮膚線条	Cushing 症候群
	カフェオレ斑	神経線維腫症1型
	脂腺腫	結節性硬化症
	頬部潮紅	SLE
	黒色表皮腫	2型糖尿病
胸部	乳頭間拡大	Turner 症候群
	心雑音	大動脈縮窄
	摩擦音	SLE，膠原病による心膜炎
腹部	腫瘍	Wilms 腫瘍 神経芽細胞腫 褐色細胞腫
	上腹部/側腹部の血管雑音	腎動脈狭窄
	腎肥大	多発性嚢胞腎 水腎症 多嚢胞性異形成腎
陰部	判別不明性器/男性化	副腎皮質過形成
四肢	関節腫脹	SLE，膠原病
	筋力低下	高アルドステロン症 Liddle 症候群

SLE：systemic lupus erythematosis（全身性エリテマトーデス）
（文献2, 3を参考に作成）

表6 ◆ 小児・思春期高血圧診断時の検査項目

高血圧と診断した場合まず提出する検査
● 血算
● 血清電解質（Na, K, Ca, BUN, クレアチニン）
● 血清脂質（コレステロール, LDL, HDL）
● 空腹時中性脂肪
● 尿検査（一般, 尿蛋白定量, 尿中微量アルブミン定量）
● 腹部エコー
● 胸部X線, 心電図, 心エコー
可能ならば行う検査
● 血漿レニン活性, アルドステロン
● 尿中および血漿中カテコラミンまたはメタネフリン
● 尿中コルチゾール
● 眼底検査

（文献3を参考に作成）

❻ 小児・思春期高血圧の治療

　二次性高血圧に対しては，まずその原疾患に対する治療を行うことが必要です．

　一次性高血圧に対しては，まず非薬物療法（食事・運動療法，生活習慣改善）を行います（2章1参照．また小児・思春期に特異的な部分は成書に譲る）．**特に，肥満を伴う高血圧はまず減量が重要とされています**[1]．同時に薬物療法の適応となるのは，① 症候性高血圧，② 二次性高血圧，③ 高血圧に伴う標的臓器障害の合併（左室肥大や高血圧性眼症，瘢痕腎など），④ 糖尿病や慢性腎疾患に合併する高血圧，⑤ 非薬物療法後も持続する高血圧，⑥ 重度高血圧（99パーセンタイル＋5 mmHgを超える高血圧）などですが，欧州の診療ガイドラインでは，薬物治療開始の判断は，単純な数値のみに基づくのではなく，他の心血管系の危険因子や標的臓器障害の存在，家族歴などの要素を考慮するべきとされています[2]．治療目標は，診断基準値以下を目指します．

　薬剤の選択については，第一選択薬としてACE阻害薬/ARBかCa拮抗薬を用いることがJSH2014では推奨されています．実際の治療にあたっては，二次性高血圧の特殊な場合の薬物療法やそれぞれのクラス別，薬剤別の小児用量，保険適用など，詳細に記載されている日本循環器学会の「小児期心疾患における薬物療法ガイドライン2012」[10]の降圧薬の項がとても参考になります．

　実際の総合診療の現場では，薬物療法の適応と考えられる小児・思春期高血圧に出合った場合，その場で投薬を開始するのではなく，一度小児科への紹介をお勧めします．また，自施設で十分な標的臓器障害のスクリーニングや小児・思春期の糖尿病，慢性腎疾患の評価が困難である場合も，小児科への紹介が必要です．

　ただし，治療することによる予後の改善について，一次性高血圧では，血圧そのものに対する低下効果は薬物単独，運動単独，薬物＋食事指導にて短期的に証明されていますが[11) 12)]，高

血圧の発症率低下や将来の心血管イベント減少をエンドポイントとした研究そのものがありません（後述の❽参照）．なお，米国の診療ガイドラインでは，原則として遅くとも22歳までには，適切なプライマリケア提供者にケアを移行するよう推奨されています[3]．成人の高血圧診療はわれわれにとっての本丸であり，小児科からの紹介はもちろん，小児，成人の両方を診療できる立場として，ケアを移行する必要がないという，小児科医に対しての大きな利点を持ち合わせていることは注目に値します．

❼ 小児・思春期高血圧の予後

60のコホート研究のシステマティックレビューでは，小児・思春期の高血圧と成人での高血圧の相関が相関指数0.38と報告されています[13]．

しかしながら，**小児・思春期高血圧と将来の心血管イベントとの直接の関連を示したエビデンスはありません**．将来の心血管イベントとの関連を示唆するものとしては，小児・思春期の高血圧と大動脈や冠動脈での動脈硬化性変化との相関を示した研究があります[14][15]〔文献14では対象は2～39歳の年齢層で20歳前後が平均．文献15では2～25歳までの7回の測定でのパターンによって，25歳時点での冠動脈の石灰化リスクがオッズ比で最大3.70（95% CI 1.66～8.20），絶対リスク増加で12.9%〕．現在，7つのコホートで合計4万人以上の小児を含む，大規模国際コホート研究〔The International Childhood Cardiovascular Cohort (i3C) Consortium〕が2015～2018年の予定で進められており，主要な心血管イベントとの関連がよりはっきりすることが期待されています[6]．

> **症例の経過③**
>
> ヒロ君と祖父に今後の検査や食事・運動療法，生活習慣改善の必要性について説明し，二次性高血圧の精査，標的臓器障害のスクリーニングと高度肥満に対する栄養指導を総合病院の小児科に依頼し，両親と受診してもらうことにしました．また，診療所では定期的に食事・運動療法，生活習慣を指導するため通院してもらうことをヒロ君と約束しました．

❽ そもそも小児，思春期の子どもの血圧をいつ測るのか？（スクリーニング）

前項までは小児，思春期の子どもで血圧が高かった場合どうするかを概説しましたが，それではいつ小児，思春期の子どもの血圧を計測するのでしょうか？ 表4に示したような，症候性高血圧や二次性高血圧を疑った場合にはもちろん測定が必要です．では，無症候の小児，思春期の子どもに対してスクリーニングとしてルーチンに測定する必要があるのでしょうか？

1）存在するエビデンス

The United States Preventive Services Task Force（USPSTF）は小児，思春期の子どもの血圧スクリーニングについて，150ページに及ぶ厳密な文献レビューに基づく報告書（2013

年）のなかで，以下の観点から現在のエビデンスでは，利益と不利益のバランスを評価するには情報不十分と判断する，"I statement"としています[7) 16) 17)]．

■ statementの根拠（最重要！）

- 症状のない小児，思春期の子どもにおいて血圧をスクリーニングすることによる，（高血圧の検出ではなく）**高血圧の発症を含む長期予後への影響や効果を検証した研究は存在しなかった**（スクリーニングという行為により何かが改善されることは証明されていない）．また，血圧測定により将来心血管イベントを発症するリスク群や，高血圧を発症するリスク群を同定するかどうかについても研究が存在しないか根拠が不十分である
- 血圧高値の小児，思春期の子どもの血圧を再度測定し，高血圧の診断基準に照らし合わせたところ，**感度，特異度とも中等度で陽性的中率（37％，17％）は低い**（2論文，fair quality）
- 小児・思春期の高血圧や血圧高値と成人期の高血圧には程度は**小さいが有意な相関**がある（10論文，オッズ比1.1〜4.5，相対リスク1.5〜9）
- しかしながら，小児・思春期の高血圧の成人期高血圧に対する陽性的中率は幅（19〜65％）があり最大65％でしかない
- 就学期以下の高血圧は多くが二次性高血圧であり，血圧だけが唯一の異常徴候，所見であることは稀（血圧を測定しなくても見逃しが起きにくい）
- 小児・思春期の高血圧への薬剤による介入は血圧低下には有効（7論文，fair quality．**すべて効果判定は4週以内**，基準値達成者率最大46％，収縮期血圧低下最大15 mmHgだが，ほとんどは1桁．複数の研究で対象となった薬剤はない．多くの研究の対象は平均12歳）で，薬剤＋食事指導による介入研究では血圧の低下には効果がある（1研究，fair quality．30カ月後，収縮期血圧低下3.6 mmHg）が，生活指導のみの介入では6論文（すべてfair quality）中，食事指導の3論文，瞑想の1論文，リラクゼーションの1論文では効果がなく，運動の介入（週3回体育の授業を上乗せ）の1論文のみ，最大8カ月後に収縮期血圧6.5 mmHgの低下がみられた．上記すべてにおいて，**効果判定の時期は最長で30カ月後で，血圧低下以外の効果（高血圧の発症予防や心血管イベント抑制など）は調べられていない**
- 13件の降圧薬による介入研究で明らかな有害事象の増加は認められなかった

■ その他の団体の推奨

米国の診療ガイドライン〔NHBPEPおよびAAP（米国小児科学会）〕では，エビデンスは十分ではないが，血圧測定は非侵襲的であり，二段論法ではありますが，以下の理由から**コンセンサスに基づいて外来受診する3歳以上のすべての小児，思春期の子どもについて，血圧の測定を推奨しています**[3)]．

- 小児・思春期高血圧は成人の高血圧のリスクであり，成人の高血圧は心血管疾患のリスクである
- 小児・思春期の高血圧は動脈硬化性変化を引き起こし，動脈硬化性病変は心血管イベントのリスクである

米国小児科学会（AAP）はNHBPEPを，米国家庭医療学会（AAFP）はUSPSTFの推奨[16]を支持しています．スクリーニングの頻度は，AAPの場合，危険因子をもつ小児では受診のたび，それ以外は年1回[3]，欧州では血圧が正常である限り2年に1回としています[2]．

米国では，これら診療ガイドラインの推奨とは裏腹に，実際に毎回血圧測定が行われているのは，小児科受診の1/3程度とされており[18]，米国でも遵守されていない全受診での血圧測定は，わが国においても現実的でないと考えられます．残念ながら，JSH2014にはスクリーニングに関する記載はありません．

2) 現場ではどうすべきか？

さて，小児・思春期血圧のスクリーニングについて強いエビデンスが存在せず，専門家の意見だけが存在する状況で，われわれはどうすればよいのでしょうか．「XXについてエビデンスがない」という記述をもとに，「その医療行為を行うことが支持されない」と結論づけるのは一種の思考停止です[19]．エビデンスがない，という場合に，① あることを証明する目的で研究が実施されたが，その効果が証明されなかった（つまり「効果がないというエビデンス」が存在する，と同義）場合と，② あることを証明する目的の研究はまだ実施されておらず，それは有効か，無効か，有害かわからない，の2通りがあり，小児・思春期血圧のスクリーニング，治療については②のケースにあたります．つまり，小児・思春期高血圧が動脈硬化と相関し，動脈硬化と心血管イベントが相関している以上，治療をした場合に，将来的な合併症が有効に回避できるかもしれないし，一方，血圧は改善するが死亡率やその他の臨床アウトカムに全く影響しないかもしれず，最悪の場合，血圧は改善するがトータルとして総死亡を含む有害事象が増えるかもしれないのです．

われわれのできることはこの事実を平易な言葉で本人や保護者と共有し，ともに悩み，その時点で皆が納得いく結論を出すことしかありません．

実際の臨床では，リスク群と考えられる，① 肥満（肥満度20％以上だと3〜5％と，それ以外の群の約6倍高血圧が存在）[20]，② 家族歴（特に両親，兄弟の高血圧），③ 低出生体重児[21]については，少なくとも血圧の測定を外来受診時に行うというのが合理的かもしれません（筆者ら私見）が，その結果確定された一次性高血圧を治療するかどうかは前述の議論の通りです．

さらに，小児・思春期における高血圧を発見し心血管イベントを少しでも減らしたいと考えるなら，むしろ，より推奨度の高い，肥満のスクリーニング（B推奨）[22]，喫煙への介入（B推奨）[23]，もしくは母乳栄養の推奨[7]（母乳栄養児はその後の血圧が有意に低い：7歳時点で収縮期血圧0.8〜4 mmHg程度非母乳栄養児に比べて）などをまず優先すべきかもしれません．ただしこれらも，介入が死亡率や心血管イベントを減らすかどうかについてはエビデンスがありません．

おわりに

小児・思春期の高血圧の診断，治療，スクリーニングについて概説しました．小児・思春期では，成人のような十分なエビデンスがありませんが，実際の臨床では，不確実ななかでも

日々，目の前の子どもたちに向き合い，決断していく必要があります．本稿がその一助になれば幸いです．

◆ 文　献

1) 「高血圧治療ガイドライン2014」（日本高血圧学会高血圧治療ガイドライン作成委員会/編），pp104-107, ライフサイエンス出版，2014
2) Lurbe E, et al：2016 European Society of Hypertension guidelines for the management of high blood pressure in children and adolescents. J Hypertens, 34：1887-1920, 2016
3) Flynn JT, et al：SUBCOMMITTEE ON SCREENING AND MANAGEMENT OF HIGH BLOOD PRESSURE IN CHILDREN：Clinical Practice Guideline for Screening and Management of High Blood Pressure in Children and Adolescents. Pediatrics, 140：e20171904, 2017
4) 「高血圧治療ガイドライン2009」（日本高血圧学会高血圧治療ガイドライン作成委員会/編），pp83-86, ライフサイエンス出版，2009
5) Uchiyama M, et al：Studies of blood pressures in school children in northern Japan. Public Health, 99：18-22, 1985
6) Rao G：Diagnosis, Epidemiology, and Management of Hypertension in Children. Pediatrics, 138：doi:10.1542/peds.2015-3616, 2016
7) Thompson M, et al：Screening for Hypertension in Children and Adolescents to Prevent Cardiovascular Disease：Systematic Review for the U.S. Preventive Services Task Force. Evidence Synthesis No. 99, 2013
　　https://www.ncbi.nlm.nih.gov/books/NBK126735/pdf/TOC.pdf（2018年1月閲覧）
　　▶ これ1本読めば本稿に記したことの大枠がより深く理解できると思います．
8) Wyszyńska T, et al：A single pediatric center experience with 1025 children with hypertension. Acta Paediatr, 81：244-246, 1992
9) Arar MY, et al：Etiology of sustained hypertension in children in the southwestern United States. Pediatr Nephrol, 8：186-189, 1994
10) 佐地 勉，他：小児期心疾患における薬物療法ガイドライン．「循環器病の診断と治療に関するガイドライン2012」，pp89-271, 日本循環器学会，2013
11) Berenson GS, et al：Combined low-dose medication and primary intervention over a 30-month period for sustained high blood pressure in childhood. Am J Med Sci, 299：79-86, 1990
12) Hansen HS, et al：A controlled study of eight months of physical training and reduction of blood pressure in children：the Odense Schoolchild Study. BMJ, 303：682-685, 1991
13) Chen X, et al：Tracking of blood pressure from childhood to adulthood：a systematic review and meta-regression analysis. Circulation, 117：3171-3180, 2008
14) Berenson GS, et al：Association between multiple cardiovascular risk factors and atherosclerosis in children and young adults. The Bogalusa Heart Study. N Engl J Med, 338：1650-1656, 1998
15) Allen NB, et al：Blood Pressure Trajectories in Early Adulthood and Subclinical Atherosclerosis in Middle Age. JAMA, 311：490-497, 2014
16) U.S. Preventive Services Task Force：Screening for Primary Hypertension in Children and Adolescents：
　　http://www.uspreventiveservicestaskforce.org/uspstf/uspshypechld.htm（2018年1月閲覧）
17) Moyer VA, et al：Screening for primary hypertension in children and adolescents：U.S. Preventive Services Task Force recommendation statement. Pediatrics, 132：907-914, 2013
18) Bijlsma MW, et al：Why pediatricians fail to diagnose hypertension：a multicenter survey. J Pediatr, 164：173-177, 2014
19) Braithwaite, RS：A Piece of My Mind. EBM's Six Dangerous Words. JAMA, 310：2149-2150, 2013
20) 菊池 透，他：小児肥満の疫学的アプローチ．肥満研究，10：12-17, 2004
21) Law CM, et al：Initiation of hypertension in utero and its amplification throughout life. BMJ, 306：24-27, 1993
22) U.S. Preventive Services Task Force：Screening for Obesity in Children and Adolescents：http://www.uspreventiveservicestaskforce.org/uspstf/uspschobes.htm（2018年1月閲覧）
23) U.S. Preventive Services Task Force：Primary Care Interventions to Prevent Tobacco Use in Children and Adolescents：
　　http://www.uspreventiveservicestaskforce.org/uspstf/uspstbac.htm（2018年1月閲覧）

第4章 診療場面別トピックス

小児・思春期

9 小児・思春期の糖尿病をどう診る？

成瀬裕紀

Point
- 小児・思春期の1型糖尿病の初発症状の特徴，シックデイ時の紹介の目安を押さえよう
- 小児・思春期の2型糖尿病の薬物治療のエビデンスは非常に少ないです
- 1型，2型どちらにも属さない糖尿病のなかに遺伝子異常で起こる糖尿病があります

Keyword 小児・思春期　1型糖尿病　2型糖尿病　MODY

1 はじめに ～小児・思春期の糖尿病診療における総合診療医の役割とは？～

小児・思春期の糖尿病患者さんを総合診療医の先生方が診療する機会はそれほど多くはないと思います．成長・発達に留意した治療が必要なため，初期治療や患者教育は小児科医・糖尿病専門医が主にその責務を担うべきと考えますが，そのなかで総合診療医の先生方が担う役割とは何でしょうか．そのポイントを下記に示します．

- 初発の糖尿病患者さんの早期発見に努め，適切な診断・治療が行える施設へ紹介する．
- 専門医と連携してシックデイの治療を行う．適切なタイミングで紹介する．
- 小児～思春期の特徴を十分に理解し，患者さんのよき理解者として寄り添う．

病状の安定している思春期以後の1型糖尿病の患者さんや，運動療法・食事療法で良好な管理ができている2型糖尿病の患者さんは総合診療医の先生方に診療をしていただくことも可能と考えますが，いずれにしても急な病状の変化などに対応できるように普段から専門医との連携が重要です．日本小児内分泌学会のwebサイト（http://jspe.umin.jp）には，小児科医で内分泌代謝科専門医の資格をもつ医師，糖尿病専門医の資格をもつ医師の名簿が公開されています．近隣に専門医がいない状況でも，地域の基幹病院の小児科で糖尿病の診療に携わっている医師がいることもありますので，そういった情報の照会も含めて専門医にコンサルトを行うことをお勧めします．

> **症例①**
>
> 1歳1カ月，男児．受診1カ月前から哺乳回数が増え，尿がおむつから溢れるようになった．受診3週間前の感冒をきっかけに歩行しなくなった．乳幼児健診で体重減少を指摘され当院（小児科）を受診した．随時血糖値805 mg/dL，尿ケトン（4＋），血液ガス分析 pH 7.305，HCO_3^- 10 mEq/L，B.E −15 mEq/L であり，糖尿病性ケトアシドーシスと診断され，入院となった．

2 小児・思春期の1型糖尿病を疑う症状

小児の1型糖尿病の初発症状は以下のようなものがあります[1]．

- 無症状
- 口渇，多飲，多尿（夜尿）
- 体重減少，食欲不振
- 易疲労感，元気がない
- 発熱
- 皮膚・尿路・外陰部の感染症
- 消化器症状：腹痛，下痢，嘔吐，腹部膨満，消化器出血
- 神経症状：意識障害，けいれん

1型糖尿病は膵β細胞の破壊の程度によりインスリン不足の程度が異なり，症状も異なってきます．インスリンが絶対的欠乏に陥り高血糖状態が続くと，口渇，多飲，多尿，体重減少，活気不良などが出現します．**乳幼児では哺乳量の増加，尿がおむつから溢れるという症状や，提示した症例のように，病前は歩けていたのに歩かなくなる（歩けなくなる）といった運動発達の問題と思える症状を認めることもあります**．学童期以後では夜尿として気づかれることもあり，二次性夜尿（いったん治った夜尿が再び現れる）の場合，糖尿病は重要な鑑別診断となります．思春期では成人での初発症状と同様となります．

インスリン不足がさらに進めば，嘔気・嘔吐，腹痛，Kussmaul呼吸，意識障害といった糖尿病性ケトアシドーシスの症状も認めるようになります．

一方，集団検尿で早期に発見される場合は，インスリン分泌能が残存していることも多く，無症状のことがあります．小児の場合，数日で糖尿病性ケトアシドーシスに至る急速進行型と，集団検尿で尿糖陽性で発見され1年以上も経過してから糖尿病と診断されるような緩徐進行型がほとんどで，成人でみられる劇症型の報告は少ないです．緩徐進行型は3割ほどを占めていると推測されています[2]．

3 小児・思春期の1型糖尿病診療の特殊性

年少児であるほど食事量・食事内容が一定ではありませんし，日によって運動量も変化しますので，血糖の変動は大きくなります．食事量の不安定さは，低血糖の起こりやすさに直結します．低血糖は年少児において認知機能障害のリスクを高めると言われています[3〜5]．

小児期は感染症に罹患しやすいので，患者さんはしばしばシックデイ※に陥ります．そもそ

※ シックデイ：糖尿病罹患児が感染症（胃腸炎など）に罹ったときをシックデイといいます．発熱によるストレス性ホルモンの上昇，経口摂取低下などが組合わさり血糖値のコントロールが難しくなります．

も年少児は基礎疾患がなくとも脱水・消耗時にはケトーシスを起こしやすいため，1型糖尿病に罹患している年少児の場合は，シックデイの対応方法を指導されていても早期受診・早期介入が必要になることが多いです．シックデイでは低血糖，高血糖，脱水，そして糖尿病性ケトアシドーシスのリスクにさらされます．糖尿病性ケトアシドーシスは小児の1型糖尿病の主要な死亡原因であり後遺症を残す可能性の高い合併症ですから，シックデイの対応は非常に重要です（後述）．糖尿病性ケトアシドーシス関連死の多くは脳浮腫と関連していますが，その成因や病態は現在でも完全には解明されていません[6]．

小児〜思春期は年代に合わせてライフスタイルが変化しやすく，主な治療者も「家族⇒家族＋本人⇒本人」主体と移り変わります．ときに大幅なインスリン投与量・投与方法の調整が必要になります．

●年齢ごとの小児・思春期の1型糖尿病のインスリン治療

わが国における「糖尿病診療ガイドライン2016」においては，小児・思春期の1型糖尿病を対象にした血糖コントロールの目標HbA1cは，全年齢において7.5％未満で重症低血糖の発症を最小限にして無自覚性低血糖が起こらないようにすべきであると示されています[7]．これは国際小児思春期糖尿病学会（International Society for Pediatric and Adolescent Diabetes：ISPAD）が作成したコンセンサスガイドラインをその根拠としています[8]．

a）年少児のインスリン治療 —主な治療者は家族—

幼稚園・保育園入園までは，家族が主な治療者になります．間食も多いため，皮下注射法では1日の注射回数が多くなりがちですが，インスリンポンプ療法ならば頻回の注射は必要ありません．**食事摂取量が安定しない場合は，食後の低血糖を防ぐためにインスリン投与は食後に行い，主食の摂取量に応じて投与量を減量することが必要です．**

b）学童期のインスリン治療 —主な治療者は家族＋本人—

この年代になってくると患者さんは自分で疾患や治療のことを理解し，自身での血糖コントロールが可能となってきます．インスリン皮下注射法の4回打ちが多くなされていますが，近年ではインスリンポンプ療法も普及してきています．患者さんの成長の度合いにもよりますが，**自ら考えさせ判断できるように緩やかに指導を行い，本人が主体的に治療に取り組めるようにしていきます．**本人と医師が直接よいコミュニケーションをとれることが，のちに来る思春期の治療を行うときにもとても重要になります．

c）思春期の治療 —主な治療者は本人—

思春期は成長ホルモン・性ホルモンの分泌増加に伴い，インスリン抵抗性が高まり，インスリン必要量が増加します[9]．食事摂取量が大幅に増減したり，インスリンの怠薬なども起こりうるため，必然的に血糖コントロールが困難な年代になります．インスリンの怠薬の原因が人前でインスリン皮下注射をすることであれば，これまでの皮下注射からインスリンポンプ療法に思い切って変更するなど，心理面に配慮した柔軟な対応が求められます．また本人が主体的に治療ができるようになってきていれば，高校入学を契機に診察に保護者が付き添うことをや

め，診察室に本人が1人で入る形をとることもあります．保護者へ十分な説明を行い理解が得られなければ実現することは難しく，症例を選んで実施すべきと考えますが，将来の成人科への移行に対して有効な方法の1つです．

 インスリンポンプ療法の導入について

　　当院では，初発時の治療はまず1日4回のインスリン皮下注射法を指導し，本人・家族の受け入れ・理解が十分だと判断した後で，インスリンポンプ療法をご希望された場合に導入しています．導入の時期については特に決まりはありませんが，頻回の哺乳を要する乳児の場合ははじめからインスリンポンプ療法のよい適応と考えます．

❹ シックデイの対応

　シックデイでは，食事摂取量が普段より少なくても，基礎インスリンを中止しないことが必要です．水分は塩分を含んだものを十分に摂取させ，夜間も含め3〜4時間ごとに血糖値・尿ケトンのモニタリングが必要です．発熱性疾患ではストレスホルモンにより高血糖になることが多いですが，嘔吐・下痢・経口摂取不良の際は低血糖になることもあります．高血糖＋ケトーシスの場合はインスリンを適宜追加し，低血糖時はインスリンの減量が必要になります．年少児の場合は，点滴を含めた入院加療が必要になることがあります．

　かかりつけの専門医と連携してどのような状態であれば紹介が必要かのルールづくりができていると理想的です．シックデイの際の専門医への紹介の目安を以下に示しました．これらに当てはまらず，シックデイであっても食事・水分摂取量が保たれ，インスリン投与によって血糖値が保たれているときには，感染症に対する一般的な対応で経過観察が可能なことが多いです．

 ここが総合診療のポイント　シックデイの際の専門医への紹介の目安[10]

- シックデイの原因となった疾患の現病歴や，糖尿病そのものの現病歴が不明
- 体重減少が持続し，脱水症状が悪化している
- 2時間以上にわたり嘔吐が継続する
- 追加インスリン投与にもかかわらず血糖値が上昇する
- 血糖値を60 mg/dL以上に保つことができない
- ケトン尿が強陽性で，増加あるいは持続傾向が認められる
- 錯乱，過呼吸，強い腹痛を認める，経口摂取ができない
- 患児が幼少で，糖尿病以外の疾患もある

症例②

12歳，男児．10歳時の学校健診を契機に当科（小児科）を初診．初診時は身長147.9 cm，体重73 kg（肥満度＋78.9％）と高度肥満を認め，随時血糖値71 mg/dL，HbA1c 5.8％と耐糖能は正常であった．食事・運動療法が継続できず外来をドロップアウトしていた．12歳時の学校健診で尿糖4＋を指摘され近医を受診．身長162.6 cm（＋1.06 SD），体重78.3 kg（肥満度＋50.6％）で，随時血糖値245 mg/dL，HbA1c 12.3％，抗GAD抗体＜1.3 U/mL，CPR 3.4 ng/mL，尿ケトン（－）であり，当科紹介，2型糖尿病の診断で入院となった．

❺ 小児期発症2型糖尿病の背景

　小児期発症2型糖尿病では肥満を伴うものが非常に多いです．浦上らは，学校糖尿病検診で発見された2型糖尿病児の特徴を，性差は有意でないが，8割以上の症例が肥満度20％以上の肥満を有し，肥満度40％以上の高度肥満がその約半数を占め，また，全体の約半数の症例が第1度近親者に2型糖尿病の家族歴を有すると述べています[11]．

　総合診療医の先生方は2型糖尿病の小児を診る機会が少なくても，肥満児を診療する機会の方は多いかもしれません．2型糖尿病を発症していなくても肥満児の段階で家族を含めた継続的な肥満の治療が必要と考えます．

　また非肥満の2型糖尿病児（20％前後を占める）のなかには，後述するMODYなど単一遺伝子異常で起こる糖尿病が含まれている可能性があります．

❻ 小児・思春期の2型糖尿病の治療

1）食事療法の内容

　成長途中である小児期・思春期は，過度のエネルギー制限は好ましくありませんが，2型糖尿病児および肥満児は肥満の程度によりエネルギー制限を行います．「厚生労働省策定日本人の食事摂取基準（2015年度版）」における各年齢の健常児のエネルギー必要量の食事摂取基準（表）を参考にして，

- 中等度以上の肥満：エネルギー摂取量を同年齢の健常児の所要量の**90％**程度に制限
- 軽度肥満・非肥満：エネルギー摂取量を同年齢の健常児の所要量の**95％**程度に制限

を目安に治療を開始します．3大栄養素の配分比は，炭水化物50〜60％，蛋白質20％未満，残りを脂質で摂取して食物繊維の摂取量を1日20〜25 gとします[10) 12) 13)]．医療面接から誤った食習慣を見出し，実行可能なレベルの指導を根気よく続けていく必要があります（図1）．

2）運動療法の強度，頻度，内容

　摂取エネルギーの5〜10％程度を消費する運動を行うのが望ましいです．有酸素運動を中心に，運動強度は「ややきついと感じる程度，ほんのり汗をかく程度」でできれば毎日，少なくとも週に3〜5回，20〜60分間行うことが勧められます[10]．

表 ◆ 健常児におけるエネルギー必要量（日本人の食事摂取基準2015年版）

性別	男性			女性		
身体活動レベル*	I	II	III	I	II	III
0～5　（月）	—	550	—	—	500	—
6～8　（月）	—	650	—	—	600	—
9～11（月）	—	700	—	—	650	—
1～2　（歳）	—	950	—	—	900	—
3～5　（歳）	—	1,300	—	—	1,250	—
6～7　（歳）	1,350	1,550	1,750	1,250	1,450	1,650
8～9　（歳）	1,600	1,800	2,100	1,500	1,700	1,900
10～11（歳）	1,950	2,250	2,500	1,850	2,100	2,350
12～14（歳）	2,300	2,650	2,900	2,150	2,400	2,700
15～17（歳）	2,500	2,850	3,150	2,050	2,300	2,550
18～29（歳）	2,300	2,650	3,050	1,650	1,950	2,200

(kcal/日)

*：身体活動レベルは，低い，ふつう，高いの3つのレベルとして，それぞれI，II，IIIで示した．
注1：活用にあたっては，食事摂取状況のアセスメント，体重およびBMIの把握を行い，エネルギーの過不足は，体重の変化またはBMIを用いて評価すること．
注2：身体活動レベルIの場合，少ないエネルギー消費量に見合った少ないエネルギー摂取量を維持することになるため，健康の保持・増進の観点からは，身体活動量を増加させる必要があること．
（文献14を参考に作成）

肥満児のよくある誤った食習慣
- 食事時間が不規則
- 1人で食べる
- 早食い，まとめ食い，ながら食い，だらだら食い
- 肉類・油っこいもの，甘いものを好み，野菜は嫌い
- 主食は好きにお代わり　おかずは大皿で好きなだけとる
- 間食・ジュースをだらだら摂る/飲む

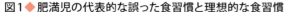

理想的な食習慣
- 規則正しい食事時間
- 家族みんなで一緒に食事をする
- よく噛んで食べる　ほかの活動をしながら食べない（ゲーム，テレビ，宿題）
- 外食，加工食品，コンビニ弁当を避ける
- 主食はお代わりしない　おかずは1人分を取り分けて
- おやつは時間・量を決めて　お菓子を直接箱から食べない　不要なお菓子を家に置かない

図1 ◆ 肥満児の代表的な誤った食習慣と理想的な食習慣
（文献6，10を参考に作成）

　　小児の嗜好にあった球技やゲーム性があるもの（ドッヂボール，サッカーなど）がよいですが，一緒に運動する仲間・家族がいないときはスイミングや縄跳びなどがお勧めです．運動が苦手な場合は，家事（風呂洗い，布団上げ，掃除）・買い物の手伝いで体を動かすほか，室内娯楽（テレビ・ゲーム）を1日2時間以内に減らし，日常生活をなるべく活動的に過ごすことを目標にするとよいでしょう．万歩計を用い運動の記録を残すのも意欲を持続させるコツです．

> **ここが総合診療のポイント　小児患者への指導で一番重要なこと**
>
> 　軽症例では脱落（ドロップアウト）しやすいことが問題となっており，脱落してしまうとその後血糖コントロールが悪化し，糖尿病合併症が早期に進行することが明らかにされています[15]．そのため定期的な医療機関の受診がとても重要と言えます．次回の外来までに達成できるレベルの目標を設定し，成功体験を積ませ，できたらよく褒めましょう．できなければ，その理由を一緒に考えて次につなぎましょう．

3）薬物療法のタイミング，長期予後のエビデンス

　「ISPAD Clinical Practice Consensus Guidelines 2009」では，診断時に無症状の場合において，食事・運動療法を行ったにもかかわらず（目安として3カ月ほど）血糖コントロールが不良な症例（目安として HbA1c＞7％）に対して，第1選択薬としてメトホルミンを推奨していました（図2）．2014年のISPADガイドラインの改定では，肥満を伴う2型糖尿病の若年者に対して，診断時に無症状で HbA1c＜9％の症例には食事・運動療法と同時にメトホルミンを投与するという形に変更されました[6]．なお HbA1c＞9％の症例ではすぐにインスリン治療が推奨されています．

　わが国で現在，小児2型糖尿病に対して使用の認可のある経口血糖降下薬は，前述のメトホルミン（メトグルコ®）とグリメピリド（アマリール®）のみです．2009年10月，成人においてボグリボース（ベイスン®）に耐糖能異常における2型糖尿病の発症抑制の効能が追加されましたが，小児では現在，境界型の段階での血糖降下薬の使用にはコンセンサスが得られていません．**小児領域で安全性・有効性が十分確立されている経口血糖降下薬はまだありませんが，肥満を伴う中学生以降の患者さんで薬物療法が必要な場合はメトホルミンから開始します．**小児科医や糖尿病専門医であっても経口血糖降下薬の使用経験が少ないため，小児2型糖尿病の薬物治療は少数の施設に限られているのが現状です[16]．なお，薬物療法の適応と考えた場合は小児科医・糖尿病専門内科医へご紹介していただくことが望ましいと考えます．

7　そのほかの糖尿病について〜MODY〜

　そのほかの糖尿病とは1型・2型糖尿病，妊娠糖尿病以外で原因が特定できた糖尿病であり，単一遺伝子性，薬剤性，内分泌疾患によるものなどが含まれます．ここでは単一遺伝子性糖尿病のなかで，MODY（maturity-onset diabetes of the young）についてのみ触れます．

　MODYは常染色体優性遺伝，25歳以下の若年発症，インスリン分泌能低下を特徴とし，家系解析から13種類の遺伝子が知られています．日本人で最も頻度が高いMODY3は，スルホニル尿素薬が著効するためインスリン治療からの離脱が可能な場合もあり，MODYと診断することで効果的な治療を行えます[17]．未診断のまま1型・2型糖尿病として治療されている患者さんもいる可能性がありますので注意が必要です[18]．MODY遺伝子の検査で確定診断を行います．腎疾患を合併するタイプ（MODY5）などもありますので，合併症の評価・フォローを含めて専門医への紹介が望ましいと考えます．

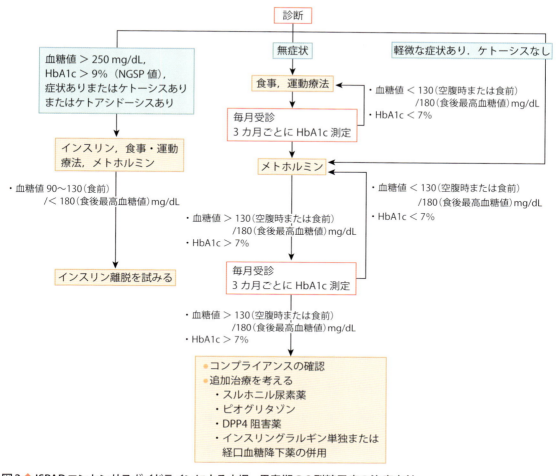

図2 ◆ ISPADコンセンサスガイドラインによる小児・思春期の2型糖尿病の治療方針
(ISPAD Clinical Practice Consensus Guidelines 2009を参考に作成)
※本フローチャートは2009年度版のものであり、現在2014年度版に改定されています．実際の診療には改定前のフローチャートの方が適していると考え，2009年度版より抜粋しています．

 ここが総合診療のポイント　MODYを疑うサイン

- 3世代にわたり家系内に何らかの耐糖能障害を認める．
- 2型糖尿病との違い：インスリン抵抗性を認めない，膵β細胞の機能低下を早期から認める，非肥満の2型糖尿病と診断されていることがある．
- 1型糖尿病との違い：家族歴が濃厚，膵島自己抗体が未検出，インスリン依存症例においてもインスリン必要量が少なく，インスリン療法を中止しても糖尿病性ケトアシドーシスに進行しない．

❽ 長期合併症の検索，フォローのタイミングについて

　長期合併症には糖尿病に特異的な細小血管症によるもの（網膜症，腎症，神経障害）と糖尿病に非特異的な大血管症によるものがあります．網膜症の検索は眼科受診による眼底検査が必要ですが，検査の頻度は網膜所見が正常から単純網膜症期までは年1回程度，単純網膜症中期までは3〜6カ月に1回程度，増殖網膜症以降は眼科医の指示に従うのが通例です．腎症は顕性腎症に至ると改善は困難となるので，早期発見・早期治療が基本です．午前中の随時尿を用いて尿中アルブミン値 30〜299 mg/g・Cre（3回測定中2回以上該当）を微量アルブミン尿と評価し，300 mg/g・Cre以上は顕性蛋白尿です．スクリーニングの開始時期については，ISPAD Clinical Practice Consensus Guidelines 2014では網膜症・腎症に関しては10歳か思春期の開始年齢から年1回で，これより若年ならば罹病期間が2〜5年経過後から年1回と記載されています[19]．なお大血管症に関しては10歳以降5年ごとの脂質関連検査と，毎年の血圧測定を行いフォローを行うと記載されています[19]．

おわりに

　血糖コントロールを長期間良好に保つことは重要ですが，小児期・思春期の糖尿病患者さんでは，糖尿病をもたない子どもと同等の楽しい集団生活を送り心身ともに正常な成長・発達を遂げることが目標です．疾患だけを診るのではなく，患者さんを全人的に診る必要があります．

【謝辞】
　ご助言いただいた あいち小児保健医療総合センター内分泌代謝科 濱島 崇 先生に深謝いたします．

◆ 文　献

1) 「こどもの1型糖尿病ガイドブック　患児とその家族のために」（日本小児内分泌学会糖尿病委員会/編），文光堂，2007
2) Urakami T, et al：Incidence of children with slowly progressive form of type 1 diabetes detected by the urine glucose screening at schools in the Tokyo Metropolitan Area. Diabetes Res Clin Pract, 80：473-476, 2008
3) Golden MP, et al：Longitudinal relationship of asymptomatic hypoglycemia to cognitive function in IDDM. Diabetes Care, 12：89-93, 1989
4) Rovet JF, et al：Specific intellectual deficits in children with early onset diabetes mellitus. Child Dev, 59：226-234, 1988
5) Rovet JF, et al：Intellectual characteristics of diabetic children at diagnosis and one year later. J Pediatr Psychol, 15：775-788, 1990
6) Zeitler P, et al：Type 2 diabetes in the child and adolescent. ISPAD Clinical Practice Consensus Guidelines 2014 Compendium. Pediatr Diabetes, 15 (Suppl 20)：26-46, 2014
7) 「糖尿病診療ガイドライン2016」（日本糖尿病学会/編），南江堂，2016
8) Rewers MJ, et al：Assessment and monitoring of glycemic control in children and adolescents with diabetes. ISPAD Clinical Practice Consensus Guidelines 2014 Compendium. Pediatr Diabet, 15 (Suppl 20)：102-114, 2014
9) Amiel SA, et al：Impaired insulin action in puberty. A contributing factor to poor glycemic control

in adolescents with diabetes. N Engl J Med, 315：215-219, 1986
10)「小児・思春期糖尿病コンセンサス・ガイドライン」（日本糖尿病学会・日本小児内分泌学会/編），南江堂，2015
11) 浦上達彦：尿糖陽性者の概況．小児科臨床，66：580-584, 2013
12) 浦上達彦：小児・思春期2型糖尿病治療での挑戦．小児科臨床，67：217-225, 2014
13) Smart CE, et al：Nutritional management in children and adolescents with diabetes. ISPAD Clinical Practice Consensus Guidelines 2014 Compendium. Pediatr Diabetes, 15 (Suppl 20)：135-153, 2014
14) 厚生労働省：日本人の食事摂取基準（2015年版）の概要
http://www.mhlw.go.jp/stf/shingi/0000041824.html
15) 岡田泰助，奥平真紀，内潟安子ほか：学校検尿と治療中断が18歳未満発見2型糖尿病の合併症に与える影響．糖尿病 43：131-137，2000
16) 浦上達彦：小児科から内科へのシームレスな診療をめざしてⅡ．疾患各論：代謝・内分泌　糖尿病（1型，2型）―小児科の視点から．診断と治療，101：1803-1807, 2013
17) 山田思郎：小児糖尿病UPDATE MODY．小児内科，34：1681-1686, 2002
18) 横田一郎：小児糖尿病の成因と病態に関する新たな知見（小児糖尿病の診断と治療Update）．小児科臨床，67：183-193, 2014
19) Donaghue KC, et al：Microvascular and macrovascular complications in children and adolescents. ISPAD Clinical Practice Consensus Guidelines 2014 Compendium. Pediatr Diabet, 15 (Suppl 20)：257-269, 2014

第4章 診療場面別トピックス

妊娠期

10 妊娠期の高血圧をどう診る？

岡田唯男

Point

- 妊婦の血圧高値を見たら行うこと
  1) 高血圧の確定（軽症の場合は数日〜1週間後の2回，重症を疑う場合は4時間あけて2回，緊急症を疑う場合は15分以上持続にて確定）
  2) 適宜蛋白尿，その他の臓器障害の有無を確認し，妊娠20週未満からか（加重型妊娠高血圧腎症），以後（妊娠高血圧，妊娠高血圧腎症，子癇）かを判断し，妊娠高血圧症候群の病型のどれにあたるかを考える
  3) 病型と重症度に基づいて，紹介の緊急度を判断し適切な対応をする
- 妊娠高血圧症候群の診断において2005年以降，浮腫や血圧上昇度は診断基準から外されており，呼称もかつての妊娠中毒症から変更となっている．妊娠高血圧腎症については，米国では2013年より一定の基準を満たせば蛋白尿すら必要なくなっている．英文表記はpregnancy-induced hypertension（PIH）からhypertensive disorders of pregnancy（HDP）と変更されている
- 妊娠高血圧症候群（HDP）の定義や分類は現在も流動的であり，複数の診療ガイドラインの間でも定義や推奨に乖離が見られている
- 薬物治療の閾値は一般成人より高い．軽症妊娠高血圧の治療は原則行わない
- 治療を行う場合までは降圧薬の選択薬が限定されている．また降圧目標は正常値までではなく高血圧軽症レベルである
- そもそも妊娠可能年齢の女性の高血圧の治療は最初から妊娠中も使用可能な降圧薬の選択を考慮する
- 出産後，高血圧に移行する集団が一定割合いるため既往歴のある人は注意する（出産後12週以上続くかどうかで判定する）

Keyword 妊娠高血圧　妊娠高血圧腎症　加重型妊娠高血圧腎症　preeclampsia
hypertensive disorders of pregnancy（HDP）

はじめに

妊娠期の高血圧の扱いは不案内な方も多いのではないでしょうか．妊娠高血圧腎症は，胎盤

機能不全，胎児機能不全，子宮内胎児発育不全/死亡，早産，常位胎盤早期剥離，HELLP症候群，子癇，播種性血管内凝固症候群，急性腎不全など，母児生命を危うくする重篤な合併症を併発しやすく[1]〜[3]．また，出生児においては脳性麻痺や，その他の認知機能の低下，心血管機能，免疫機能，神経学的機能への影響，血圧高値，などもみられるため[4]，その早期発見，管理が重要です．

また，この領域は現在もその定義や考え方は流動的であり，日本の診療ガイドラインでも妊娠高血圧症候群の英文表記が国際的な流れから，PIHからHDPに変更されていますし[1]，国際的なHDPに関する13の診療ガイドラインの妥当性の検証と比較をした研究では[5]，診療ガイドラインを評価する基準であるAGREE II[6]における6つの領域で質のスコア80％以上を獲得したものは存在せず，5つの領域で満たしたものは，WHO[7]とNICE[8]のものだけでした（日本の診療ガイドラインは検討の対象にも含まれていません）．また，それら13の記載内容については7つの項目については一致を見ましたが，妊娠高血圧腎症の定義，軽症高血圧の治療目標，産後のフォローを含む5つの項目について一致が得られていないことも知っておく必要があります．

診療ガイドラインの信頼度からはWHOとNICEのものを中心に解説すべきですが，どちらも古いこと，日本国内での周知度や標準的ケアの基準であるという点，また諸外国の主要な診療ガイドラインも踏まえた最新のものであることなどから，ここでは，基本的事項の再確認と理解を目標として最新の日米の診療ガイドラインを中心に概説します（根本的な問題ではありませんが，2017年の日本産科婦人科学会，日本産科婦人科医会のガイドライン[1][2]が採用している2013年の定義，分類[9]と2015年の日本妊娠高血圧学会のガイドライン[10]の定義，分類にも微妙な順序や表現のズレがあります．本原稿では前者を採用しました）．妊娠高血圧腎症の管理，子癇の予防・管理などは通常，産科専門医に委ねることが多いため本稿の対象外としますが，場合によっては産科医との連携により血圧の管理，降圧薬の投与に関しては協力を求められる可能性はあります．また，妊婦が，腹痛や頭痛，その他の症状で非産婦人科医を受診する場合やその際に偶発的に血圧高値を発見される場は少なくないと思われますので，総合診療医として適切に対応できるようにしておきましょう．

> **症例**
> 36歳，女性．上気道症状で受診．現在2人目の妊娠中で26週．予診での血圧が145/95 mmHgでした．

❶ 高血圧の確定

高血圧の診断は妊婦の場合も一般成人，小児と同様，聴診法で適切に測られた血圧が2回以上の，複数の機会で高値を示すものです[10]（妊娠高血圧腎症や子癇の場合など，介入のための緊急の診断確定を要する場合は最低4時間開いていれば複数の機会とカウントしてよく[11]，急

性臓器障害の症状が出ているなど超緊急の場合は15分以上の血圧高値で高血圧確定でもよいとしています[12].異常値は一般成人と同様140/90 mmHg以上です（収縮期血圧，拡張期血圧のどちらかでも満たす場合）．単発の血圧高値は高血圧ではありません．

本症例の場合，主訴の上気道症状への適切な対応の後，急性の臓器障害を示唆する症状がないことを確認の上，数日〜1週間後くらいに再診を促し，血圧の再検をもって高血圧の確定を行う手もありますが，通常妊婦さんは母子手帳を持っていますので，それまでの血圧を見せてもらいましょう．日本の診療ガイドラインには白衣高血圧の可能性や家庭血圧測定の重要性などが記載されていますが[1]，これらは一般的な高血圧の考え方と同じです．

参考までに，妊娠経過に伴う血圧の自然推移ですが，家庭血圧で見た場合，一般論として，妊娠初期から20週まで低下傾向，20週前後で最低値，その後40週までに，収縮期で10 mmHg，拡張期で7 mmHg上昇するが，135/85 mmHgを超えることはないとされています．外来血圧でも妊娠18週を最低値としてその後血圧は上昇傾向を示します．このことは一般にはまだあまり知られていないので，絶対値がカットオフを超えていない限り，妊娠後期にかけての多少の血圧の上昇は，絶対値がカットオフを超えていない限り，過度に心配しないことも重要です[3].

症例（つづき）

母子手帳で確認したところ24週の妊婦健診で142/90 mmHg（適切な測定として），それより前の血圧はすべて正常値でした．

❷ 病型診断

この時点で本症例の高血圧の存在が確定します．**次に考えるべきことは，妊娠20週未満の発症か否かです．**20週未満なら加重型妊娠高血圧症候群か高血圧合併妊娠で，20週以降であれば，妊娠高血圧症候群（HDP）のうち妊娠高血圧か妊娠高血圧腎症です．

この症例は20週未満の血圧が正常であったことが母子手帳からわかっているので，広義での妊娠高血圧症候群（HDP）のうち妊娠高血圧か妊娠高血圧腎症の病名が確定します．

これはかつて「妊娠中毒症」と呼ばれた病態と同義ですが，その名称は2005年にすでに廃止されているので専門医とのコミュニケーションの際に古い呼称は使わないように，注意しましょう．**診断においても，浮腫の存在，相対的な血圧上昇度は予後との相関がないことなどから基準から削除されています**[3)13].

日本では稀ですが，妊娠確定および妊婦健診の開始が妊娠20週以降で高血圧があり，それまでの血圧の情報がない場合は（若い女性は医療機関の受診歴自体がない場合も多いので），妊娠高血圧よりも母児合併症が多いとされる高血圧合併妊娠か，加重型PIH（つまり20週より前から高血圧があった）という前提で対応する方が無難でしょう（ここは産科医に任せましょう）．

❸ 紹介のタイミング

　この時点での本症例の可能性はHDPのうち妊娠高血圧か，妊娠高血圧腎症です．次回の妊婦健診の日が近い場合は，高血圧の旨を伝える紹介状とともに妊婦健診の担当医へ紹介でよいかもしれませんが，日本の診療ガイドラインでは，妊娠高血圧腎症は原則入院管理[1]〜[3]とされている（一方，入院管理上，厳格な床上安静の治療的意義は乏しいとされています．ともにグレードC[3]）こと，また重症妊娠高血圧腎症は対応を急ぐ場合があるため，その2つの判別をこの時点でしておく必要があります．**必要な情報は血圧の値，蛋白尿の有無，何らかの多臓器障害を示唆する症状・所見の存在の3つです．**

　血圧が，重症の基準（収縮期＞160 mmHgもしくは拡張期＞110 mmHg）を満たす場合（原則これも2回以上の異なる機会で），その時点での紹介を考慮します．

　一般的に妊婦健診では毎回ルーチンとして血圧，尿蛋白の定性検査を行っています．妊婦健診目的以外の妊婦の非産婦人科受診で全例尿検査を行うかどうかは議論のあるところですが，少なくとも血圧高値，高血圧の診断をした時点で，尿検査は実施しましょう．蛋白尿1＋以上の場合，妊娠高血圧腎症の可能性があり早めの紹介を考慮しますが，蛋白尿の確定には24時間蓄尿での蛋白定量における0.3 g/日もしくは随時尿中の蛋白/クレアチニン比（P/C比＞0.27）が必要です〔2回連続蛋白尿1＋であっても，蛋白尿（P/C比＞0.27）の陽性的中率は30％で，それらの女性の妊娠高血圧腎症の発症確率は14％しかありません〕[1]．どの時点で産科へ紹介するかは連携先とのコンセンサスのなかで決めましょう．

　妊娠中の高血圧を診た場合，多臓器障害を示唆する症状がないかをROS（review of system）として，閉じられた質問で頭痛，視力障害，嘔気，呼吸困難，胸痛，腹痛，上腹部痛，尿量減少，浮腫の急激な進行等の有無を確認し，あればその時点での紹介を検討するか，さらに血液検査での血小板減少（10万/μL以下），肝機能異常（正常値の2倍以上），新規腎障害（既存腎障害のない状態でクレアチニン1.1 mg/dL以上かベースラインの2倍以上）がないかの確認を検討します[11]．

　ここは，一般成人での非常に高い血圧（180/120 mmHgなど）を診た場合に，脳，心臓，腎臓，大血管などの標的臓器に急性の障害が生じ進行している高血圧緊急症として急速な降圧（つまりすぐに紹介）を考慮するか，標的臓器障害の急速な進行がない高血圧切迫症として対応する（緊急降圧のエビデンスなし）かの判断と同じようなイメージです．

　米国の新しい診療ガイドラインでは，蛋白尿がなくても多臓器障害を示唆する所見があれば妊娠高血圧腎症と診断するとされました[11]．念頭においておく価値はあるでしょう．

　逆に妊婦が頭痛，視力障害，嘔気，呼吸困難，胸痛，腹痛，上腹部痛，尿量減少，浮腫の急激な進行等の症状を主訴に来院した場合，血圧を確認すること，常に妊娠高血圧腎症を念頭においた鑑別・診療をすることが重要です．

　余談ですが，血圧の高くない妊娠蛋白尿はHDPの中に含まれません．しかし，蛋白尿（＞0.3 g/日）を示した妊娠蛋白尿の約50％が2〜3週後に高血圧も合併し妊娠高血圧腎症となるため，注意が必要です[1]．

診療ガイドラインでは蛋白尿の確定にはP/C比＞0.27をもって，24時間尿中蛋白量＞0.3 g/日に相当すること，P/C比の測定をするタイミングとして，① 高血圧で蛋白尿≧１＋の場合，② 正常血圧で蛋白尿１＋が連続２回もしくは≧２＋の場合としています[1]．

ここまでを表1～3にまとめます．

症例の経過・その後

血圧が重症の基準を満たさず，尿定性で蛋白尿は存在せず，上気道以外の症状もないため，感冒症候群への対症療法とともに紹介状を渡し，次回の妊婦健診の日での妊婦健診担当医への待機的な受診としました．その後は血圧の高値が時々みられるものの，軽症妊娠高血圧として，投薬もなく無事元気な赤ちゃんの出産に至り，当院へ健診や予防接種に来院しています．

④ 妊娠中の高血圧はいつ治療するのか

血圧が重症の基準を満たさない限り降圧薬の投与は推奨されていません．また重症でない限り，ベッド上安静は必須ではありません（禁止でもありませんが）．

逆に重症の場合は降圧薬による治療が推奨されます．降圧薬投与は高血圧重症レベル（160/110 mmHg）で開始し，降圧目標は高血圧軽症レベル（140～159/90～109 mmHg）で，主たる降圧薬はメチルドパ，ヒドララジン，ラベタロールから選択します（妊娠20週以降では，3剤にニフェジピンを加えた4剤が第一選択薬です）[3) 10)]（表4）．必要により，慎重にかつ患者さんとの十分なインフォームドコンセントのもとにCa拮抗薬を用いることがあります．ACE阻害薬とARBは胎児発育不全，羊水過少，先天奇形，ならびに新生児腎不全の危険を高めるので禁忌です．

⑤ HDPは予測できるか？

誰がHDPになるリスクが高いかを検査により予測する方法はありません．既往歴と危険因子の聴取が重要です．また発症予防目的で全妊婦対象に投与が推奨される薬物はありません（低カルシウム摂取女性と妊娠高血圧腎症ハイリスク妊婦でのカルシウム経口補充の可能性[10]，および既往のある人への低量アスピリン処方がエキスパートの意見として推奨されています[10) 11)]）．早期発見が重要です．

17の研究，5,075人の妊娠23週以前に有酸素運動の介入効果を見たRCTのシステマティックレビューにて，30～60分，週2～7回の有酸素運動が妊娠高血圧（2.5％ vs 4.6％）の減少を介してのHDPの減少（5.9％ vs 8.5％）（妊娠高血圧腎症は減少せず，帝王切開率は介入群で16％低下）の知見があります[14]．

表1 ◆ 日米における妊娠期の高血圧の分類

a) 日本の妊娠高血圧症候群の病型分類

定義	妊娠20週以降,分娩後12週まで高血圧がみられる場合,またはそれに蛋白尿を伴う場合のいずれかで,かつこれらの症状が単なる妊娠の偶発合併症によるものではないもの

● 妊娠高血圧（Gestational hypertension：GH）
妊娠20週以降にはじめて高血圧（収縮期血圧140 mmHg以上もしくは拡張期血圧90 mmHg以上）が発症し,蛋白尿は存在せず,分娩後12週までに正常に復する場合

● 妊娠高血圧腎症（Preeclampsia：PE）
妊娠20週以降にはじめて高血圧（収縮期血圧140 mmHg以上もしくは拡張期血圧90 mmHg以上）が発症し,かつ蛋白尿（基本的には300 mg/日以上）を伴うもので分娩後12週までに正常に復する場合

● 加重型妊娠高血圧腎症（Superimposed preeclampsia：S-PE）
a) 高血圧が妊娠前あるいは妊娠20週までにすでに認められ,妊娠20週以降蛋白尿を伴う場合
b) 高血圧と蛋白尿が妊娠前あるいは妊娠20週までに存在し,妊娠20週以降,いずれか,または両症状が増悪する場合
c) 蛋白尿のみを呈する腎疾患が妊娠前あるいは妊娠20週までに存在し,妊娠20週以降に高血圧が発症する場合

● 子癇（Eclampsia：E）
妊娠20週以降にはじめてけいれん発作を起こし,てんかんや二次性けいれんが否定されるもの.けいれん発作の起こった時期により,妊娠子癇,分娩子癇,産褥子癇と称する

追記：蛋白尿の確定は右記の手順で行う（試験紙法で確定せず,P/C比もしくは24時間蓄尿を用いる）
1. 以下の場合,随時尿中の蛋白とクレアチニンを定量し蛋白/クレアチニン比（P/C比）を求める
   1) 高血圧妊婦に試験紙法で蛋白尿≧1+が検出された場合
   2) 正常血圧妊婦に試験紙法で蛋白尿1+が連続2回あるいは,≧2+が検出された場合
2. 蛋白/クレアチニン比＞0.27は24時間尿中蛋白量＞0.3 gに相当すると説明する
3. 蛋白尿（≧1+）が検出されている妊婦に,高血圧を認めたら,48時間以内に血圧再検と蛋白尿定量検査（随時尿中の蛋白/クレアチニン比あるいは24時間蓄尿中の蛋白定量）を行う

付記：・肺水腫,脳卒中,HELLP症候群は重症の亜型であり,HDPの定義や分類からは外す
・妊娠蛋白尿や浮腫はHDPの症状からは外す

b) 米国のhypertension in pregnancyの分類

● Preeclampsia-Eclampsia（妊娠高血圧腎症—子癇）
日本の基準と異なり他臓器障害を示唆する症状,所見（血小板減少,肝機能異常,新規腎障害,肺水腫,脳浮腫を示唆する症状や視力障害など）がみられた場合,**蛋白尿を必須としない.**
蛋白尿の定義は24時間尿中蛋白量＞0.3 gもしくは随時尿中の蛋白/クレアチニン比＞0.3とする.
定性検査の1+は偽陽性,偽陰性ともにあり,できる限り前述での確定をする

● Chronic hypertension（日本の定義による妊娠高血圧症候群のなかには含まれない）

● Chronic hypertension with superimposed preeclampsia（加重型妊娠高血圧腎症）
米国では診断基準は厳密に定義されていない.重症と軽症によって管理方針が異なる

● Gestational hypertension（妊娠高血圧）
産褥期を過ぎても高血圧が存在する場合,その時点で診断名をChronic Hypertensionに変更する

● Postpartum hypertension（12週までに消失すれば日本の定義では妊娠高血圧とする）
産後はじめて妊娠高血圧腎症を発症する場合などがあり,出産後の退院が早期化しているため出産後外来での症状発現には注意が必要.定義は産後2週から6カ月の間で軽度の高血圧が持続するもの

括弧内は日本での分類で相当するものであるが,診断基準が異なるものは追記した.
（表1は文献1〜3,9〜11を参考に作成）

表2 ◆ 妊娠高血圧症候群における重症度分類

軽症
●血圧
次のいずれかに該当する場合（かつ重症の基準を満たさない場合） ・収縮期血圧 140 mmHg以上, 160 mmHg未満 ・拡張期血圧 90 mmHg以上, 110 mmHg未満
●蛋白尿
≧ 300 mg/日を超えるが，＜ 2 g/日や試験紙法で 3 ＋を超えないもの

重症
●血圧
次のいずれかに該当する場合（かつ重症の基準を満たさない場合） ・収縮期血圧 160 mmHg以上 ・拡張期血圧 110 mmHg以上
●蛋白尿
蛋白尿が 2 g/日以上のときは蛋白尿重症とする．なお，随時尿を用いた試験紙法による尿中蛋白の半定量は24時間蓄尿検体を用いた定量法との相関性が悪いため，蛋白尿の重症度の判定は24時間尿を用いた定量によることを原則とする．随時尿を用いた試験紙法による成績しか得られない場合は，複数回の新鮮尿検体で，連続して 3 ＋以上（300 mg/dL 以上）の陽性と判定されるときに蛋白尿重症とみなす．

高血圧緊急症
●血圧
・収縮期血圧 180 mmHg以上 ・拡張期血圧 120 mmHg以上 が短時間での再検査で反復して認められた場合（米国では15分以上の持続で診断してよい）

（表2は文献1～5, 9を参考に作成）
注：非妊婦の場合，臓器障害の急速な進行がない場合は「高血圧切迫症」として扱い，緊急降圧による予後改善のエビデンスはなく，血圧の数値だけで緊急症かどうか判断すべきではない，とされているが，**妊婦においてはこの限りではなく，原則血圧の値によって「高血圧緊急症」と判断し，降圧治療を開始する**．

表3 ◆ 発症時期による分類

早発型（early onset type：EO）	妊娠32週未満に発症するもの
遅発型（late onset type：LO）	妊娠32週以降に発症するもの

表4 ◆ 妊娠中の高血圧の治療薬

メチルドパ	250～2,000 mg/日
ヒドララジン	30～200 mg/日
ラベタロール	150～450 mg/日（2011年に妊婦禁忌条項削除）
徐放性ニフェジピン	20～40 mg/日（妊娠20週以降使用可，2011年に妊婦禁忌条項削除）

❻ 高血圧の女性が妊娠を希望する/妊娠した場合（高血圧合併妊娠）

　総合診療医（特に家庭医）の産科医に対する大きな利点は，妊娠前からかかわっている場合が多いということです．妊娠を考慮している女性がすでに高血圧を有している場合，下記の点が重要です．

- 血圧が140/90 mmHg以下にコントロールされていることで良好な妊娠経過および出産が可能となることをしっかりと理解してもらっておく
- **妊娠可能な女性の高血圧診療は妊娠中も使用可能な上記薬剤をはじめから選択しておく**
（つまり，妊娠可能年齢女性の高血圧治療は，問診項目に挙児希望の有無を含むことが

標準です），もしくは，妊娠を試みる前の十分な期間を利用して，それらに変更しておく
- 当たり前のこととして葉酸推奨，禁煙，禁酒などのプレコンセプショナルカウンセリング（妊娠前ケア）は行う
- 妊娠中の過度の降圧は胎児への悪影響の可能性があること，妊娠中の血圧管理は臓器障害のない軽症高血圧合併妊娠では，妊娠初期〜中期の生理的血圧下降を期待して，妊娠初期からの降圧薬を減量または中止してもよい[3]，臓器障害がないことを前提に軽症高血圧のレベルまで緩める方がよい，という意見もあること[11]
- 多剤による降圧治療を受けていたり，臓器障害を伴っていたりする場合，高齢出産（35歳以上），肥満や糖尿病を合併している場合にはすみやかに高血圧専門医と産科医に相談する
- **加重型妊娠高血圧腎症は発見，診断が困難な場合が多く，血圧の上昇や蛋白尿発現に注意し，産科医と綿密な連携をとる**

7 HDPの既往歴がある場合

HDPに罹患した妊婦はその後数十年を経て，高血圧，脳血管障害，虚血性心疾患をはじめ，糖尿病，脂質異常症などのメタボリックシンドローム（代謝異常症候群），さらには腎疾患などを発症しやすいとされています．

高血圧の発症リスクは3倍弱[3]や2〜9倍[11]というデータがあります．現在は妊娠高血圧症候群が心血管疾患を起こすというより，両者とも同様の危険因子を背景に起きると考えられています．**女性の高血圧診療では既往歴として妊娠高血圧症候群の既往を尋ねる，というのを初期評価の一環として含めるべきであると認識した方がよいでしょう．**

繰り返しますが，HDPと診断されるためには，妊娠20週以降の発症および，**産後12週以内での血圧正常化の確認**が必要です．一般的な産後健診は出産後4週の1回きりですから，12週までフォローされるべき褥婦がシステムから漏れおちる場合があります．予防に重点を置くプライマリケアの診療所では，高血圧のスクリーニングとしてすべての成人の受診ごとの血圧測定が基本ですから，そのような褥婦が他の理由で受診しても血圧は確認されるはずですが，若い女性が多いことや，授乳の問題での相談，主訴が軽症の場合に血圧の測定が漏れてしまうことがあるため，産後3〜4カ月までの褥婦の受診→血圧確認の意識付けが重要です．

エキスパートの意見として妊娠高血圧腎症の既往のある女性には年1回の血圧，脂質，血糖，BMIの測定が推奨されています[11]．

8 授乳

授乳に関しては，ほとんどの降圧薬が数％は母乳に分泌されるので注意が必要ですが，授乳の目的があれば，拡張期血圧が100 mmHg未満の高血圧の場合，降圧薬を中止することも考慮すべきでしょう．しかしそれ以上の高血圧に関しては，降圧薬による治療も必要なため，相談

のうえ，授乳との適合性のより高い薬剤を選択するよう心がけます．**授乳の意義や重要性は高く，可能な限り両立をめざします**[3]．各薬剤の授乳との適合性については成書を参考にしてください（日本産婦人科学会の診療ガイドラインではARB以外のβ遮断薬，αβ遮断薬，Ca拮抗薬，ACE阻害薬などが利用可能とされています[3]）．

おわりに

妊娠そのもののケアを行わない場合も，それ以外の主訴による受診の際に妊娠高血圧症候群を見逃さない，高血圧診療の際に妊娠を前提とした治療戦略をとる，またそれらについて患者教育を行うなど総合診療医ができることは多いです．本稿がそのための助けとなれば幸いです．

◆ 文 献

▶ 各分野での標準的な診療が何かを知っておくのは総合診療医の最低限の責務と考えられますから，文献1〜4については大枠だけでも把握，適宜参照できることは必須でしょう．
（以下URLはすべて2018年1月閲覧）

1) CQ309-1 妊婦健診で高血圧や蛋白尿を認めたら？「産婦人科診療ガイドラインー産科編2017」（日本産科婦人科学会，日本産婦人科医会/編・監），p191，日本産科婦人科学会事務局，2017
2) CQ309-2 妊娠高血圧腎症と診断されたら？「産婦人科診療ガイドラインー産科編2017」（日本産科婦人科学会，日本産婦人科医会/編・監），p191，日本産科婦人科学会事務局，2017
3) 「妊娠高血圧症候群の診療指針2015 − Best Practice Guide −」（日本妊娠高血圧学会/編），メジカルビュー社，2015
http://minds4.jcqhc.or.jp/minds/hypertension_in_pregnancy/hypertension_in_pregnancy.pdf
4) Pinheiro TV, et al：Hypertensive disorders during pregnancy and health outcomes in the offspring：a systematic review. J Dev Orig Health Dis, 7：391-407, 2016
5) Gillon T, et al：Hypertensive disorders of pregnancy：a systematic review of international clinical practice guidelines. PLoS ONE, 9：e113715, 2014
6) Brouwers MC, et al：AGREE II：advancing guideline development, reporting and evaluation in health care. CMAJ, 182：E839-E842, 2010
7) WHO recommendations for prevention and treatment of pre-eclampsia and eclampsia. 2011
http://www.who.int/reproductivehealth/publications/maternal_perinatal_health/9789241548335/en/
8) NICE (National Institute of Health and Care Excellence)：Hypertension in pregnancy：diagnosis and management. Clinical guideline. Published：25 August 2010/updated January 2011
https://www.nice.org.uk/guidance/cg107
9) Watanabe K, et al：Outline of definition and classification of "pregnancy induced hypertension (PIH)". Hypertension Research in Pregnancy, 1：3-4, 2013
10) 第10章 女性の高血圧：「高血圧治療ガイドライン2014」（日本高血圧学会 高血圧治療ガイドライン作成委員会/編），ライフサイエンス出版，2014
http://www.jpnsh.jp/data/jsh2014/jsh2014v1_1.pdf
11) ACOG Task Force on Hypertension in Pregnancy. Hypertension in pregnancy 2013
https://www.acog.org/~/media/Task%20Force%20and%20Work%20Group%20Reports/public/HypertensioninPregnancy.pdf
12) Bernstein PS, et al：National Partnership for Maternal Safety：Consensus bundle on severe hypertension during pregnancy and the postpartum period. Obstet Gynecol, 130：347-357, 2017
13) 伊藤昌春，草薙康城：診療の基本 妊娠高血圧症候群．日産婦，58：N61-N70，2006
http://www.jsog.or.jp/PDF/58/5805-061.pdf
14) Magro-Malosso ER, et al：Exercise during pregnancy and risk of preterm birth in overweight and obese women：a systematic review and meta-analysis of randomized controlled trials. Acta Obstet Gynecol Scand, 96：263-273, 2017

第4章 診療場面別トピックス

妊娠期

11 周産期の耐糖能異常をどう診る？
～妊娠時のサインを見逃さず，その後に活かす

池田裕美枝，安日一郎

Point
- 耐糖能異常合併妊娠には3パターンありますが，いずれの場合でも，妊娠中は周産期予後改善のため厳格な血糖コントロールを要します
- 妊娠糖尿病（GDM）既往女性は糖尿病発症リスクが高いため総合診療医による長期フォローアップが重要です．1～3年ごとに糖尿病検査を行い，生活習慣指導をしましょう
- GDM既往女性への1回目の介入時期は産後6～12週です．75gOGTT検査を行い，母乳栄養を推奨しましょう

Keyword 妊娠糖尿病（GDM）　糖尿病予防　産後の長期フォローアップ

はじめに

　妊娠は人生の負荷試験だと言われることがあります．将来的に糖尿病になりやすい体質の人が妊娠すると妊娠糖尿病を生じやすい，または，将来的に高血圧になりやすい体質の人が妊娠すると妊娠高血圧症候群を生じやすい，などという意味です．

　妊娠糖尿病は妊娠に伴う一過性の耐糖能異常のことを言い，妊娠中の治療のゴールは母児の周産期合併症（巨大児や帝王切開など）を予防することにあります．ですが，妊娠糖尿病を診断する意義はもう1つあります．妊娠という負荷試験を通して，お腹の赤ちゃんがお母さんに「お母さんは将来糖尿病になるかもしれない体だよ，注意してね」と教えてくれているのです．医療者がこれを上手に通訳してお母さんに伝えれば，**早期介入によって母体の糖尿病の発症や，重症化を予防する**ことになるのです．

　しかしながら，私たち産婦人科医は出産後のお母さんたちにそれほど長くかかわる機会をもちません．総合診療医をはじめとする各科の先生方にご協力いただくことで，お母さんたちに糖尿病を未然に防ぐ生活習慣介入（食事療法，運動療法）を長く続けていただきたいと思います．

症例
　特に既往のない1経妊1経産の34歳主婦，木村さん（仮名）．現在産後3カ月で授乳中です．妊娠中にかかりつけ産婦人科医から「妊娠糖尿病」と診断され，食事指導を受けました．1カ月健診時にかかりつけ産婦人科医より，産後3カ月前後で糖尿病の検査を再検した方がよいと勧められた

ため，内科を受診しました．

あなたなら木村さんにどのような検査をして，どのように指導しますか？

1 耐糖能異常合併妊娠の分類

耐糖能異常合併妊娠には，糖尿病合併妊娠（最近は妊娠前糖尿病，pregestational diabetes と呼ぶことも多い），overt diabetes in pregnancy，妊娠糖尿病（gestational diabetes mellitus：GDM）の3つがあります（図）．

妊娠中に診断されるのはovert diabetes in pregnancy とGDMの2つですが，すべての妊婦は妊婦健診で妊娠糖尿病スクリーニング検査を受けることが推奨されており，スクリーニング陽性例は75gOGTTやその他の検査を受けて表1に示す産婦人科診療ガイドラインによる診断基準により診断されます．

この診断基準は2010年に改定されたもので，この改定によりovert diabetes in pregnancy が新しく定義され，またより多くの人がGDMと診断されることになりました．新しいGDM診断基準はHyperglycemia and Adverse Pregnancy Outcome（HAPO）study という23,000人以上の妊婦に対して75gOGTTを行った前向き研究[1]をもとにしています．この研究で診断基準の数値が算出されたのですが，1項目以上を満たした妊婦は何も満たさなかった妊婦と比べてlarge for gestational age infant（LGA）と妊娠高血圧症候群がともに2倍，早産と帝王切開が45％増となっています．

新しい診断基準によりGDMと診断される妊婦の割合は2.1％から8.5％に増加することが見込まれています[2]．

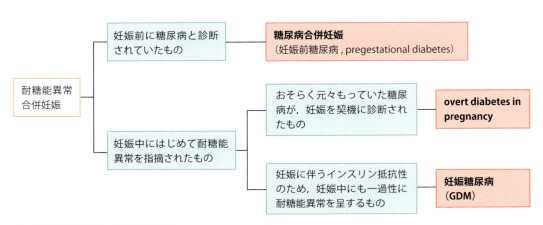

図 ◆ 耐糖能異常合併妊娠の分類

表1 ◆ 妊娠糖尿病診断基準

定義：
妊娠糖尿病　gestational diabetes mellitus（GDM）は妊娠中にはじめて発見，または発症した糖代謝異常．しかしovert diabetes in pregnancy（妊娠時に診断された明らかな糖尿病）はGDMに含めない．

診断基準：
1) 妊娠糖尿病（GDM）
   75gOGTTにおいて次の基準の1点以上を満たした場合に診断する．
   ① 空腹時血糖値 ≧ 92 mg/dL（5.1 mmol/L）
   ② 1時間値 ≧ 180 mg/dL（10.0 mmol/L）
   ③ 2時間値 ≧ 153 mg/dL（8.5 mmol/L）
2) 妊娠時に診断された明らかな糖尿病（overt diabetes in pregnancy）
   以下のいずれかを満たした場合に診断する．
   ① 空腹時血糖値 ≧ 126 mg/dL
   ② HbA1c ≧ 6.5 %〔HbA1c（JDS）≧ 6.1 %〕註1
   ③ 確実な糖尿病網膜症が存在する場合
   ④ 随時血糖値 ≧ 200 mg/dL，あるいは75gOGTTで2時間値 ≧ 200 mg/dLで上記①～③のいずれかがある場合

註1　国際標準化を重視する立場から，新しいHbA1c値（%）は従来わが国で使用していたJapan Diabetes Society（JDS）値に0.4%を加えたNational Glycohemoglobin Standardization Program（NGSP）値を使用するものとする．

註2　HbA1c＜6.5%〔HbA1c（JDS）＜6.1%〕で75gOGTT 2時間値 ≧200 mg/dLの場合は，妊娠時に診断された明らかな糖尿病とは判定し難いので，high risk GDMとし，妊娠中は糖尿病に準じた管理を行い，出産後は糖尿病に移行する可能性が高いので厳重なフォローアップが必要である．

（文献2より引用）

② 妊娠中の管理

　妊娠中は胎児や胎盤の影響で，インスリン抵抗性の増加とともにインスリン産生量が増すことが知られています．また，妊娠中は脂肪酸の同化，異化も亢進しておりケトン体が生成されやすくなっています[3]．

> **ここが総合診療のポイント**
> 　耐糖能異常合併妊娠の診断・治療のゴールは，一般の糖尿病治療のゴールとは全く違い，母児の周産期予後の改善にあります．

1）糖尿病合併妊娠（妊娠前糖尿病）

　受胎時の高血糖が形態異常児の発症率と相関することが知られていますが〔器官形成期である妊娠8週（受精後6週）までの高血糖が胎児に影響を与えると推察されます〕，妊娠に気づくのが通常妊娠4週（受精後2週）頃ですので，糖尿病女性ではHbA1c 7.4%未満（理想は6.4%未満）到達後の計画妊娠が勧められます[2]（卵子に高血糖が影響を及ぼすことはできませんので，目標到達から妊娠まで期間をあける必要はありません）．

治療の目的は，一般の糖尿病のように患者さんの長期予後をよくすることではありません．**母体，胎児の周産期合併症を予防することが妊娠中の目的**ですので，非妊娠時の糖尿病管理よりも厳格な血糖コントロールが必要になります．

早朝空腹時血糖値≦95 mg/dL，食前血糖値≦100 mg/dL，食後2時間血糖値≦120 mg/dLを目標に血糖コントロールを行います．妊娠中は運動療法があまりできないので，食事療法が中心となります．**食事療法で不十分な場合，原則経口血糖降下薬は使用しないで，インスリンを使用します**．インスリンは胎盤を通過しないため経口血糖降下薬より胎児に対して安全と考えられるからです．厳格な血糖コントロールが必要なので強化インスリン療法が勧められています．

妊娠中はインスリン抵抗性の増加のためインスリン必要量が増加する一方で，1型糖尿病以外の妊婦では，低血糖は比較的に起こしにくくなります．また，妊娠はDKA（糖尿病性ケトアシドーシス）の誘因でもあります．血糖コントロールも含めた糖尿病合併妊娠女性の妊娠中の管理は，周産期センターのある施設で行うことを基本とします．overt diabetes in pregnancyやhigh risk GDM（表1の註2参照），インスリン療法を必要とするGDM症例においても同様です．

ここがピットフォール
すでに糖尿病と診断されている女性患者が妊娠した場合には，周産期センターのある施設での管理が望ましいでしょう．

2）GDM

目標血糖値は糖尿病合併妊娠と同じです（上記参照）．食事療法で目標値に達しない場合には強化インスリン療法を行います．表1の診断基準の1項目のみが陽性で一見軽症と思われるような症例でも，肥満，空腹時高血糖，巨大児分娩の既往などのある場合は，インスリン療法によるより厳密な管理を必要とします．

したがってGDMと診断されたすべての妊婦で血糖自己測定による血糖コントロール評価を行うのが理想ですが，現在，保険適用がありません．ただし，higk risk GDMについてはovert diabetes in pregnancyと同様にインスリン療法を導入していなくても血糖自己測定が保険適用となっていますので，インスリン療法が必要かどうかの判断に1日4〜5回の血糖値測定を用いることができます．

3）耐糖能異常合併妊娠での食事療法

耐糖能異常合併妊娠での食事療法については臨床研究が非常に少なく，エビデンスに基づく指針は示されていません．日本産科婦人科学会が1985年に耐糖能異常合併妊婦の至適エネルギー設定を提案しましたが妊婦の肥満度を考慮したものではなく，現在日本では各施設により経験的な食事療法が設定されています（表2）[4]．また，妊娠中の食事は高血糖を予防し血糖の

表2 ◆ 日本の耐糖能異常合併妊娠における経験的エネルギー制限食

日本産科婦人科学会 (1985)	妊娠前期 妊娠後期	25〜30 kcal/kg + 150 kcal 25〜30 kcal/kg + 350 kcal
東京女子医科大学病院	非肥満妊婦 肥満妊婦	30 kcal/kg + 350 kcal 30 kcal/kg
長崎医療センター	非肥満妊婦 肥満妊婦	35 kcal/kg 30 kcal/kg

(文献4を参考に作成)

変動を少なくするために4〜6分割食が勧められます．つまり，1日3回の食事をほぼ半分に分け4〜6回とし，さらに，毎回各種栄養分が均等に摂取できるように工夫します．

❸ GDMの産後の管理

> **ここが総合診療のポイント**
>
> GDM既往女性には下記を行う
> ① 産後6〜12週頃の75gOGTT検査
> ② 生活習慣介入（食事療法，運動療法，体重コントロール）
> ③ 母乳栄養の推奨
> ④ 長期間にわたるフォローアップ

1) GDM既往女性のその後の糖尿病発症リスク

　GDMの既往がある女性は，その後の糖尿病の発症リスクが高いことが知られています．2009年のメタアナリシスではGDMの既往のある女性はその後の糖尿病を発症する相対リスクが7.43倍（95 % CI 4.79〜11.51）でしたし[5]，あるpopulation based studyでは，糖尿病発症リスクがGDM既往のない人は2 %である一方で，GDM既往のある人は5年以内で13.1 %，9年以内で18.9 %でした[6]．産後の耐糖能検査で異常が出やすい人のリスク因子を後ろ向きに解析した海外の研究では，① 家族歴，② 南アジアなどリスクの高い人種，③ 産前，産後のBMI＞25 kg/m²，④ 妊娠時の耐糖能検査での著しい，または複数の異常，⑤ 妊娠初期からのGDM，⑥ 妊娠中のインスリン治療などがあげられています[7]．一方，日本における同様の研究で，統計学的に有意であったリスク因子はinsulinogenic index※＜0.4と妊娠中のインスリン療法でした[8]．**日本人では肥満のない女性でもインスリン分泌能が低下していることがあり，こうした女性は糖尿病発症の高リスク群である**，と解釈できます．

※　Insulinogenic index（インスリンインデックス）は，膵β細胞のインスリン初期分泌能の指標．下記の式で求められる．

$$\text{insulinogenic index} = \frac{\varDelta \text{血中インスリン値（30分値-0分値）}(\mu\text{U/mL})}{\varDelta \text{血糖値（30分値-0分値）}(\text{mg/dL})}$$

2）産後のフォローアップ

a）産後の75gOGTT検査

GDM既往のある女性は産後6〜12週頃に75gOGTT検査をすることが勧められています[1,9]．母乳栄養をしている女性は母乳栄養をしていない女性よりも食後血糖値が低くなることが知られており[10]，母乳栄養を止めた後の再検査も重要です．

b）食事療法・運動療法の効果

食事療法と運動療法はGDM既往女性において2型糖尿病発症リスクを下げる効果があり，ぜひ指導した方がよいでしょう．GDM既往女性に対して食事療法と運動療法，メトホルミン投与，プラセボ投与を比較したランダム化比較試験では，食事療法と運動療法を行った群は2型糖尿病の発症リスクを15.2％から7.4％に減少させ，number needed to treat（NNT）は5〜6でした[11]．ちなみにこの研究では食事療法と運動療法を行った群で，はじめの1年間は1週間に1.5時間の運動療法ができていましたが，3年目の時点では1週間に0.5時間に減っており，体重減少は3年間で約3kgでした．GDM既往女性の運動療法に関する別の研究では，中程度の運動療法を1週間に100分行うごとに糖尿病発症リスクを9％下げ〔RR 0.91（95％CI 0.88〜0.94）〕，1週間に150分中程度の運動療法は2型糖尿病の発症リスクを47％下げる〔RR 0.53（95％CI 0.38〜0.75）〕と結論づけています[12]．

c）母乳栄養による発症リスクの低下

母乳栄養はその後の糖尿病の発症リスクを下げる可能性があることが知られています．GDM既往女性を19年間フォローアップした研究では，母乳栄養を長くすればするほど糖尿病になるリスクはより低く，また糖尿病を発症するまでの期間もより長くなっていました．この研究では3カ月以上母乳栄養を続けた群で，15年間の糖尿病発症リスクは42％（95％CI 28.5〜55.1），一方，母乳栄養3カ月未満の群は72％（95％CI 60.5〜84.7，P＝0.0002）となっています．3カ月以上完全母乳栄養をした群が最もリスクが低いので〔15年間の糖尿病発症リスク 34.8％（95％CI 18.3〜41.3） vs. 71.7（60.3〜83.1，P＝0.001）〕，可能ならば3カ月以上できるだけ長期間の完全母乳栄養を勧めたいところです[13]．

d）長期フォローアップの方法

GDM既往女性に対して，産後最初のフォローアップ検査で異常がなくても，糖尿病が発症しないかどうか長期間のフォローアップが必要です．フォローアップの仕方に関して，日本の診療ガイドラインには記載がなく，また欧米の診療ガイドラインの記載も統一されてはいませんが（表3），1〜3年ごとの空腹時血糖または75gOGTTでのフォローアップが望ましいようです．特に今後の挙児希望のある女性の場合は，糖尿病発症に関連した胎児奇形の予防という観点から，半年〜1年ごとのフォローアップ検査が望ましいでしょう．かかりつけ医が個々のGDM既往患者の糖尿病リスクについてよく理解し，経過を見守ることが大切です．

表3 ◆ GDM既往女性のフォローアップ方法に関する各国の診療ガイドラインの勧奨

ガイドライン	ADA	NICE	RACGP
産後スクリーニング	産後6〜12週間：75gOGTT	産後6週間：空腹時血糖	産後6〜12週間：75gOGTT
スクリーニング間隔	1〜3年ごと：もしIFGやIGTがあれば1年ごと，そうでなければ3年ごと	1年ごと	3年ごと
検査方法	75gOGTT	空腹時血糖	空腹時血糖
生活習慣指導	●7％の体重減少 ●低脂肪 ●食事は1,000kcalごとに14gの食物繊維を摂る ●1週間に150分の中程度の運動	●体重コントロール ●健康的な食事と運動 ●母乳栄養の推奨	●一般の健康的な食事 ●運動の推奨（1週間に5日30分のウォーキング） ●体重コントロール ●母乳栄養の推奨

ADA：American Diabetes Association（米国）
NICE：National Institute for Health and Care Exellence（英国）
RACGP：Royal Australian College of General Practitioners（濠洲）
（文献14を参考に作成）

症例の経過・その後

　内科の医師が木村さんに話を伺ったところ，妊娠中はGDMのほか，特に異常は指摘されていないとのこと．3カ月前に3,653gの男児を妊娠39週3日で自然経腟分娩し，新生児にも特に異常は認められませんでした．妊娠前に糖尿病を指摘されたことはなく，妊娠25週にGDMスクリーニング検査として行われた随時血糖値が135 mg/dLで，75gOGTTの1項目が該当しGDMと診断されました．妊娠中は食事療法のみ行っていたそうです．出産後はほぼ母乳で育てており，寝る前のみ人工乳を足しているとのことでした．

　産後3カ月目の受診時の検査結果はHbA1c 5.6％，随時血糖75gOGTT：食前値85 mg/dL，1時間値143 mg/dL，2時間値114 mg/dLであり，現在耐糖能異常はないと説明しました．

　しかし，GDMの既往があり，また木村さんの実父が2型糖尿病ということで，今後の糖尿病発症リスクが一般よりも高いことを理解してもらい，食事療法の継続に加えて運動療法を指導し，1〜3年後にまた糖尿病の検査を受けることを勧めました．また現在，木村さんが頑張っている母乳栄養が今後糖尿病になるリスクを下げる可能性があることも説明しました．

　木村さんの理解は良好で，子どもが成人して大人になるまで元気な母親でいられるよう，健康に気をつけると話していました．院内で行っている糖尿病教室について案内するととても喜んでおり，子どもにバランスのよい食事をつくってあげられるように栄養についても勉強しますと，とても前向きでした．

おわりに

　総合診療医にとってGDMはなじみの薄い疾患かもしれません．しかし，新しい診断基準導入後GDMと診断される女性は増えており，これからGDM既往女性に出会う総合診療医の先生方も増えてくると予想されます．総合診療医の先生方のご協力により，糖尿病発症を未然に防ぐことができる女性が増えることを期待します．

◆ 文 献

1) HAPO Study Cooperative Research Group：Hyperglycemia and adverse pregnancy outcomes. N Engl J Med, 358：1991-2002, 2008
2) 「産婦人科診療ガイドライン産科編2017」（日本産科婦人科学会/編・監），日本産科婦人科学会，2017
3) 吉田 純，他：糖尿病合併妊婦・妊娠糖尿病と高脂血症．周産期医学，33：1497-1502，2003
4) 安日一郎：妊娠糖尿病および肥満2型糖尿病妊婦の食事療法．糖尿病，56：623-625，2013
5) Bellamy L, et al：Type 2 diabetes mellitus after gestational diabetes：a systematic review and meta-analysis. Lancet, 373：1773-1779, 2009
6) Feig DS, et al：Risk of development of diabetes mellitus after diagnosis of gestational diabetes. CMAJ, 179：229-234, 2008
7) Baptiste-Roberts K, et al：Risk factors for type 2 diabetes among women with gestational diabetes：a systematic review. Am J Med, 122：207-214. e4, 2009
8) Kugishima Y, et al：Risk factors associated with abnormal glucose tolerance in the early postpartum period among Japanese women with gestational diabetes. Int J Gynaecol Obstet, 129：42-45, 2015
9) Committee on Practice Bulletins--Obstetrics. Practice Bulletin No. 137：Gestational diabetes mellitus. Obstet Gynecol. 122 (2 pt 1)：406-416, 2013
10) Gunderson EP, et al：Influence of breastfeeding during the postpartum oral glucose tolerance test on plasma glucose and insulin. Obstet Gynecol, 120：136-143, 2012
11) Ratner RE, et al：Prevention of diabetes in women with a history of gestational diabetes：effects of metformin and lifestyle interventions. J Clin Endocrinol Metab, 93：4774-4779, 2008
12) Bao W, et al：Physical activity and sedentary behaviors associated with risk of progression from gestational diabetes mellitus to type 2 diabetes mellitus: a prospective cohort study. JAMA Intern Med, 174：1047?1055, 2014
13) Ziegler AG, et al：Long-term protective effect of lactation on the development of type 2 diabetes in women with recent gestational diabetes mellitus. Diabetes. 61：3167?3171, 2012
14) O'Reilly SL：Prevention of Diabetes after Gestational Diabetes：Better Translation of Nutrition and Lifestyle Messages Needed. Healthcare, 2：468-491, 2014

第 5 章

専門医や他職種が求める
総合診療医の動脈硬化診療

第5章 専門医や他職種が求める総合診療医の動脈硬化診療

1 高血圧：専門医から

小田倉弘典

Point
- 高リスク例において適切な画像診断を行う
- Ca拮抗薬，レニン・アンジオテンシン系阻害薬についで，利尿薬，β遮断薬を適切に使用する
- 病歴聴取と身体所見から心血管イベントの早期発見を心がける

Keyword 動脈硬化リスクの評価　心血管イベントの早期発見　治療抵抗性高血圧の管理

はじめに

　私は，循環器専門施設に10数年勤務し，その後プライマリ・ケアの現場に身を移して14年になります．両者の現場を経験した者として，高血圧診療において総合診療医，専門医がそれぞれ気づきにくい点，専門医が総合診療医にお願いしたい点を「動脈硬化のリスク評価」「降圧薬の選択」「慢性期の管理」に分けて述べてみたいと思います．

> **症例**
> 62歳，男性．BMI 28.9．50歳時より高血圧のため，アムロジピン（アムロジン®またはノルバスク®）1回5mg 1日1回（朝食後），バルサルタン（ディオバン®）1回80mg 1日1回（朝食後）を近医から処方されていた．普段から血圧高値を認め，外来血圧は160/90 mmHg前後で経過していたため，2週間前にアムロジン®を1回10mgに増量されていた．最近労作時の動悸と息切れを自覚し，当院を受診．心電図にて左室肥大所見を認め，心不全の疑いで，総合病院循環器内科に救急紹介となった．

① 動脈硬化リスクの評価

　まず「動脈硬化リスクの評価」として，一般的な血圧レベル，脂質異常症，糖尿病，肥満，家族歴，喫煙，飲酒，および二次性高血圧の評価（詳細は1章1を参照）は基本中の基本ですので，多くの総合診療医は実践していると思います．日本高血圧学会による高血圧治療ガイ

表 ◆ 専門医への紹介を考える場合

専門医への紹介を強く勧める病態
● 二次性高血圧疑い
● 治療抵抗性高血圧
● 高血圧緊急症・切迫症
● 妊娠高血圧症候群

専門医への紹介・相談を勧める要因
● ACE阻害薬やARBでの腎機能悪化
● 腎障害・心不全・脳卒中合併高血圧
● 降圧薬の副作用疑い
● 血圧変動の大きい症例
● 白衣高血圧や仮面高血圧の判断・治療の相談

（文献1を参考に作成）

ライン2014[1]では専門医への紹介を考える場合が挙げられていますが（表），この段階で専門医に紹介すべき病態は「二次性高血圧疑い」「高血圧緊張症・切迫症（4章1参照）」「妊娠高血圧症候群（4章10参照）」です．この段階の一番の問題は臓器障害をどこまで評価すべきかということです．この場合臓器とは脳，心臓，腎臓，血管，眼底の5つです．専門医の立場からはイベント発症前にできるだけ詳細に把握されているにこしたことはありません．そこで画像診断などの特殊検査をどこまで施行するかが問題となります．具体的には脳MRI，心エコー，頸動脈エコーなどですが，低リスク例でのリスクベネフィット，コストベネフィットはまだ確立していません[2]．現時点では脳卒中既往例，リスク因子多重例などの高リスク例において，専門医に紹介するなどにより把握しておけばよいと思われます．例えばこの症例のように心電図で左室肥大所見（高電位，ST低下，陰性T波など）を認める際は心エコーを施行すべきです．初期評価としてはあくまで，病歴聴取，身体所見および一般検査（血液，尿一般，胸部X線，心電図）ならびに眼底検査まで行い，高リスク例で所見があった場合に画像検査を行うというスタンスが考えられます．

❷ 降圧薬選択の意思決定

　この患者さんの場合Ca拮抗薬，レニン・アンジオテンシン系阻害薬の次に，増量するかあるいは何かを追加するかの選択がポイントです．メタ解析からは厳格な降圧を達成するには，約3種類の降圧薬が必要なことが明らかとなっています[3]．また管理不良例の血圧管理には第一選択薬の用量を倍量にするよりも異なるカテゴリー薬の併用がよりよいことが示されています[4]．一般に臨床現場ではCa拮抗薬，レニン・アンジオテンシン系阻害薬のどちらかあるいは両者を処方した次の一手が重要となりますが，実際はなかなか決められないと感じている先生も多いと思います．次の一手である利尿薬，β遮断薬などの副作用への抵抗感があるからです．しかしこうした場合，患者さん個々の特性を考えた選択が大切になります．

　第一に考えたいのは患者さんの食塩感受性と食塩摂取量です．この患者さんのように比較的

若年で肥満がある場合，夜間血圧が降下しないnon-dipper/rise型で，慢性腎臓病や心不全を合併しやすく食塩感受性や食塩摂取量が増加している，いわゆる体液貯留型高血圧のことが多いのです[5]．このような場合，少量の利尿薬がきわめて有効です．血中尿酸値，血中Na/K低下など懸念される副作用も長期の使用では減少することが多く，次の一手として第一に考慮すべきです．なお投薬前のリスク評価として随時尿でよいので患者さんの1日食塩摂取量を把握しておくとよいと思われます．一方リスク評価の時点で心不全を認める場合はβ遮断薬の少量投与が有効と考えられます．カルベジロール（アーチスト®）1回1.25 mg 1日1回（朝食後）やビソプロロール（メインテート®）1回0.625 mg 1日1回（朝食後）から開始し漸増していけば，急激な血圧低下や心機能低下をきたすことは少ないと思います．このように2剤あるいは3剤目に**利尿薬あるいはβ遮断薬を副作用をおそれず，適切に使用できるかどうか**が，心血管イベントを起こさないための薬剤選択のうえで重要なポイントとなります．

❸ 慢性期の管理

こうして適切な降圧を行った後に，外来でのリスク管理を進めることになりますが，ここで専門医からの第一の要望としては当然ながら，**心血管イベントの徴候を見逃さないでほしい**ということがあります．「もう少し早く気がついてくれれば…」心筋梗塞，脳卒中で搬送されてくる患者さんを診るにつけ専門医はそう思います．しかしながら総合診療医の立場としては，「それほど早期発見は易しくない」のです．このギャップはどこからくるのでしょうか？

専門医は普段から高度な検査を駆使してリスクを検索し高度な治療を行うことに腐心しています．そのため患者さんのイベントリスクを早めに感知することはそれほど難しくないと考えがちです．しかし，例えば一過性脳虚血発作（transient ischemic attack：TIA），狭心症，心不全の初期症状は，特定の検査や画像診断にはあまり依存しません．これらに「気づく」には，日々の症状，身体所見の変化の適切な把握がきわめて大切になります．BNPのカットオフ値，心電図上のST変化を読み取るのにそれほどのスキルは要しませんが，患者さんの症状にはバリエーションがあるため，「気づくのが難しかった」と後から振り返るわけです．

こうした後悔をしないためにできることは，心血管イベントは病歴聴取と身体診察でほぼ診断できることを日頃から肝に銘じることがまず大切です．具体的には脳卒中であればTIA，心筋梗塞であれば狭心発作の特徴を把握しておくことです．TIAは突然発症し曖昧な経過を示しません．また心房細動の把握のため特に65歳以上の場合常に脈をとることも勧められます．狭心症の胸痛は左胸を中心とした上半身に徐々に出現する違和感，圧迫感であり通常数分以内に軽快します．詳細は成書に譲りますが，いずれも詳細な病歴聴取が診断の決め手です．

第二の要望として，クラスの違う3剤の降圧薬を用いても血圧が目標値まで下がらない，いわゆる**治療抵抗性高血圧を適切に紹介してほしい**ということです．治療抵抗性高血圧およびコントロール不良高血圧の要因としては，生活習慣，服薬アドヒアランス不良，白衣高血圧・白衣現象，降圧薬の不適切な選択や用量，睡眠時無呼吸症候群，二次性高血圧，腎機能低下や体液量増加，ストレス，他薬剤による降圧効果の減弱などの要因があげられています[1]．本稿

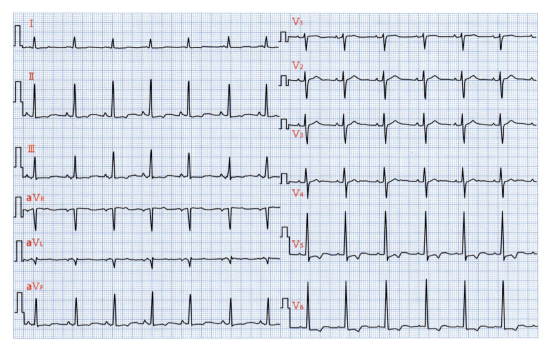

図 ◆ 退院時心電図

を読む総合診療医には，釈迦に説法かもしれませんが，血圧コントロールが不良な場合は，生活習慣，服薬アドヒアランス，血圧測定，二次性高血圧，腎機能などに関して再評価することをお願いします．睡眠時無呼吸症候群は意外と評価されていない場合があります．降圧薬としては4剤目にアルドステロン拮抗薬であるスピロノラクトン（アルダクトン®）の追加がしばしば奏功します．減塩の強化と同薬追加の組合わせをまず試みることはお勧めです．この際，血清カリウム濃度には注意が必要です．また，他薬剤として，非ステロイド性抗炎症薬，カンゾウを含む漢方薬，抗うつ薬に特に注意し，可能であれば中止あるいは減量を検討します．こうした対策を講じても降圧が得られなければ専門医紹介を考えます．

症例の経過・その後

救急外来受診時血圧172/100 mmHg，脈拍90/分・整．軽度の頸静脈怒張，下腿浮腫を認め，両下肺野に軽度の湿性ラ音を聴取．

胸部X線：心胸郭比58％，軽度の両側胸水あり

心電図：洞調律，Ⅱ，aV_F，V_5〜V_6に陰性T波あり

入院中の検査で，心エコー上びまん性左室肥大，睡眠時無呼吸症候群を指摘された．冠動脈造影検査では異常所見なし．利尿薬投与で心不全はすみやかに軽快し，ループ利尿薬を追加処方され退院．図は退院時心電図．

この方の場合，心電図の陰性T波についての精査や睡眠時無呼吸症候群の評価がなされてい

ませんでした．また事前に利尿薬やβ遮断薬も検討されていませんでした．今後，血圧管理と心不全再発予防，体重や睡眠時無呼吸症候群の管理がさらに求められます．

おわりに

心血管イベントを回避するために，リスク評価，薬剤選択，慢性期管理の3点を考え，そのそれぞれの手順における上記のようなポイントを押さえて診療していただければ幸いです．

◆ 文 献

1) 「高血圧治療ガイドライン2014」（日本高血圧学会高血圧治療ガイドライン作成委員会／編），ライフサイエンス出版，2014
2) Brott TG, et al：2011 ASA/ACCF/AHA/AANN/AANS/ACR/ASNR/CNS/SAIP/SCAI/SIR/SNIS/SVM/SVS guideline on the management of patients with extracranial carotid and vertebral artery disease. Stroke, 42：e464-e530, 2010
3) Bakris GL：The importance of blood pressure control in the patient with diabetes. Am J Med, 116：30S-38S, 2004
4) Wald DS, et al：Combination Therapy Versus Monotherapy in Reducing Blood Pressure：Meta-analysis on 11,000 Participants from 42 Trials. Am J Med, 122：290-300, 2009
5) Kario K：Proposal of RAS-diuretic vs. RAS-calcium antagonist strategies in high-risk hypertension：insight from the 24-hour ambulatory blood pressure profile and central pressure. J Am Soc Hypertens, 4：215-218, 2010

2 糖尿病：専門医から
~うまく連携して，よりよい診療をしていくために

岩岡秀明

Point
- 1型糖尿病や急性合併症などでは糖尿病専門医に紹介しましょう
- 合併症のチェックや患者個別のHbA1cの目標設定，適切な薬剤処方を心がけましょう
- 初診時の治療方針決定には，血糖値・体重の推移・尿ケトン体の有無の確認が重要です

Keyword 糖尿病専門医　1型糖尿病　急性合併症　インスリンの相対的適応

はじめに

2017年の厚生労働省の全国調査によると糖尿病患者はその予備軍も含め約2,000万人もいますので，全国に約5,500人しかいない糖尿病専門医だけではとてもそのすべてを診療することはできません．したがって，通常は総合診療医をはじめとした非専門医の方々に診療していただき，必要に応じて適宜糖尿病専門医にご紹介していただく診療連携が重要となります．

本稿では，糖尿病専門医にご紹介していただきたい場合，糖尿病診療で特に気をつけていただきたい点，初診時の注意点など，糖尿病専門医からのアドバイスを記載します．

1 糖尿病専門医への紹介

1）どのような場合に紹介すべきか？

表1に糖尿病専門医に紹介すべき場合を示します．これは一般的な非専門の開業医を想定したものですので，各施設や医師ごとにその範囲は異なります．例えば，ご自身で日常的に患者指導やインスリン導入もされている先生でしたら，このなかで②③⑤⑥の場合にご紹介していただければよいと思います．以下，表1から特に重要な②③のポイントのみを解説します．

a）1型糖尿病

1型糖尿病は発症の経過から，劇症型（数日間），急性型（数週間），緩徐進行型（数年）という3型に分類されます．

一見2型糖尿病の病態であっても，抗GAD抗体を測定して陽性の場合は緩徐進行1型糖尿病

表1 ◆ 糖尿病専門医に紹介すべき場合

①血糖コントロールが不良な場合 　HbA1cが初診で10％以上，または治療中の患者で8％以上が6カ月以上継続する場合 　（栄養指導，教育入院，インスリン導入，歯周病などの専門的指導が必要な場合が多い）
②1型糖尿病，あるいは1型糖尿病が疑われる場合
③急性合併症（糖尿病ケトアシドーシス，高浸透圧高血糖症候群など）への対応が必要な場合
④慢性合併症の検査・治療が必要な場合 　糖尿病腎症：尿中アルブミン排泄量（UAE）≧300 mg/gCrで顕性腎症（糖尿病腎症第3期）に該当する場合
⑤治療中の患者が妊娠した場合，およびHbA1c 7.0％以上で妊娠を希望する場合
⑥高度肥満の場合（BMI 35以上）

ですので，早期にインスリン導入が必要です．その頻度は2型糖尿病にみえる病態のなかの約3〜5％と言われています．

b）急性合併症（高血糖クライシス）

高血糖（通常は250 mg/dL以上）で脱水所見があり尿ケトン体陽性，または血中ケトン体高値の場合は，糖尿病ケトアシドーシス（diabetic ketoacidosis：DKA）の可能性があります．DKAは腹痛，嘔吐といった消化器症状でERを受診する場合も多く，常にDKAも念頭におきましょう（4章2参照のこと）．DKAの場合は著明な口渇，呼吸数の増加があるかを見極めるのが診療のポイントです．

最近，免疫チェックポイント阻害薬のニボルマブ（オプジーボ®）やSGLT2阻害薬によるDKAも報告されています．SGLT2阻害薬によるDKAでは，180 mg/dL程度のほぼ正常血糖での症例も報告されていますので，この薬剤の内服中で全身倦怠，悪心・嘔吐，体重減少などがある場合には，血中ケトン体の確認が必要となります．

2）紹介先をどのように決めるか？

日本糖尿病学会のwebサイト（http://www.jds.or.jp）では，地域別およびフリーワードで全国の糖尿病専門医が検索できます．専門医の氏名だけでなく，勤務している施設名・住所も掲載されていますので，患者さんを紹介するときに役立ちます．

各施設のwebサイトで糖尿病専門外来を調べるときには，常勤の糖尿病専門医が何名いるか（非常勤だけの場合もあります）？糖尿病看護外来も実施しているか？透析予防指導外来も実施しているか？外来糖尿病教室も実施しているか？などもぜひチェックしましょう．糖尿病診療では特に，看護師，管理栄養士，薬剤師，検査技師などメディカルスタッフの充実とチーム医療が重要です．

a）開業している糖尿病専門医に紹介した方がよい場合

入院加療は不要で，夜間や土曜日にしか通院できない患者さんの場合は，糖尿病専門医が開業しているクリニックに紹介するとよいでしょう．

b）市中総合病院の糖尿病専門医に紹介した方がよい場合

教育入院や緊急入院など入院加療が必要な場合や，複数の併発症がある場合には，多数の科が揃った市中総合病院に紹介した方がよいと思います．特に眼科，皮膚科，整形外科，神経内科，腎臓内科，循環器内科，心臓血管外科，産婦人科の有無は重要です．例えば，虚血性心疾患が疑われる患者さんであれば循環器内科と心臓血管外科がそろっている病院へ，また糖尿病腎症3期以上の患者さんでは腎臓内科もある病院へ紹介しましょう．

c）大学病院の糖尿病専門医に紹介した方がよい場合

例えば高度肥満のスリーブ状胃切除術や，1型糖尿病での膵島移植など，最先端の特殊な治療を患者さんが希望している場合には，その治療の実績が豊富な大学病院に紹介するとよいでしょう．

❷ これは御法度！ 糖尿病診療で特に気をつけること

下記に非専門医の先生から紹介された際によくある，困ったケースをあげます．総合診療の場で糖尿病患者を診るときにぜひ気をつけていただければと思います．

1）血糖コントロールのみで，基本的な合併症のチェックをしていない

血糖コントロールは行われているものの，合併症が進んでいるのに気づかれないまま紹介されてくることがあります．定期的に以下の合併症のチェックを行っていただきたいと思います．

- 定期的な眼科受診（最低1年に1回）
- 糖尿病腎症の評価（3〜4カ月に1回はeGFRと尿中アルブミンのチェック）
- 1年に1回は末梢神経障害のチェックと同時に足病変のチェックもしましょう．
- がんの検査：40歳以上の患者さんでは，1年に1回のがん検診もお勧めしてください．特に，はっきりした理由がなく血糖コントロールが悪化する場合には膵臓がんの検査が重要で，貧血が徐々に進行する場合には大腸がん，胃がんの検査もしましょう．

2）すべての患者さんでHbA1c 7％未満を目標としてしまっている

特に若い医師に多いのですが，日本糖尿病学会の診療ガイドラインに記載されている基準値の通りに，すべての患者さんでHbA1c 7.0％未満を達成しようとされていることがあります．しかし患者さんによってはこれでは下げ過ぎという場合もあります．

スルホニル尿素（SU）薬やインスリンを使用している場合には，夜間から早朝に無自覚性低血糖が隠れている場合も多々あり要注意です．これはこの数年のCGM（連続血糖モニタリング）で明らかとなりました．

2016年5月に日本糖尿病学会と日本老年医学会の合同委員会による「高齢者糖尿病の血糖コントロール目標（HbA1c値）」が公開されました（3章3の図参照）[1]．

ADA（米国糖尿病協会）やIDF（国際糖尿病連合）の基準には遅れましたが，日本でもようやく高齢者の血糖コントロール目標が設定され，特にHbA1cに「下限」が設定されたことは

評価できます．

このコントロール目標の特徴は，患者の認知機能とADL（手段的ADLと基本的ADL）によって3つのカテゴリーに分類し，さらに「重症低血糖が危惧される薬剤（インスリン製剤，SU薬，グリニド薬）」使用の有無と年齢によって，合計7つのカテゴリーに分類していることです．

ただしこの目標値は，エビデンスに基づく基準ではなく，コンサセンサスに基づく基準ですので，その点には注意が必要です．

そして，このコントロール目標を使用するためには，**認知機能とADLの評価が重要**となります．

3）熟知せずに新規の薬剤を処方してしまっている

製薬会社が共催・後援している各地の講演会や研究会，学会のランチョンセミナーなどの情報には，利益相反（conflict of interest：COI）がある場合が多く要注意です．

ある開業医から，80歳代のやせ型の患者さんで，血糖コントロールが不十分ということで，DPP-4阻害薬，SU薬にさらにSGLT2阻害薬まで上乗せされた状態で紹介されてきました．しかも飲水増量の指示はありませんでした．あきらかに不適切な使用です．もちろんSGLT2阻害薬はすぐに中止としました．

SGLT2阻害薬は発売から3年半が経過し，エンパグリフロジンとカナグリフロジンにおいて心血管イベント抑制・腎機能保護というエビデンスが出てきましたが，これらの大規模臨床試験は心血管イベントがハイリスクで，平均BMI 30以上という高度肥満の患者群が対象です[2)～4)]．

一方，カナグリフロジンでは下肢の切断増加や骨折の増加という新たな副作用も報告されています[4)]．

まだ長期間での安全性も不明ですし，高価な薬ですから，決して第1選択薬ではありません．本剤はきちんと適応を考えて使用しましょう．

中年までの肥満型で，腎機能低下がなく（少なくともeGFR 45以上），心血管イベントがハイリスクな症例では，メトホルミンに次ぐ第2選択薬の候補になります．

そして，本剤を使用する際には，日本糖尿病学会によるrecommendationを遵守しましょう[5)]．

4）SU薬を第1選択薬としたり，高用量処方している

これは特にベテランの医師に多いのですが，グリベンクラミド（オイグルコン®など）やグリメピリド（アマリール®）を最大量近くまで使用している非専門医がまだまだおられます．

SU薬は，遷延性の低血糖の危険があること，体重増加をきたすこと，心血管イベントを減らすエビデンスがないことから，もはや第1選択薬ではありません．

特にグリベンクラミドはSU薬のなかでも低血糖リスクが一番高いため，もはや使用すべきではありません．

グリメピリドを使用する場合も「第3選択薬以降で，最少量を他剤と併用する」とし，1日

0.5 mgから開始して，最大でも1日2 mgまでとすべきです．グリメピリド2 mg/日で効果が不十分な場合には，それ以上さらに増量しても効果の上乗せは期待できませんので，インスリン療法への変更を考慮します．

SU薬の中では効果が穏やかなグリクラジド（グリミクロン®）を20 mg/日から開始するのが最も安全です．

5) 4剤, 5剤と多剤併用をしている

ADA（米国糖尿病協会）とEASD（欧州糖尿病協会）の合同position statement[6]では，経口血糖降下薬の併用は原則として3剤までとし，それでも血糖コントロールが不十分な場合は，インスリン療法の併用を推奨しています．

やみくもに4剤以上を併用することは，副作用の危険性増大，患者の医療費負担の増大からも推奨できません．

❸ 初診時の治療方針決定のための注意点

上述の専門医へ紹介する場合を除いては，初診時の患者さんの治療方針は総合診療の現場で決めていくことになります．以下，新規に糖尿病治療を開始する際の注意点を解説します．

新規に治療を開始する患者さんで，初診時の治療方針決定のために確認する特に重要なポイントは以下の3点です．

> ① 血糖値（高血糖の程度とその持続期間）
> ② 体重とその推移（特に急激な体重減少の有無）
> ③ 尿ケトン体の有無（高血糖があり，尿ケトン体も陽性の場合は早急にインスリン治療が必要）

治療目標は，高齢者以外では原則としてHbA1c 7.0％未満としますが，前述の通り目標値は患者さんの年齢，罹病期間，併発症の有無，ADL，サポート体制などから個別に設定すべきです．高齢者の場合は，前述の「高齢者糖尿病の血糖コントロール目標（HbA1c値）」に基づいて個別に目標を設定します．薬剤の追加や変更は，通常，同一薬剤で2～3カ月間経過をみてから行います．高齢者以外では通常HbA1c 8.0％以上が続く場合は，薬剤の追加や変更を検討します．

また，経口血糖降下薬を用いる場合でも，食事・運動療法を並行して確実に行うことが重要なのは言うまでもありません．

1) インスリンの絶対的・相対的適応を判断する[1]

新規糖尿病患者が来院した場合，まず，「インスリンの絶対的な適応」であるか否かを判断することが重要です．① 1型糖尿病（疑い），② 糖尿病（切迫）昏睡，③ 重度の肝障害・腎障害

表2 ◆ コントロール指標

標準体重の維持	BMI 22前後
血圧	130/80 mmHg 未満
LDL コレステロール	120 mg/dL 未満 （冠動脈疾患があるときは100 mg/dL 未満）
中性脂肪（早朝空腹時）	150 mg/dL 未満
HDL コレステロール	40 mg/dL 以上

（文献8, p.28を参考に作成）

を併発，④ 重症感染症を併発・中等度以上の外科手術を行う予定がある，⑤ 糖尿病を合併した妊娠の場合は，絶対的なインスリン療法の適応であり，いずれも専門医への紹介となります．特に①②は至急，常勤の糖尿病専門医および救急専門医が勤務している病院に紹介・搬送します．

インスリンの絶対的な適応でない場合は，次に，「インスリンの相対的適応（著明な高血糖）」であるか否かを検討します．① 空腹時血糖値250 mg/dL以上，② 随時血糖値350 mg/dL以上，③ 尿ケトン体陽性（＋以上）のいずれかに該当し，なおかつ1～2 kg/月以上の体重減少があればインスリンの相対的適応です．インスリン導入に不慣れな場合は専門医に紹介します．また，④ ステロイドを使用中の場合，⑤ 中心静脈栄養中の場合もインスリンの適応です．

インスリン導入の実際については，3章5や後にあげる文献7を参照してください．

2）血糖コントロールの評価

インスリンの絶対的・相対的適応に該当しないケースにおける次のステップは，血糖コントロールの評価です．

① 空腹時血糖値160 mg/dL以上，② 食後2時間血糖値220 mg/dL以上，③ HbA1c 8.0％以上のいずれかが当てはまる場合は，高齢者以外では通常は食事療法・運動療法と同時に経口血糖降下薬を投与します．ただし，進行した糖尿病網膜症（増殖前網膜症・増殖網膜症）がある場合には，血糖コントロールの急激な改善は網膜症の悪化・進展を招くことがあるので，経口血糖降下薬の使用前に必ず眼科医を受診していただき，眼底検査を行うことが重要です．進行した網膜症が発見された場合には，眼科医と密接な連携をとりながら，低血糖を起こさないような薬剤（ビグアナイド薬，DPP-4阻害薬）から選択し，数カ月かけてゆっくりと血糖コントロールを改善していく必要があります．

具体的な薬剤の選択・使用法については，3章4をご参照ください．

また当然ですが，血糖のコントロールだけではなく，血圧のコントロール，脂質のコントロール，体重のコントロール（表2）[8]，禁煙指導（2章4参照）も重要です．

おわりに

総合診療医は，糖尿病専門医や各臓器別専門医とうまく連携しながら糖尿病診療を続けてい

くことが必要です．糖尿病は，全身にさまざまな合併症・併発症をきたしうる疾患ですので，血糖コントロールだけにとらわれず常に全身状態をチェックしながら，心理・社会面にも配慮した診療が重要です．このような診療は総合診療医の方々が最も得意とすることですので，ぜひよりよい糖尿病診療を続けてください．

◆ 文 献

1）「高齢者糖尿病診療ガイドライン2017」（日本老年医学会，日本糖尿病学会/編著），p46, 南江堂, 2017
2）Zinman B, et al：EMPA-REG OUTCOME Investigators: Empagliflozin, Cardiovascular Outcomes, and Mortality in Type 2 Diabetes. N Engl J Med, 373：2117-2128, 2015
3）Wanner C, et al：EMPA-REG OUTCOME Investigators：Empagliflozin and Progression of Kidney Disease in Type 2 Diabetes. N Engl J Med, 375：323-334, 2016
4）Neal B, et al：Canagliflozin and Cardiovascular and Renal Events in Type 2 Diabetes. N Engl J Med, 377：644-657, 2017
5）日本糖尿病学会．SGLT2阻害薬の適正使用に関するRecommendation.（2016年5月16日改訂）http://www.fa.kyorin.co.jp/jds/uploads/recommendation_SGLT2.pdf
6）Inzucchi SE, et al：Management of Hyperglycemia in Type 2 Diabetes, 2015: A Patient-Centered Approach: Update to a Position Statement of the American Diabetes Association and the European Association for the Study of Diabetes. Diabetes Care, 38：140-149, 2015
7）鈴木義史：インスリン療法．「ここが知りたい！糖尿病診療ハンドブック Ver.3」（岩岡秀明，栗林伸一/編著），pp110-134, 中外医学社, 2017
8）「糖尿病治療ガイド2016-2017」（日本糖尿病学会/編著），文光堂, 2016

第5章 専門医や他職種が求める総合診療医の動脈硬化診療

3 糖尿病：看護師から
～治療中断を防ぐために

曽根晶子

Point
- 多くの糖尿病の治療中断者（以下，治療中断者）にとって，治療再開時に最初に出会う医師が総合診療医です
- 総合診療医として，治療中断者の特徴・中断理由・対策について理解してください
- 最初に出会う医師として，治療中断者の合併症の進行状況など病状の診断に加え，治療再開への動機づけをお願いしたいと思います
- 総合診療医の先生方には，糖尿病の治療中断を予防するために，合併症が進行している糖尿病患者を糖尿病専門医や多職種協働の糖尿病チーム医療へ紹介するなど，地域連携パスの活用も必要です

Keyword 糖尿病　治療中断者　チーム医療　糖尿病看護外来　地域連携パス

はじめに

　糖尿病は，自覚症状に乏しく，治療中断する可能性があります．厚生労働省の2012年の国民健康・栄養調査では，糖尿病を指摘されたことがある成人の治療状況について，「過去から現在にかけて継続的に現在治療を受けている」が59.6％，「過去に中断したことがあるが現在治療を受けている」が2.4％，「過去に受けたことがあるが，現在は受けていない」の治療中断者が9.7％，「これまでに治療を受けたことがない」が28.3％でした[1]．治療中断は，糖尿病の合併症の発症や進展につながりやすいと言われています[2]．また，通院中の2型糖尿病患者における中断歴に関する多施設調査では，通院中の2型糖尿病患者の21.7％に治療中断歴があり，治療中断群では糖尿病腎症の進行が高頻度にみられたことが示されています[3]．

　筆者の施設は，糖尿病専門医による糖尿病専門外来のほか，2011年から慢性疾患看護専門看護師と糖尿病看護認定看護師による糖尿病看護外来を開設しています．2012年からは，患者さんと管理栄養士と看護師と三者で同席して行う糖尿病透析予防指導を開始しています．当施設でも，糖尿病の合併症が進行した治療中断者が来院し治療再開する場合もあれば，反対に通院者が治療中断する場合もあり，担当看護師から治療中断予防のために患者さんへ電話訪問にて受診勧奨することもあります．

本稿では，総合診療医が合併症の進行した治療中断者を多職種協働の糖尿病チーム医療へ紹介し治療再開と治療中断の予防に至った事例紹介を行います．この事例も含め，いかに治療中断者は，自分自身が治療中断したことへの「後ろめたさ」や合併症の進行への不安を抱え，治療再開のきっかけづくりを期待して，一大決心をして医療機関を再受診している[4]かをご理解いただきたいと思います．総合診療医は，紹介状もないこのような治療中断者へ最初に出会う医師です．総合診療医として，**治療中断者の特徴・中断理由・対策**について理解していただき，治療中断者の現時点の合併症の進行状況など病状の診断に加え，**患者さんに対して治療中断していたことを責めたり否定せず，まず受診したことをねぎらう**など，治療再開への動機づけという，再び治療中断に至らないための重要な役割をお願いしたいと思います．

❶ 糖尿病の治療中断者の特徴・中断理由・対策

　かかりつけ医による2型糖尿病患者診療を支援するシステムの有効性に関する研究（J-DOIT2）は，かかりつけ医として活動する医師とその外来糖尿病患者を対象に，患者さんに対する受診勧奨と，電話や手紙による生活指導と，医師への診療内容のフィードバックによって，どれだけ受診中断を抑制できるかを検証した糖尿病予防のための大規模研究です．2,000人の通院患者さんを対象に，受診勧奨と電話や手紙による生活指導などの診療支援を行った群と通常診療を行った群に分け，1年間観察しました．通常診療群では，2型糖尿病1,000人年あたりの受診中断の発症率は82.5（8％）であり，診療支援群では30.4（3％）と有意に減少しました[5]．この研究で明らかとなった治療中断の特徴・中断理由および有効な対策を**表**に示します．また，研究成果をもとに国立国際医療研究センターのホームページに「糖尿病受診中断対策マニュアル」[7]と「糖尿病受診中断対策包括ガイド」[6]が公表されていますので，糖尿病診療時には参考にして下さい．

症例

　阿部さん（10年前に診断），2型糖尿病，自営業の夫と娘と義母の4人暮らしで主婦です．糖尿病診断時に教育入院しインスリン導入となり，HbA1c 5.4％まで改善しました．その後，インスリン離脱し，糖尿病が良くなったと思って，義父の介護を理由に7年前から治療を中断していました．今回，義父が他界後，体調不良と視力低下を訴え総合診療科を受診しました．総合診療科医は，検査結果がHbA1c 12.0％，随時血糖302 mg/dL，血圧140/90 mmHg，BUN 10 mg/dL，Cr 0.42 mg/dL，尿蛋白30 mg/日，尿アルブミン323 mg/g Cr，eGFR 86.8 mL/分/1.73 m^{2}であったため，糖尿病専門外来の予約をとりました．総合診療科医は，阿部さんに眼科受診も促し，眼科で糖尿病増殖網膜症と診断されレーザー治療開始となりました．体重は69 kg・BMI 23.5で，1日2食で喫煙と飲酒の生活習慣がありました．

表 ◆ 糖尿病の治療中断者の特徴・中断理由・対策

①受診中断者の特徴
● 受診中断率は年8％程度と推定される
● 受診中断は男性で仕事をもっている人に多い傾向がある
● 高齢者に比べ，若年者（50歳未満，特に20〜30歳代）で受診中断が多い
● 血糖コントロールの悪い人（HbA1cが8％以上），または，かなり良い人にも多い
● 過去に受診中断をした人の受診中断率は高い
①受診中断の理由
● 受診中断の理由としては，治療の優先度の理解（忙しいから，など）や疾患への認識（体調がよいから，など）の不足があげられる
● 医療費が経済的に負担であることも受診中断の理由として多い
②受診中断を防ぐための対策
● 初診の糖尿病の患者に，継続的に受診が必要であることを伝える
● 栄養指導，療養指導は受診中断の減少に有効である
● 若年者へは，可能な範囲で受診時間の融通性を高くする
● インスリンの自己注射が指示どおり行われず残っている，または，きちんと薬剤が内服されず残薬がある場合には，医療費が経済的に負担である可能性を考慮する
● 医療費が経済的に負担である場合は，より薬価の低い薬剤や後発医薬品を考慮する
● 薬剤を中止できそうな場合も，その後の受診中断の可能性を考慮して慎重に判断する
● 受診中断者への受診勧奨を行う．電話，郵便物はいずれも同程度に有効である
● 受診中断者への問い合わせと受診勧奨は，医療保険者や産業医等，直接に診療にあたらない第三者も実施しうる
● 過去に受診中断した人には受診中断した理由を尋ねる

（文献6を参考に作成）

❷ 治療中断を予防する糖尿病チーム医療の初回介入時の実際

1）チームで情報共有する

　　　チームで最初に診察した糖尿病専門外来の医師は，阿部さんへ糖尿病増殖網膜症だけでなく，糖尿病腎症（第3期）まで合併症が進行しているので入院治療を勧めました．しかし，阿部さんは，「家族に迷惑をかけたくないから，入院はしたくない」と入院を拒否しました．糖尿病専門外来の医師は，阿部さんが再び治療中断しないように入院治療を無理強いせず，外来インスリン導入により治療を再開し，糖尿病透析予防指導（指示エネルギー量1,840 kcal/日，塩分6 g/日，蛋白50 g/日，カリウム制限なし）の開始を判断しました．次に介入した管理栄養士も，阿部さんが治療中断していたことや入院治療を拒否したことを否定せず，まず禁酒と1日3食食べることを提案しました．その後，糖尿病専門医と管理栄養士と看護師のチームで情報共有しました．

2）看護師がこれまでとこれからの患者さんの糖尿病との付き合い方や生活を聴き，チーム内でケアの方向性を統一し調整する

　　　最後に介入した看護師は，外来インスリン導入の前に阿部さんのこれまでの糖尿病との付き合い方や治療中断に至った経緯について聴きました．阿部さんは，「体調不良と著しい視力低下

に耐えられず一大決心をして病院を受診しました．糖尿病が悪くなっているとは思っていましたが，目だけでなく，腎臓まで悪くなっているとは思いませんでした」と話し，糖尿病専門医から提案された入院治療を拒否したことにも罪悪感を抱いていました．看護師は，阿部さんに入院治療ができなくても外来通院で治療が再開できると伝えました．また，看護師はこれまでに阿部さんが自分の療養で血糖コントロールが改善した経験があり，治療再開すればまた良くなることを伝えました．食生活においても，阿部さんが自営業の夫や家族らの食事を3食作り，自分の食事を作るのが面倒で自分だけコンビニや外食など1日2食ですませていたこと，介護などの家族内の役割負担により治療中断に至り，ストレスが蓄積し飲酒や過食しやすいことに理解を示し肯定しました（**これまでの糖尿病との付き合い方を理解**）．

　看護師は，阿部さんに外来インスリン導入による治療再開の意思決定を最終確認し，インスリン導入後の血糖変動を把握するために血糖自己測定によるセルフモニタリングを提案しました．医師・管理栄養士・看護師の三者で，阿部さんへ療養を見守り支援することを約束し，次の受診時にも待っていることを伝えました．また，阿部さんが医療者との信頼関係を構築し，治療再開と無理のない療養の継続を優先し，阿部さんが以前行っていた自己コントロールの感覚を取り戻せるようなセルフケアを模索しました（**これから先の糖尿病との付き合い方を模索**）．

　看護師は，チーム内のケアの方向性として，① まず治療再開，再び治療中断しない ② 患者さんなりの努力や療養を認めて肯定することを統一し調整しました．その後，阿部さんの食事日誌には，食事内容だけでなく自分の療養に応じて血糖コントロール状況の善し悪しを正確に予測し記入していたり，医師と看護師と管理栄養士へ向けて療養への思いも記載しはじめるようになりました．阿部さんは，介入4カ月後にインスリン離脱し，その後も血糖や血圧コントロールが維持でき，習い事へ通うなどストレス解消しながら治療中断していません．これは，阿部さんが治療再開や療養の継続によるセルフケアを取り戻し，医療者との信頼関係を構築できたと考えられました．

おわりに

　今後，さらに慢性疾患患者の急増と急速な高齢化が進むなかで，糖尿病の治療中断者を減らすためには，施設完結型医療の糖尿病専門医や糖尿病チーム医療だけでは限界があります．かかりつけ医である総合診療医の先生方を中心とした地域完結型医療へ，早期にシフトし地域連携パスの活用[8]など，地域医療を支えていくケアシステムが必要と思います．

　糖尿病の治療中断を予防するために，総合診療医の先生方には，今回紹介した事例のように治療中断者が来院した際，合併症が進行している患者さんであれば，療養指導や栄養指導などが同時に行える多職種協働の糖尿病チーム医療へ紹介してもらいたいと思います．また，合併症が進行していない患者さん，糖尿病チーム医療で病状が安定し地域に戻られた患者さんであれば，総合診療医の先生方に治療を継続していただき再び治療中断しないように，治療中断の要因になりやすい医療費の経済的な負担状況を把握したり，可能な範囲で受診時間の融通性を考慮するなど，地域で生活をしながら治療や療養が継続できるように，糖尿病チームとも連携

しながら進めていただければと思います．

◆ 文 献

1） 厚生労働省：「平成24年国民健康・栄養調査報告」，第3部 生活習慣調査の結果．2014
  http://www.mhlw.go.jp/bunya/kenkou/eiyou/dl/h24-houkoku-06.pdf
2） 奥平真紀，他：検診と治療中断が糖尿病合併症に及ぼす影響．糖尿病，46：781-785，2003
3） 杉本英克，他：通院中2型糖尿病患者における中断歴に関する多施設調査．糖尿病，56：744-752，2013
4） 藤田結香里：通院中断した2型糖尿病患者の通院再開に至るまでの体験．日本糖尿病教育・看護学会誌，17巻1号：13-20，2013
5） 野田光彦：糖尿病の戦略研究 J-DOIT2-経過と結果の概要-．糖尿病，57：S-81，2014
6） 「糖尿病受診中断対策包括ガイド」作成ワーキンググループ：糖尿病受診中断対策包括ガイド．厚生労働科学研究「患者データベースに基づく糖尿病の新規合併症マーカーの探索と均てん化に関する研究—合併症予防と受診中断抑止の視点から」（平成26年8月6日修正）
  http://dmic.ncgm.go.jp/medical/050/dm_jushinchudan_guide43.pdf
7） 糖尿病受診中断対策マニュアル（国立国際医療研究センター）
  http://dmic.ncgm.go.jp/medical/050/dm_jushinchudan_manual.pdf
8） 林 道夫：地域連携パスとは？治療中断を防ぐ地域連携パスの活用方法について教えてください．Q&Aでわかる肥満と糖尿病，10：206-207，2011

第5章 専門医や他職種が求める総合診療医の動脈硬化診療

4 糖尿病：薬剤師から

五十嵐　俊

> **Point**
> - 薬剤の相互作用のある糖尿病治療薬や糖尿病患者に禁忌の薬剤があります
> - 前医からの治療継続を見直すことが大切です
> - 医師・薬剤師で情報を共有することでよりよいケアが提供できます

Keyword 薬物間相互作用　禁忌薬剤　治療の見直し　薬剤師との共同

はじめに

　薬剤師は薬を通じて患者さんのケアに携わっています．すると臓器ごとに担当医師が変わる現状の問題点を実感することも少なくありません．担当医師はおのおの目の前の患者さんにベストを尽くしていると感じていますが，それぞれ部分最適となり，ときとして全体としての患者ケアにおいてチグハグな印象を感じることがあります．

　私からは薬剤師の視点で総合診療医の先生方に糖尿病診療でついつい見落としがちなことや薬剤師の積極的な活用について取り上げたいと思います．

> **症例**
> 65歳，男性．10年以上前から自宅近所のクリニックで糖尿病治療を続けている．今回大腸がんの手術および術前の血糖コントロール目的で入院した．現在の糖尿病の治療でメトホルミン（メトグルコ®）を服用している．

1 薬剤の相互作用にご注意ください

　この患者さんは入院後，CT検査を行うこととなり造影剤が準備されました．しかし検査の直前にメトホルミンを服用中であると気がつき，ヨード造影剤とメトホルミンの相互作用を回避するため検査が延期となりました．メトホルミンの添付文書にも重要な基本的注意としてヨード造影剤との併用に関する注意が喚起され（図1），併用による乳酸アシドーシス発症のリスク

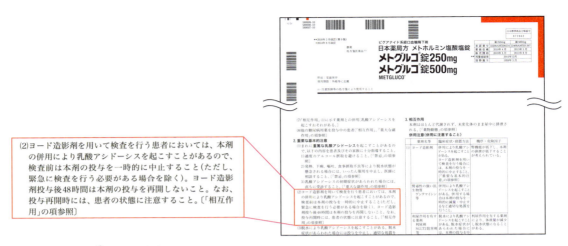

図1◆メトグルコ®錠添付文書

への懸念から，メトホルミンの一時的な休薬（緊急時を除く）が推奨されています．しかし，糖尿病治療の観点からはメトホルミンの継続が望ましく，適切な画像診断を行うために造影剤を使いたいという状況も少なくないと思われます．そんなときにはどうすればよいのでしょうか．DynaMed[1]でメトホルミンの薬剤情報を確認すると，eGFRが30〜60 mL/分/1.73 m^{2}の患者や肝疾患，アルコール中毒，心不全の既往歴のある患者においてヨード造影剤を用いた画像検査を実施する際にメトホルミンの休薬が推奨されています．また，米国放射線学会は，急性腎障害がなくeGFR≧30 mL/分/1.73 m^{2}の患者では，メトホルミンの休薬の必要はないと述べているそうです．日本の添付文書より詳細な休薬の条件が見えてきました．どうやらすべての症例で休薬や治療の中断を実施しなくてもよいのかもしれません．ヨード造影剤とメトホルミンの併用による乳酸アシドーシスのリスクを検証したシステマティックレビュー[2]では，造影剤とメトホルミン併用による乳酸アシドーシスの報告は症例報告しかなく，調査した5つの診療ガイドラインでは症例報告を根拠として推奨文を作成しているが，推奨内容に一貫性は認められず，各診療ガイドラインごとに異なっている状況が明らかとなりました．

以上から，本組合わせは禁忌ではありませんが死亡事例も報告されていますので極力避けるべきでしょう．とは言え，考えなく一律に中止するのではなく利益と害を考慮し個々の症例で併用の可否について検討することが必要だと思われます．

ほかにも添付文書で糖尿病治療薬との併用に注意喚起されている薬剤には副腎皮質ホルモン剤をはじめ，ロキソプロフェンナトリウム（ロキソニン®など）などの解熱鎮痛薬やPL配合顆粒などの感冒薬，クラリスロマイシン（クラリス®など）やシプロフロキサシン（シプロキサン®など）などの抗菌薬など，先生方が普段患者さんの服用薬で目にする薬剤も少なくありません．多くの薬剤は併用注意の区分ですが，糖尿病治療中の患者さんの服用薬には注意する必要があります．

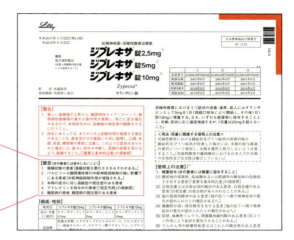

図2 ◆ ジプレキサ® 添付文書

❷ 糖尿病患者に禁忌の薬剤があります

　この患者さんは術後に，夜間せん妄を生じ病棟スタッフが対応に苦慮したため，せん妄への対応としてオランザピン（ジプレキサ®）が処方されました．**オランザピンは糖尿病患者には禁忌の薬剤です**．オランザピンの服用により血糖上昇をきたす[3)4)]ことから警告が出されています（図2）．幸い薬剤師の処方チェックでオランザピンの投与は回避されました．

　精神疾患でオランザピンを服用していることが原因で高血糖となっている症例もあるかと思います．ほかにも**アンジオテンシン変換酵素阻害薬（ACE-I）やアンジオテンシン受容体拮抗薬（ARB），レニン阻害薬のアリスキレン（ラジレス®）は糖尿病患者さんには併用が禁忌**となっています．**糖尿病性ケトアシドーシスではβ遮断薬が禁忌**など糖尿病の病状によって禁忌に設定されている薬剤もあります．糖尿病の診断の際にぜひ服用薬にも注意を払うようにしてください．

💡 禁忌薬の調べ方

　糖尿病患者に対して禁忌薬があることはわかったけれども，その知識や情報の更新はどのようにするとよいのでしょうか．解決方法として製薬企業による情報提供や各種医療情報サービスを利用するなどが一般的でしょうか．本稿では，医薬品添付文書情報を利用した知識の更新方法の一例をご紹介します（図3）．

・医薬品医療機器総合機構（PMDA）のホームページを活用する（図3）

　PMDAは国内で認可された医薬品や医療機器に関するさまざまな情報を公開しています．前述のような禁忌薬に関する情報は医薬品の添付文書で確認すると確実です．無料で利用できるPMDAのホームページを活用することで医薬品に関する確実な情報を上手に入手することができます．ぜひ試してみてください．

1)
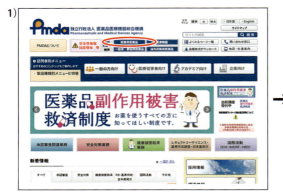

PMDAのHP（https://www.pmda.go.jp）のポータル画面：医療用医薬品の添付文書等検索のバナーをクリック（◯）すると，2）の画面にジャンプします

2)
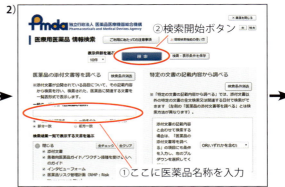

医療用医薬品の情報検索画面：入手したい医療用医薬品の添付文書がある場合には，ここで検索を行い添付文書のダウンロードをすることができます．入手には検索ボックスに医薬品の名称を入力して検索ボタンをクリックするだけです

3)

医療用医薬品の情報検索画面（つづき）：医薬品添付文書中の特定の記述の有無について確認するには検索条件を追加します．2）の画面を下にスクロールして詳細な検索条件の入力画面を表示させます．各項目ごとに検索したい語句を入力して，検索を実行します．今回の事例では「禁忌・原則禁忌」の項目で「糖尿病」をキーワードにして検索を実施してみます

4)
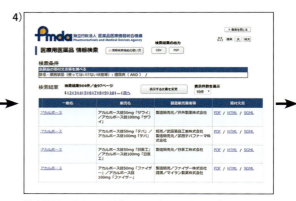

検査結果：該当する医薬品の一覧が50音順で表示されます．検索の結果はCSVファイルで出力することもできますので，検索実施後ゆっくり確認することも可能です．検索結果では糖尿病治療薬であるアカルボースが表示されています．アカルボースの禁忌に糖尿病性昏睡の患者があるため，「糖尿病」というキーワードで条件に該当したと考えられます

5)
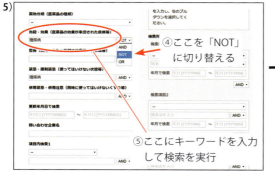

検索結果から糖尿病治療薬を除外する：次に糖尿病治療薬が検索結果に含まれないようにするため，詳細検索の「効能・効果」に「糖尿病」と入力し，検索条件として「NOT」（その語句を含むものを検索から除外する）をプルダウンリストから選択して検索を実行します

6)
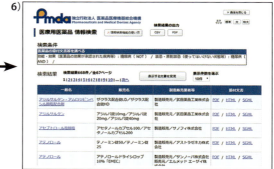

効能・効果に糖尿病の記載のある医薬品が除かれた結果が示されました

図3 ◆ 医薬品医療機器総合機構（PMDA）ホームページを活用して，医薬品添付文書情報を確認する

❸ 前医からの治療継続が妥当かをその都度ご検討ください

　この患者さんは術前の血糖コントロールのためメトホルミンをいったん中止し，インスリンで管理されていました．術後にインスリンを中止しメトホルミンに戻す予定でしたが，手違いでインスリン継続のまま退院となり，退院後も，かかりつけの医療機関でもインスリンでの治療が継続されました．あるとき，患者さんは調剤薬局で「インスリンがつらくて困っている．注射を止めてはいけないか」と相談し，その事実がわかりました．しかも，話を聞くと入院中にインスリン自己注射に関する説明はほとんど受けていなかったため，理解が乏しいまま自己流でインスリンを打ち続けていたそうです．

　前医からの治療が変更しづらいことはよくあると思います．ご自身の専門領域以外の薬剤であればなおさらではないでしょうか．しかし先生方にその都度，治療内容を見直していただくことで，不必要な薬剤を取り止め，ポリファーマシーを回避し，治療を最適化することが可能になると思います．入院時，退院時，転院時が処方薬を見直す絶好の機会となりますので，医師・薬剤師が協力して処方薬をチェック・検討できる体制が求められます．

❹ ぜひ薬剤師を活用してください

　糖尿病診療をよりよいものにするために，ぜひ薬剤師を活用してください．薬剤師の介入によってアドヒアランスが向上したり検査値が改善したという報告[5)～7)]もあります．**薬剤師が適切に介入するためにぜひ治療目標やゴールを薬剤師に教えてください**．目標を共有することで薬剤師もより積極的にケアに参加することができます．患者さんは食事内容や日々の生活習慣について医師に本音を話せていないこともしばしばあります．そういった患者さんからの声なども共有できれば有意義だと思います．先生方で不足している薬剤情報があれば遠慮なくご相談ください．医師からの質問や依頼が私たち薬剤師を成長させてくれるのです．

> **症例の経過・その後**
>
> 　主治医と薬剤師で相談した結果，患者さんは，インスリンから経口薬（メトホルミン）に戻して治療を継続することとなりました．今後は治療目標や薬物治療以外の指導内容についても医師と薬剤師で共有し協力して患者さんをケアしていくこととなりました．また，再度インスリン導入となる際には事前に薬剤師による手技指導を行う予定になっています．

おわりに

　医薬分業は進みましたが，医師と薬剤師の連携はまだまだ十分とは言えないのではないでしょうか．薬剤師はシャイな人が多いためか，自分から医師にアプローチをすることがどちらかというと苦手という印象をもっています．ぜひ先生方からも一声かけてくだされば，きっとお役に立てる存在になると思います．

◆文 献

1）DynaMed：http://www.dynamed.com/
2）Goergen SK, et al：Systematic review of current guidelines, and their evidence base, on risk of lactic acidosis after administration of contrast medium for patients receiving metformin. Radiology, 254：261-269, 2010
3）Koller EA & Doraiswamy PM：Olanzapine-associated diabetes mellitus. Pharmacotherapy, 22：841-852, 2002
4）Lipscombe LL, et al：Atypical antipsychotics and hyperglycemic emergencies: multicentre, retrospective cohort study of administrative data. Schizophr Res, 154：54-60, 2014
5）Howard-Thompson A, et al：Pharmacist-physician collaboration for diabetes care: cardiovascular outcomes. Ann Pharmacother, 47：1471-1477, 2013
6）Farland MZ, et al：Pharmacist-physician collaboration for diabetes care: the diabetes initiative program. Ann Pharmacother, 47：781-789, 2013
7）岡田 浩，他：保険薬局における糖尿病患者への介入研究：COMPASSプロジェクト介入終了後フォローアップ結果．糖尿病，56：S242，2013

第5章　専門医や他職種が求める総合診療医の動脈硬化診療

5　脂質異常症：専門医から

根本尚彦

> **Point**
> - スタチンは一次予防および二次予防において動脈硬化性疾患の発症リスクを減少させる
> - 動脈硬化性疾患は全身疾患であり，スタチンを使用した薬物療法，食事療法，運動療法による脂質管理が重要である
> - 脂質の管理のみでなく，併存疾患なども含め患者さんを幅広く診る必要があるため，総合診療医の力が発揮できる分野である

Keyword　動脈硬化性疾患　スタチン

はじめに

　循環器診療では，急性心筋梗塞，狭心症，閉塞性動脈硬化症に代表される動脈硬化性疾患の治療が重要な位置を占めます．これらの治療には，重要な「2つのS」が存在します．2つのSとは，ステントとスタチンです．急性冠症候群に対する経皮的冠動脈形成術（PCI）を安全で確実なものとしたステントの功績は大きいです．しかし，PCIが局所治療である限り，全身の病気である動脈硬化の治療としては当然不十分です．COURAGE Trial[1]で示されたように，適切な薬物療法が，患者さんの予後を改善するうえでより大切です．脂質管理は，動脈硬化性疾患の予防や予後を改善するうえで非常に重要で，なかでもスタチン治療は最も大切な薬物療法です．本稿では循環器専門医の立場から，日常診療のなかで総合診療医の皆さんにお願いしたい脂質管理について述べさせていただきます．

症例

河合さん（仮名），33歳，男性．身長169 cm，体重71 kg，BMI 24.9．会社員．既婚，子ども3人．
既往歴：毎年健康診断を受けているが特に異常を指摘されていない．
家族歴：なし．喫煙歴：なし．
　会社で仕事中，一度胸痛が出現するもすぐ軽減したため様子を見ていたが，再度冷や汗を伴い持続する胸痛を認めたため，当院の救急外来に救急搬送されました．心電図で前胸部誘導（V1-4）のST上昇を認め急性心筋梗塞の診断で緊急心臓カテーテル検査を施行したところ，前下行枝の近位部の完全閉塞を認めました．引き続きPCIを施行しICUに帰室となりました（搬送時と約1カ月後の検

査値は表1）．

〈術直後から退院までの経過〉

閉塞部位が前下行枝の近位でしたが，プレコンディショニング（梗塞前狭心症）があり，発症から搬送までが非常に早かった（1時間以内）ため，心筋障害が少なく術後の心機能はほぼ正常でした．心臓リハビリと栄養指導を受け，病日9日で退院となりました（術直前と退院時の内服薬は表2）．

退院後の日常生活には問題なく，ご自身で運動を毎日しており，奥さまも食事に気を使っている模様でした．仕事の関係もあり会社のそばの診療所で経過観察となりました．

1 脂質管理の目標値から

日本動脈硬化学会が出版している『動脈硬化性疾患予防ガイドライン2017年版』[2]を参照すると，冠動脈疾患の既往患者の二次予防の管理目標値は，LDLコレステロール（LDL-C）＜100 mg/dL，HDLコレステロール（HDL-C）≧40 mg/dL，中性脂肪（TG）＜150 mg/dL，non-HDL-C＜130 mg/dLとなっていますが，急性冠症候群，家族性高コレステロール血症，糖尿病に加え他の高リスク病態（表3）を合併する場合は，LDL-C＜70 mg/dL，non-HDL-C＜100 mg/dLとすることが追加されました．日本における二次予防の目標値達成率は，以前のLDL-C値の目標値100 mg/dL以下ですら5割弱でした．この原因としては，高リスク

表1◆検査値の推移

	搬送時	1回目の外来（約1カ月後）
WBC	4,890/μL	7,030/μL
BUN	12.4 mg/dL	12.9 mg/dL
Cre	0.91 mg/dL	0.85 mg/dL
CK	111 U/L	99 U/L
CKMB	8 U/L	7 U/L
TG	171 mg/dL	137 mg/dL
HDL-C	60 mg/dL	64 mg/dL
LDL-C	139 mg/dL	99 mg/dL
血糖	98 mg/dL	89 mg/dL
75 g OGTT	—	正常パターン
HbA1c	5.10%	5.5%
高感度トロポニンI	14.3 pg/dL（＜26.2 pg/mL）	7.7 pg/dL
peak CK	2,493 U/L	—
CKMB	287 U/L（術後6時間）	—

表2◆術直前と退院時の内服例

内服薬	術直前	退院時
アスピリン（バイアスピリン®）	1回100 mg，1日1回朝食後	変更なし
プラスグレル（エフィエント®）	1回20 mg，1日1回朝食後	1回量を3.75 mgに変更
ランソプラゾール（タケプロン®OD）	1回30 mg，1日1回朝食後	変更なし
ロスバスタチン（クレストール®）	1回5 mg，1日1回朝食後	変更なし
エナラプリル（レニベース®）	—	1回5 mg，1日1回朝食後
カルベジロール（アーチスト®）	—	1回2.5 mg，1日1回朝食後

表3 ◆ 他の高リスク病態

糖尿病に下記高リスク病態を合併する際は，急性冠症候群，家族性高コレステロール血症に準ずる
● 非心原性脳梗塞
● 末梢動脈疾患
● 慢性腎臓病
● メタボリックシンドローム
● 主要危険因子の重複
● 喫煙

（文献2より引用）

ほど目標値が低く設定されていることと，診療ガイドライン目標値自体の周知がまだ不十分である可能性があります[3]．今回さらに基準が厳しくなったので達成率がかなり低くなると予想されます．当症例もLDL-C 139 mg/dLと健診では異常を指摘されませんが，心筋梗塞を起こした今，目標値はLDL-C＜70 mg/dLとなります．ロスバスタチン投与約1カ月後の外来時におけるLDL-Cは99 mg/dLと，以前であれば目標値を達成できていましたが，新たな基準では，未達成となります．このような症例では，スタチンの最大容量でも目標値に達成できない症例もあり他剤の併用も検討が必要です．退院時の処方にスタチンを入れて目標値まで達成しても，かかりつけ医にて処方が中止される，患者さんご自身が健康診断でコレステロール値が正常であると勘違い（？）して自己中断している，なんてことも多少ならず経験しています．こういうことにならないよう，最近では，① 紹介状に二次予防のための目標値やスタチンの使用理由を記載しておく，② 患者さんおよびご家族に二次予防の重要性，血圧の目標値，生活習慣の改善とともにLDL-Cの目標値も説明する，などの対処をしています．総合診療医の皆さんにもこれらの重要性を理解していただき，適時患者さんに説明・教育していただけると大変助かります．

症例の経過・その後

6カ月後の当院外来受診時に，健康診断でLDL-Cが低いことを指摘されたとのことで，河合さんにスタチンの継続について質問されました．再度，紹介状にスタチンの継続の必要性を記載するとともに，ご本人に二次予防の重要性を説明し納得していただきました．現在12カ月が経過しダイエットにも成功し，心血管イベントもなく経過しています．

❷ 治療について

1）患者さんの教育（食事・運動療法，生活指導）

現在の循環器疾患の入院期間は，非常に短くなってきています．当院では，安定狭心症，正常の2倍以上のクレアチニンキナーゼ（CK）上昇を伴わない不安定狭心症の患者さんでは2泊3日の入院であることが大部分です．入院期間が短いのは，患者さんにとってメリットもありますが，教育という観点から考えると非常に不利です．病気の治療直後は今後の予防について

関心があっても，時間が経つにつれ忘れるのが人間です．粘り強く，くり返し教育することは，大切だと痛感しています．何時間も待たせてしまう1〜2カ月に1回の循環器内科の外来診療でこれらの教育をするのは，不可能です．当院では，患者さんに医師の診察以外に心臓リハビリテーション（心臓リハビリ）に週1回来ていただき，理学療法士による運動指導，薬剤師による薬の説明，栄養士による食事指導，看護師による生活指導を行っています．しかし，仕事が忙しいとか，通院が困難であるなどの理由で継続できない方も多く，狭心症，心筋梗塞，閉塞性動脈硬化症の患者さんのうち心臓リハビリに通っていただける方は，ごく一部です．

心臓リハビリが，心血管イベントの再発予防，予後改善に寄与していることは周知の事実です．これには脂質異常の改善も関与しています．具体的な食事療法や運動療法については，他稿を参照していただきたいですが，ぜひ動脈硬化性疾患をもつ患者さんの身近にいらっしゃる総合診療医の皆さんの日常診療で，生活指導を積極的に取り入れていただきたいと思います．

2）薬物療法

スタチンが第一選択です．スタチンは，確実なLDL-C値の低下が期待でき，また血管内皮機能の改善や抗酸化作用，抗炎症作用など多面的効果（pleiotropic effect）もあります．そして何と言っても冠動脈疾患，非心原性脳梗塞の二次予防エビデンスが豊富です．

処方後，特に筋肉痛の症状を訴えてくる患者さんもいますが（実際の横紋筋融解症の頻度は0.01%と非常に少ないのですが，筋肉痛を訴える方は約5％存在します[4]），その際は，すぐにスタチン内服を諦めるのではなく，症状をよく聞き，採血検査でCKの上昇の有無やミオグロビン尿などを調べ，横紋筋融解症の可能性が低いなら患者さんに内服をするメリットを説明して再開していただくようにしています．急性冠症候群の二次予防としてLDL-C＜70 mg/dLを目標とした場合，通常量のスタチンでは，達成が困難である場合も少なくありません．

スタチンの最大容量投与によってもLDL-C減少の効果はわずかで，目標値まで下げることができない場合も多々あります．このような際には，エゼチミブやプロブコールを追加します．エゼチミブは，スタチンとの併用で心血管イベント抑制効果が証明されています[5]．作用機序の異なる薬剤の追加によりLDL-Cを低下させ目標値達成が期待できます．

また，日本においても**PCSK9阻害薬**が使用できるようになりました．これは，2週間，もしくは4週間に1回皮下注射を行う薬剤です．LDL-Cを低下させる作用は非常に強く，スタチンと併用することにより心血管イベントを減少させることが示されています[6]．スタチンを最大容量使用しても目標値に達成できないハイリスク患者，ならびに家族性高コレステロール血症の患者に対しては，導入を検討します．しかし，開発から発売までの期間が短いこともあり，長期の安全性には疑問が残ります．非常に高い薬剤でありコストパフォーマンスの点からも議論があります．導入に関しては，リスクとベネフィットを慎重に検討しなければいけないと思われます．

LDL-C低下により心血管イベントが減少することから，ハイリスク患者において目標値LDL-C＜70 mg/dLを達成することは大切ですが，現在報告されているスタチン以外の薬剤研究で示されているのは，スタチン併用下での心血管イベントは減少しますが，全死亡は減って

いない，というのが現状です[5) 6)]．しつこいようですがまずスタチンを投与したうえで次の手段を検討するのがよいかと思われます．

> **豆知識1：Fire and ForgetとTreat to Target**
>
> 　Fire and Forgetという言葉は，2013年ACC/AHAガイドラインにおいて，一次予防および二次予防のための薬剤は，スタチンのみと示されており，動脈硬化の予防のため，LDL-Cの値にかかわらずスタチン投与が推奨されているという考え方[7)]．一方Treat to Targetとは，ESCのガイドライン[8)]や日本の動脈硬化性疾患予防のガイドライン[2)]のようにLDL-C目標値を決めて目標値まで下げるよう薬剤を調節する考え方です．

> **豆知識2：家族性高コレステロール血症**
>
> 　最近，PCSK9阻害薬の発売に伴い，家族性高コレステロール血症が注目を浴びてきています．PCSK9は，細胞内外のLDL受容体に結合しこれを分解します．PCSK9遺伝子の機能獲得変異がLDL受容体を分解し，その結果高LDL-C血症となるというのが，家族性高コレステロール血症の原因の1つであることが知られています．
>
> 　家族性高コレステロール血症は，常染色体優性遺伝を示し，著明な高LDL-C血症，腱あるいは皮膚結節性黄色腫，早発性冠動脈疾患を3主徴とする疾患です（診断基準は1章4の表4を参照）．ホモ接合体は約100万人に1人という稀な疾患ですが，ヘテロ接合体は約500人に1人の頻度であり日常診療において遭遇する機会があります．ヘテロの家族性高コレステロール血症であっても心臓死は多く，約70％が心臓死です．またヘテロの家族性高コレステロール血症でも男性では17歳，女性では25歳より動脈硬化が進行するとされており，早期発見・早期介入が重要です[2) 9)]．
>
> 　日本の動脈硬化性心疾患患者における家族性高コレステロール血症の頻度は不明であり，現在調査が進行しています．

おわりに

　動脈硬化は全身の病気であり，脂質管理のみでなく耐糖能機能異常を含む糖代謝異常，高血圧，慢性腎不全などの管理も必要です．さらに薬物療法のみでなく食事療法，運動療法などの幅広い知識と根気よく患者さんを診るメンタリティーが必要です．まさに，総合診療医の力を発揮できる分野だと思います．総合診療医の先生方やこれからめざす先生方に頑張っていただければ幸いです．以下に具体的なポイントをまとめて終わりにしたいと思います．

> **総合診療医への要望**
>
> ・動脈硬化は全身の血管病です．虚血性心疾患だけでなく，脳梗塞，閉塞性動脈硬化症などにも注意が必要です．可能なら定期的にダブルマスター心電図，ABI，頸動脈エコーなどの検査も行ってください
> ・患者さんのためには二次予防が大切です．脂質管理のみでなく血糖管理，血圧管理，禁

煙など，毎回の診療で患者さんへの指導やフィードバックをお願いします
・家庭での体重測定や血圧の測定は，生活指導（運動，食事）の評価，治療の参考にもなり，また患者さん自身が実感でき有効です
・動脈硬化性疾患の既往があれば，検査も大事ですが，自覚症状，特に狭心症状（**数分から30分以内**の新規の胸痛や胸部圧迫），心不全の症状（夜間呼吸困難）などが重要です．ハイリスク患者において症状があれば，たとえ心電図や採血が正常であっても循環器専門医に紹介してください

◆ 文 献

1) Boden WE, et al：Optimal medical therapy with or without PCI for stable coronary disease. N engl J med, 356：1503-1516, 2007
2) 「動脈硬化性疾患予防ガイドライン2017年版」（日本動脈硬化学会／編），日本動脈硬化学会, 2017
3) Kurihara Y, et al：A large-scale, long-term, prospective post-marketing surveillance of pitavastatin (LIVALO® tablet) –LIVALO effectiveness and safety (LIVEs) study-. Jpn Pharmacol Ther, 36：709-731, 2008
4) Jacobson TA：Toward "pain-free" statin prescribing：clinical algorithm for diagnosis and management of myalgia. Mayo Clin Proc, 83：687-700, 2008
5) Bohula EA, et al：Achievement of dual low-density lipoprotein cholesterol and high-sensitivity C-reactive protein targets more frequent with the addition of ezetimibe to simvastatin and associated with better outcomes in IMPROVE-IT. Circulation, 132：1224-1233, 2015
6) Sabatine MS, et al：Evolocumab and Clinical Outcomes in Patients with Cardiovascular Disease. N Engl J Med, 376：1713-1722, 2017
7) Stone NJ, et al：2013 ACC/AHA guideline on the treatment of blood cholesterol to reduce atherosclerotic cardiovascular risk in adults：a report of the American College of Cardiology/American Heart Association Task Force on Practice Guidelines. Circulation, 129：S1-45, 2014
8) Catapano AL, et al：2016 ESC/EAS Guidelines for the Management of Dyslipidaemias. Eur Heart J, 37：2999-3058, 2016
9) 日本循環器学会：循環器病の診断と治療に関するガイドライン 虚血性心疾患の一次予防ガイドライン（2012年改訂版）
http://www.j-circ.or.jp/guideline/pdf/JCS2012_shimamoto_h.pdf

第5章 専門医や他職種が求める総合診療医の動脈硬化診療

6 脂質異常症：薬剤師から

丹下悦子

> **Point**
> - 脂質低下療法の効果は，治療内容の質と継続が支えます
> - スタチン関連筋疾患の対策は薬剤リスクの低減から
> - 治療最適化アプローチの患者さん‐医療チームでの共有は継続支援の1つです

Keyword statin intolerance　治療の最適化　服薬継続支援

はじめに

　脂質低下療法の目的は，脂質異常症がリスクを高める動脈硬化性疾患を予防することです．これをふまえて薬剤師は，脂質異常症患者のQOLの維持・改善を目標に，総合診療医などの先生方と協働して，治療薬の最適化と有効性・安全性のモニタリング，さらには服薬行動に関する患者ケアを省察しながらくり返し行います．

　本稿では，スタチン不忍容（statin intolerance）の主因であるスタチン関連筋疾患のマネジメントについて，スタチン療法の最適化と，服薬行動の継続支援の2点から，薬剤師の視点で再考します．

> **今回の患者さん**
>
> 　太田さん（仮名．64歳，男性．身長175 cm，体重78 kg）は5年前に高血圧症の治療を，4年前に高LDL-C血症の治療を開始しました．2年前の時点では「アムロジピン錠1回5 mg 朝食後 ＋カンデサルタン錠1回4 mg 夕食後 ＋アトルバスタチン錠1回5 mg 夕食後」×30日分を約40日で服用して受診していました（家庭血圧140〜150/95〜100 mmHg，LDL-C 120 mg/dL）．
>
> 　ある日，太田さんが2年ぶりに再受診され，「2年前に友人が筋肉痛でコレステロールの薬が中止になって，自分も怖くなって，そのときにすべての薬を止めたんだ．でも，治療しないのも心配だから」と語られました．

　このような循環器系治療薬のアドヒアランス不良例にはしばしば遭遇しますが，その理由は多様です．特に，スタチン関連筋疾患のような副作用は，頻度が稀であれ，アドヒアランス不良の一因となります[1]．そしてこれらの副作用は，スタチン不忍容を招きます．アドヒアラン

ス不良とスタチン不忍容は双方とも，結果として治療中断を招くことになり，臨床的に重要な課題です．

❶ スタチン関連筋疾患とスタチン不忍容を知ろう

　実地臨床データを調査した疫学研究（レジストリ研究）では，スタチンの副作用を理由に治療中断となるスタチン不忍容は，10〜20％と報告されています[2]．一方，その主因となるスタチン誘発性筋症状の発現頻度は，軽度の筋肉痛で190例/10万人年，ミオパチーで5例/10万人年，横紋筋融解症で1.6例/10万人年と報告されています[3]．このようなレジストリ研究と大規模臨床試験の結果の不一致は，ノセボ効果（患者・医師がスタチン治療中との認識下では，マスク化かつランダム化比較試験より，スタチン関連筋症状の報告が増える）の影響だとする報告もあり[4]，患者さん−医師・薬剤師間のリスク・ベネフィットコミュニケーションも，スタチン誘発性筋症状とする判断と対策も，悩ましい限りです．

　また，薬剤疫学※的観点から見ると，**スタチン関連筋疾患はすべてのスタチンにおいて単独使用かつ低用量でも報告があり，そのリスクは用量依存的に上昇する**ことが知られています[5]．スタチン関連筋疾患発症の誘発頻度に関しての薬剤間比較として，高用量のスタチン療法中患者を対象に弱〜中程度の筋肉痛"myalgia"を調べたPRIMO試験があり，フルバスタチンに比べて，シンバスタチンやアトルバスタチンで筋肉痛が多いと報告されています[6]．英国のコホート研究でも，スタチン非使用者を対照とした各スタチンのミオパチー発症のハザード比が示され，シンバスタチン，アトルバスタチン，ロスバスタチンでミオパチー誘発リスクが高いことが示唆されています[5]．

　これらの研究をふまえ，スタチン関連筋症状のリスク増強因子〔クレアチンキナーゼ（CK）上昇のない筋肉痛"myalgia"のリスク増強因子〕が整理され（**表1**），合わせてマネジメント項目も示されています（**表2**）[7]．したがって，スタチン療法の適用時は，まず**表1**の因子を確認します．このうち，調整可能な因子は事前に調整を図っておきます．特に，「高用量スタチン療法」「薬物相互作用」「食品（グレープフルーツジュースなど）」「cytochrome P450（CYP450）や薬物トランスポーターのコード領域の遺伝子多型などの遺伝的要因」は，臨床薬理学的知見から合理的に判断します．よって，スタチンのリスク低減のためには，総合診療医などの先生方と薬剤師の協働が必須と考えます．

❷ スタチン療法は，常に最適化に努めよう

　スタチン療法は常に最低用量を心がけます．これは通常量から用量をアップしても有効性は微増となる一方で，**スタチン関連筋疾患の発症リスクはスタチンの血中濃度上昇と相関する**ことが示されているためです[8]．したがって，併用薬が薬物相互作用でスタチンの血中濃度を上

※薬剤疫学：医薬品市販後の安全性監視，医薬品の効果や副作用に関するアウトカムリサーチ，医薬品の経済性研究，医薬品の安全性評価のためのレギュラトリーサイエンス，医薬品行政の関連法規・ガイドラインの策定にかかわる研究のこと．

表1 ◆ スタチン関連筋症状のリスク因子（欧州動脈硬化学会のコンセンサスに基づく推奨より）

患者因子	年齢＞80歳（通常＞75歳），女性，低BMI（body mass index），アジア系
併存疾患	急性感染症，甲状腺機能低下症，腎機能あるいは肝機能の低下，胆管閉塞，臓器移植者，重症の外傷，後天性免疫不全症候群，糖尿病，ビタミンD欠乏
手術	代謝要求度の高い手術 米国心臓協会は，大きな手術の前にスタチンの一時的な中止を推奨
関連病歴	● CKの上昇歴，特に＞基準値上限の10倍 ● 原因不明の筋・関節・腱の疼痛 ● 炎症性神経筋／筋障害，または遺伝性の代謝性神経筋／筋障害 ● スタチン誘発ミオパチー歴 ● ほかの脂質低下療法でのミオパチー歴
遺伝的要因	CYP450や薬物トランスポーターのコード領域の遺伝子多型など
そのほかのリスク因子	● 過度な運動 ● 食物の摂取過多（例：グレープフルーツジュースやクランベリージュース） ● アルコール多飲，薬物中毒
スタチンの薬物動態への影響因子とスタチン関連筋症状のリスク因子	● 高用量のスタチン療法 ● 多剤併用療法 ● 薬物相互作用の予想される併用薬

（文献7を参考に作成）

表2 ◆ スタチン関連筋症状のマネジメント（欧州動脈硬化学会のコンセンサスに基づく推奨より）

- スタチンの適応を確認し，スタチン内服により期待できる心血管疾患のリスク減少の効果について，患者さんが十分に理解できるように努める
- スタチン療法が禁忌でないことを確認する
- スタチンの有害事象のリスクと，本剤の忍容性の高さについて，患者さんと協議する
- 食事療法やほかの生活スタイルへの対策をしっかりと説明する
- スタチン関連筋症状が存在しても，スタチンをベースにしたストラテジーを優先する
- 再使用ができないなら，なるべくほかのスタチンの最低用量を使う
- LDL-Cの目標達成に必要な非スタチン療法を行う
- 筋症状を和らげるためのサプリメントを推奨しない（よいエビデンスがない）

（文献7を参考に作成）

昇させる場合，スタチン療法のリスク低減を考量して，用量調節が必要となります（表3）[9]．ただし，スタチンの日本での承認用量は格段に少ないため，欧米の推奨勧告による用量調節を適用する場合は，その判断経緯を参考にします．以上により，スタチン関連筋疾患のリスク低減を考慮し，併用薬によるスタチン用量の調節をした場合は，併用薬の中止時に改めてスタチン用量の調節を行います．

一方，スタチンの体内動態の制御因子は，各スタチンで大きく異なります．併用薬によりスタチン用量の調節が必要となる体内動態の因子は，薬物代謝酵素のCYP3A4やCYP2C9，肝取り込み薬物トランスポーターのOATP1B1，肝排出薬物トランスポーターなどが確認されています．このうちOATP1B1は，フルバスタチンを除くスタチンの肝取り込みに寄与しており，

表3 ◆ 心疾患治療薬とスタチン併用時の薬物間相互作用管理の臨床勧告

心疾患治療薬	スタチン	AHA（米国心臓協会）による臨床勧告
アミオダロン	シンバスタチン	シンバスタチン用量 ≦ 20 mg/日
アムロジピン	シンバスタチン	シンバスタチン用量 ≦ 20 mg/日
コルヒチン	アトルバスタチン	スタチンを併用する場合，筋肉関連の毒性について，より詳細な監視を推奨
	フルバスタチン	
	ピタバスタチン	
	プラバスタチン	
	ロスバスタチン	
	シンバスタチン	
シクロスポリン タクロリムス エベロリムス シロリムス	アトルバスタチン	アトルバスタチン用量 ≦ 10 mg/日
	フルバスタチン	フルバスタチン用量 ≦ 40 mg/日
	ピタバスタチン	ピタバスタチンの併用を避ける
	プラバスタチン	プラバスタチン用量 ≦ 40 mg/日
	ロスバスタチン	ロスバスタチン用量 ≦ 5 mg/日
	シンバスタチン	シンバスタチンの併用を避ける
ジルチアゼム	シンバスタチン	シンバスタチン用量 ≦ 10 mg/日
チカグレロル	アトルバスタチン	アトルバスタチン用量制限なし
	シンバスタチン	シンバスタチン用量 ≦ 40 mg/日
ベラパミル	シンバスタチン	シンバスタチン用量 ≦ 10 mg/日

（文献9より引用）

重要な因子と考えられています．特にシンバスタチンでは，スタチン誘発性ミオパチーのリスク増加が，OATP1B1のコード領域の変異と強く関連することが大規模試験で示されています[10]．そのため，本邦の添付文書では，**OATP1B1阻害薬のシクロスポリンとの併用は，シンバスタチン，アトルバスタチン，ロスバスタチン，ピタバスタチンで禁忌です．**

以上より，スタチン療法のリスク低減には，患者さんに以下をアドバイスすることが推奨されています[11]．

- 他医薬品・食品・サプリメントがスタチン療法の弊害となる場合がある
- 医薬品・サプリメントの追加前には常に，患者さん向けリーフレット（Patient Information Leaflets：PILs）で確認するか，医師・薬剤師に相談する
- 現病状の治療や併用薬により，スタチンを一時中止するなら，スタチンの再開を忘れないようにする

症例の経過

面談すると，太田さんは治療中断中に5 kgの減量やウォーキングに取り組まれていたこともあり，セルフコントロールを希望されました．医師との相談後，降圧薬1剤の再開で経過観察となりました．薬局では，太田さんの思いを丁寧に確認し，不安や疑問も含めてありのままを医師に伝えてもらうサポートから開始しました．また，スタチン療法の再開に関しては，医師と協議して，過去2

> 年間の服用継続中に問題がなかったこと[5)11)]や少量を考慮し[6)]，アトルバスタチン5mgの再開の時期を見守ることにしました．

おわりに

　最後に，スタチン不忍容の回避や服薬継続支援について，振り返ってみましょう．まず，スタチンに限らず，併用や減量を考慮したい医薬品・食品・サプリメントは，医師と薬剤師で共通ツール化し，最適処方へのプロセスごと共有して備えます．患者さんの服薬状況は，普段から医師・薬剤師に知らせていただくように心がけておきます．

　スタチンは一次・二次予防の循環器治療薬のなかでもアドヒアランスが特に悪いことが知られています．ある研究では，80％以上を服薬遵守しているアドヒアランス良好例は60％と報告し，さらにその各薬剤のアドヒアランスについては，スタチン54％，降圧薬59％，糖尿病治療薬69％，アスピリン70％と報告しています[12)]．一般的に，治療継続は意思決定の共有プロセスが要です．その支援ツールとしては英国のNICEガイドラインのPatient decision aidやPatient decision aid user guide[11)]，英国の医薬品添付文書サイト（The electronic Medicines Compendium：eMC）の患者さん向けリーフレット（Patient Information Leaflets：PILs）があります[13)]．英国の支援ツールは，患者さんが自ら学び，治療選択肢を整理し，医師への質問を育むよう構成されています．日本人への適用にはアレンジが必要ですが，患者さんによってはときに有用です．また，スタチンのアドヒアランスがよいときも治療中断リスクは常にあるため，治療の継続支援は長期間となります．特に，高齢かつ多剤併用で意思決定困難など，課題が重複した患者さんでは，スタチンの目的についても治療の最適化についても課題が増え，個別的な多様な実践を求められます[14)]．このような高齢で心血管疾患リスクのある患者さんには，薬剤師の包括的ケア（アドヒアランス改善も含めた）が，総合診療医の先生方にも有用なサポートになるかもしれません[15)]．

> **総合診療医の先生方へ**
> ・スタチン療法の多くは併存疾患を伴うため，患者さん－医療チームのヘルスコミュニケーションの推進が必須です．このヘルスコミュニケーションの推進は，患者さんに最も近い総合診療医や家庭医などの先生方の俯瞰力が支えると考えます
> ・薬剤師は，医薬品の合理的使用に向けた情報と患者ケア情報を医療チームと共有し，患者さん－医師のヘルスコミュニケーションの活性化を支援します

◆ 文　献

1) Rosenbaum L：Beyond belief--how people feel about taking medications for heart disease. N Engl J Med, 372：183-187, 2015
2) Newman CB & Tobert JA：Statin intolerance：reconciling clinical trials and clinical experience. JAMA, 313：1011-1012, 2015

3) Law M & Rudnicka AR : Statin safety: a systematic review. Am J Cardiol, 97 : 52C-60C, 2006
4) Gupta A : Adverse events associated with unblinded, but not with blinded, statin therapy in the Anglo-Scandinavian Cardiac Outcomes Trial-Lipid-Lowering Arm (ASCOT-LLA) : a randomised double-blind placebo-controlled trial and its non-randomised non-blind extension phase. Lancet, 389 : 2473-2481, 2017
5) Hippisley-Cox J & Coupland C : Unintended effects of statins in men and women in England and Wales: population based cohort study using the QResearch database. BMJ, 340 : c2197, 2010
6) Bruckert E, et al : Mild to moderate muscular symptoms with high-dosage statin therapy in hyperlipidemic patients--the PRIMO study. Cardiovasc Drugs Ther, 19 : 403-414, 2005
7) Mancini GB, et al : Diagnosis, prevention, and management of statin adverse effects and intolerance: Canadian Working Group Consensus update. Can J Cardiol, 29 : 1553-1568, 2013
8) Sugiyama Y : Role of hepatic transporters on the pharmadynamics and side effects of drugs -focusing on drug-drug interactions and genetic polymorphism. Jpn pharmacol ther, 39 : 939-945, 2011
9) Wiggins BS : Recommendations for Management of Clinically Significant Drug-Drug Interactions With Statins and Select Agents Used in Patients With Cardiovascular Disease : A Scientific Statement From the American Heart Association. Circulation, 134 : e468-e495, 2016
10) SEARCH Collaborative Group : SLCO1B1 variants and statin-induced myopathy--a genomewide study. N Engl J Med, 359 : 789-799, 2008
11) NICE guidelines [CG181] : Lipid modification : cardiovascular risk assessment and the modification of blood lipids for the primary and secondary prevention of cardiovascular disease. 2014
12) Chowdhury R, et al : Adherence to cardiovascular therapy: a meta-analysis of prevalence and clinical consequences. Eur Heart J, 34 : 2940-2948, 2013
13) The electronic Medicines Compendium (eMC) : http://www.medicines.org.uk/emc/
14) Strandberg TE, et al : Evaluation and treatment of older patients with hypercholesterolemia : A clinical review. JAMA, 312 : 1136-1144, 2014
15) Lee JK, et al : Effect of a pharmacy care program on medication adherence and persistence, blood pressure, and low-density lipoprotein cholesterol: a randomized controlled trial. JAMA, 296 : 2563-2571, 2006

索引

数字

10％disease	23
1型糖尿病	253
2型糖尿病	29
24時間尿中Na排泄量推定値	75
75g経口糖負荷試験	30

欧文

A

α-グルコシダーゼ阻害薬（αGI）	146
ABI検査	58
ACC/AHA 2013	171
ACC/AHA診療ガイドライン	93
ACE阻害薬	207
ACEI	110, 125, 126
ambivalence	102
analytic framework	48
ARB	110, 207

B～C

β遮断薬	110, 125, 207
baPWV検査	58
basal-bolus療法	157
BB	110, 125
BG	31, 141
BOT	154
BS	31
CAVI検査	58
CCB	110, 125
CGA	235
CGM	158, 287
chaoticな問題	234
CKD合併患者	129
complexな問題	234
complicatedな問題	234

D～F

DASH食	76, 95
DKA	196, 286
DPP-4阻害薬	145
EPA	185
euglycemic DKA	200
FH	51
FIFE	220, 238
Fire and Forget	163, 307
FoodLog	92
FPG	30
Friedewaldの式	55

G～J

GDM	272
GFR	39
GI値	85
GLP-1受容体アゴニスト	147
HbA1c値	287
HDL-C	54
HDP	262
HHS	196
high risk GDM	273
hypertensive crisis	192
hypertensive emergency	191
hypertensive urgency	191
Insulinogenic index	275
ISD	41
JAS 2017	50, 62, 171, 183

L～N

LDL-C	54
legacy effect	136
malignant hypertension	192
MI	103
MNSI	41
MODY	258
NICE 2014	171
NICE診療ガイドライン	93
NIPPON DATA80/90	37

O～S

OGTT	30
overt diabetes in pregnancy	272
P/C比	265
PCSK9阻害薬	186, 307
PDCAサイクル	228
PG	31
PICO	62
PMDA	299
Prochaskaの行動変容ステージモデル	97
SGLT2阻害薬	146, 288
simpleな問題	234
SMBG	157
SSI	212
SU薬	144, 289

T～U

TC	54
TG	54
The SPELL	151
Treat to Target	163, 307
USPSTF	32

和文

あ行

項目	ページ
あすけんダイエット	92
アンジオテンシン受容体拮抗薬	110
アンジオテンシン変換酵素阻害薬	110, 125
一次予防	64, 164
医薬品医療機器総合機構	299
医薬品添付文書情報	299
医療面接	246
陰イオン交換樹脂	185
インスリン	152
インスリンインデックス	275
インスリンの持続点滴	213
インスリンの絶対的な適応	290
インスリンの相対的適応	290
インスリンポンプ療法	255
運動療法	72, 77, 83, 87, 256
エゼチミブ	184
エボロクマブ	186
塩分を控えるための12ヶ条	76
横紋筋融解症	174, 183
お茶	79

か

項目	ページ
加重型妊娠高血圧腎症	267
家族カンファレンス	237
家族志向のケア	239
家族図	235
家族性高コレステロール血症	51, 55, 307
褐色細胞腫	23
家庭医療	239
家庭血圧	13, 221
カルシウム拮抗薬	110, 125, 207
がん	44
患者中心の医療の方法	239
緩徐進行1型糖尿病	285
冠動脈疾患合併患者	127
がん発症リスク	174
管理目標値	304

き〜け

項目	ページ
聞き返し	104
喫煙	99
急性合併症	286
急性腎障害	175
強化インスリン療法	154, 157
禁煙	79
禁煙指導	99
禁忌薬	299
筋症状	174
筋肉痛	174
空腹時血糖	30
クッシング症候群	22
グリセミック指数	85
グリニド	145
経口血糖降下薬	141
頸動脈超音波検査	59
血圧管理	205, 220
血圧計	222
血糖管理	211
血糖コントロール目標	135
血糖自己測定	157
血糖値	31
血糖目標値	230
減塩療法	73
原発性アルドステロン症	20
減量	75, 85

こ

項目	ページ
高LDL-C血症	178
高non-HDL-C血症	168
高TG血症	178, 181
降圧目標	112, 124
降圧薬	110, 123, 281
降圧薬の副作用	224
高血圧緊急症	191, 268
高血圧切迫症	191
高血糖クライシス	286
高血糖高浸透圧症	196
合剤	131
高中性脂肪血症	168, 181
行動変容	96
高齢者	123
高齢者総合機能評価	235
高齢者糖尿病の血糖コントロール目標	287
高齢者の血糖コントロール目標	138
子どもの血圧測定法	243
コレスチラミン	185

さ

項目	ページ
サイアザイド系利尿薬	116
サイアザイド系類似利尿薬	116

し

項目	ページ
ジェネリック医薬品	112
子癇	267
脂質異常症のスクリーニング	47
脂質管理	303
脂質検査	54
脂質低下療法	309
思春期	241
シックデイ	159, 253, 255
周術期の患者	217
授乳	269
小腸コレステロールトランスポーター阻害薬	184
小児	241
小児期発症2型糖尿病	256
食塩制限	73
食事・運動療法	305
食事内容の評価方法	92
食事療法	72, 83, 91
腎血管性高血圧	18
心疾患合併患者	127
腎実質性高血圧	15
身体活動量	85
身体所見	246
診療ガイドライン	49, 172

す

項目	ページ
吹田スコア	64
スーパースタチン	173
スクリーニング	29, 248

索引

スタチン	171, 181, 306
スタチン関連筋疾患	310
スタチンの副作用	174
スタチン不忍容	310
スタンダードスタチン	172
ストロングスタチン	173
スピロノラクトン	127
スライディングスケール	212
スルホニル尿素薬	144, 229

せ〜そ

生活指導	305
生物心理社会モデル	239
節酒	78
摂取エネルギー量	84
絶食中の患者	214
総コレステロール	54
続発性脂質異常症	56

た〜て

体液貯留型高血圧	282
大血管障害	44
耐糖能異常合併妊娠	272
多価不飽和脂肪酸	185
多剤併用	289
多職種での評価	236
多職種連携	227, 231
脱力	174
単一遺伝子性糖尿病	258
単純な聞き返し	105
炭水化物	85
蛋白/クレアチニン比	265
蛋白尿	265
チアゾリジン	144
地域連携パス	295
チーム医療	292
地中海式食事	84
地中海食	95
チャンピックス®錠	80, 101
中性脂肪	54
治療中断者	292
治療抵抗性高血圧	282
治療目標	162
低HDL-C血症	169
低血糖	158
低血糖症	196
低炭水化物食	86
低炭水化物ダイエット	86

と

動機づけ面接	102
糖質制限食	86
糖尿病合併患者	125
糖尿病合併妊娠	272
糖尿病看護外来	292
糖尿病患者用IDカード	159
糖尿病緊急症	196
糖尿病ケトアシドーシス	286
糖尿病診断基準	30
糖尿病性ケトアシドーシス	196
糖尿病性神経障害	41
糖尿病性腎症	39
糖尿病性網膜症	38
糖尿病専門医に紹介すべき場合	285
糖尿病チーム医療	294
動脈硬化リスクの評価	280
動脈硬化リスクファクター	36

な行

ナイアシン	184
ニコチン酸	184
ニコチン補充療法	100
二次性高血圧	10
二次性脂質異常症	56
二次予防	68, 167
日本人の食事摂取基準	94
尿ケトン体	289
尿蛋白	39, 265
尿中アルブミン	39
妊娠高血圧	262, 267
妊娠高血圧腎症	262, 267
妊娠前糖尿病	272
妊娠糖尿病	271, 272
認知機能とADLの評価	288
脳梗塞	178
脳卒中合併患者	128

は行

白衣現象	222
白衣効果	222
白衣高血圧	222
ビグアナイド薬	141, 230
フィブラート系薬剤	181, 183
複雑な聞き返し	105
腹部超音波検査	57
米国予防サービスタスクフォース	32
合併症チェック	229
合併症の評価	38
ベーサルボーラス療法	157

ま行

マンシェット	243
慢性期の管理	282
慢性腎臓病合併患者	129
メトホルミン	141
モノフィラメントテスト	41

や行

薬価	112
薬剤疫学	310
薬剤師の活用	301
薬物間相互作用	297

ら行

楽々カロリー	92
リスク評価	32, 61
利尿薬	116, 207
両価性	102
連続血糖測定	158
連続血糖モニタリング	287
ローカーボダイエット	86

執筆者一覧

■ 編集

南郷栄秀	公益社団法人地域医療振興協会 東京北医療センター 総合診療科

■ 執筆（掲載順）

菅波祐太	揖斐郡北西部地域医療センター／久瀬診療所
南郷栄秀	東京北医療センター 総合診療科
米永暁彦	東京北医療センター 総合診療科
坂上達也	東京北医療センター 総合診療科
芦澤慎一	独立行政法人国立病院機構 東広島医療センター 皮膚科
川瀬圭祐	東京北医療センター 総合診療科
原藤　緑	帝京大学医学部 皮膚科学講座
西田裕介	東京北医療センター 総合診療科
矢吹　拓	独立行政法人国立病院機構 栃木医療センター 内科
清水隆裕	社会医療法人敬愛会 ちばなクリニック 健康管理センター
岡田　悟	東京北医療センター 総合診療科
服部大輔	東京北医療センター 消化器内科
坂上美香	東京北医療センター 総合診療科
日下伸明	亀田総合病院／安房地域医療センター 救命救急科
千葉　大	Sunrise Japan Hospital Phnom Penh
入江　仁	京都府立医科大学大学院医学研究科 総合医療・医学教育学
佐々木純久	野村内科クリニック
福井　謙	モミの木クリニック
太田　浩	ありがとうみんなファミリークリニック平塚
重島祐介	東京ほくと医療生活協同組合 生協浮間診療所
岡田唯男	医療法人鉄蕉会 亀田ファミリークリニック館山
小橋孝介	松戸市立総合医療センター小児医療センター 小児科
成瀬裕紀	松戸市立総合医療センター小児医療センター 小児科
池田裕美枝	京都大学医学部附属病院 産科婦人科
安日一郎	独立行政法人国立病院機構 長崎医療センター 産婦人科
小田倉弘典	医療法人 土橋内科医院 内科, 循環器内科
岩岡秀明	船橋市立医療センター 代謝内科
曽根晶子	船橋市立医療センター 看護局
五十嵐　俊	横浜市立脳卒中・神経脊椎センター 薬剤部
根本尚彦	SUBARU健康保険組合 太田記念病院 循環器内科
丹下悦子	住友ビルディング診療所薬局

編者プロフィール

南郷栄秀 Eishu Nango

東京北医療センター総合診療科医長，東京医科歯科大学医学部臨床教授，東京医科大学臨床研修地域医療指導教授，日本プライマリ・ケア連合学会理事．
東京医科歯科大学医学部医学科を卒業後，虎の門病院内科で初期研修，後期研修を行い，いったん臓器別専門医への道を進むもののわずか半年で医局を離脱し，総合診療の世界へ．内科総合診療科に所属するも，当初より「内科」を取り払いたいとの思いで独学で学びました．初期研修医時代からEBMと医学教育に従事し，EBMワークショップ開催団体であるEBM-Tokyo（http://ebm.umin.ne.jp）および学生を対象としたEBM勉強会であるpES clubを主宰し，全国各地でEBMの普及活動を行ってきました．2007年からは現在の所属先で研修医・学生教育を本格化しています．近年は，EBM実践の普及活動とともに，病院総合診療医像の確立，病院総合診療医と診療所家庭医の連携，多職種連携，市民への正しい医療情報の提供，そして診療ガイドライン作成支援に力を入れています．
家族は，妻と2人の娘と1人の息子．趣味は音楽と旅行，乗り物全般，そして城攻め．家族や友人と，時に1人で，全国各地の城を攻め落とす日々を送っています．

Gノート　Vol.5　No.2（増刊）

動脈硬化御三家　高血圧・糖尿病・脂質異常症をまるっと制覇！

編集／南郷栄秀

Gノート増刊

Vol. 5 No. 2 2018〔通巻29号〕
2018年3月 1日発行　第5巻　第2号
2020年6月10日第2刷発行
ISBN978-4-7581-2328-0
定価　本体4,800円＋税（送料実費別途）
年間購読料
　15,000円＋税（通常号6冊，送料弊社負担）
　24,600円＋税（通常号6冊，増刊2冊，送料弊社負担）
郵便振替　00130-3-38674

発行人　一戸裕子
発行所　株式会社 羊　土　社
　〒101-0052
　東京都千代田区神田小川町2-5-1
　TEL　03（5282）1211
　FAX　03（5282）1212
　E-mail　eigyo@yodosha.co.jp
　URL　www.yodosha.co.jp/
装　幀　Malpu Design（宮崎萌美）
印刷所　三報社印刷株式会社
広告申込　羊土社営業部までお問い合わせ下さい．

© YODOSHA CO., LTD. 2018
Printed in Japan

本誌に掲載する著作物の複製権・上映権・譲渡権・公衆送信権（送信可能化権を含む）は（株）羊土社が保有します．
本誌を無断で複製する行為（コピー，スキャン，デジタルデータ化など）は，著作権法上での限られた例外（「私的使用のための複製」など）を除き禁じられています．研究活動，診療を含み業務上使用する目的で上記の行為を行うことは大学，病院，企業などにおける内部的な利用であっても，私的使用には該当せず，違法です．また私的使用のためであっても，代行業者等の第三者に依頼して上記の行為を行うことは違法となります．

JCOPY ＜（社）出版者著作権管理機構　委託出版物＞
本誌の無断複写は著作権法上での例外を除き禁じられています．複写される場合は，そのつど事前に，（社）出版者著作権管理機構（TEL 03-5244-5088, FAX 03-5244-5089, e-mail : info@jcopy.or.jp）の許諾を得てください．

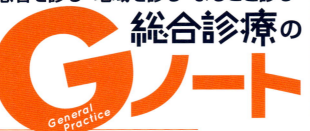